運動科学総合研究所 所長

高岡英夫

TAKAOKA HIDEO

毎日をコンプリートに楽しむ
マルチウォーク「歩道」入門

脳と身体を歩きで鍛える

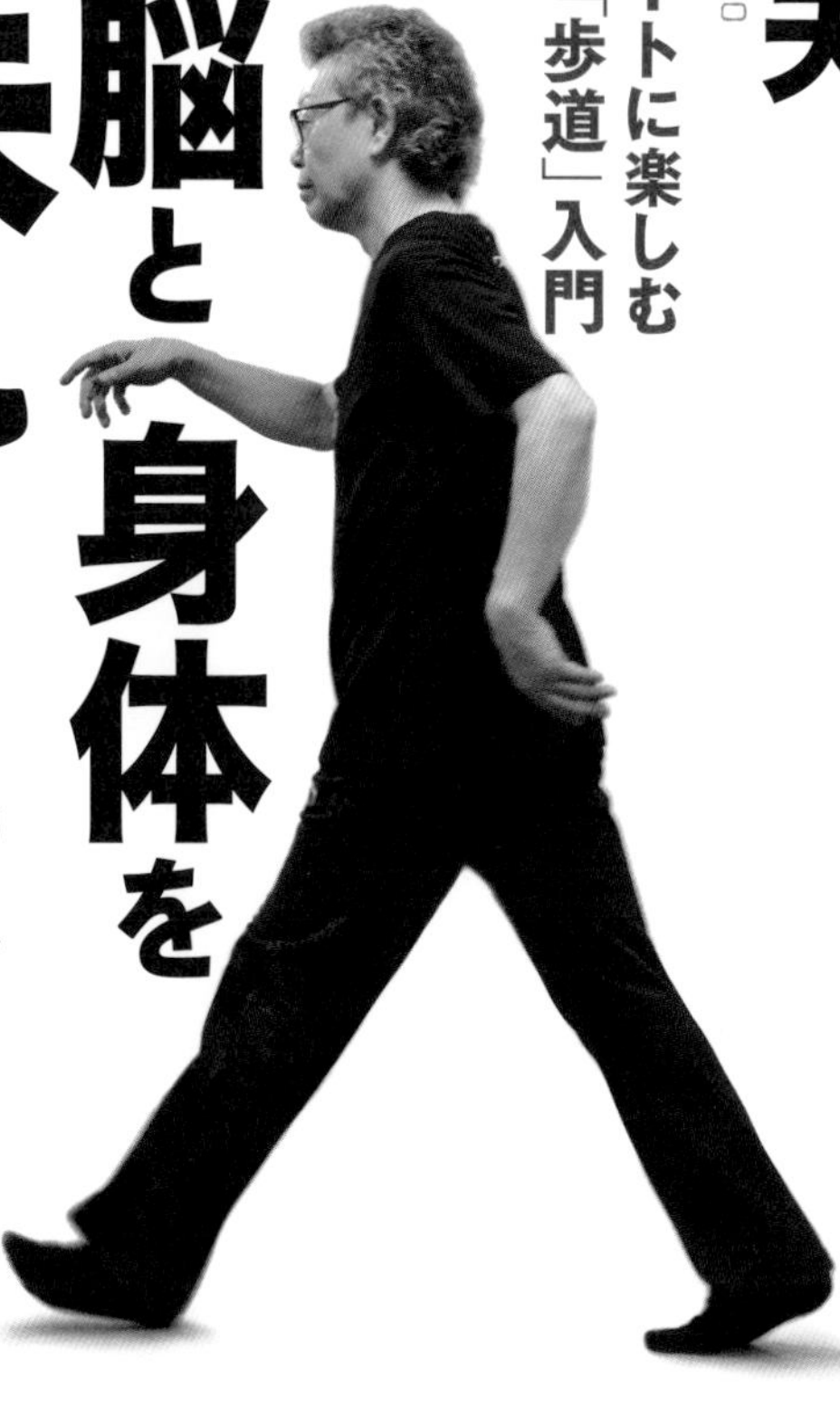

さくら舎

はじめに

人間にとって歩きとは何か

本書を手に取ってくださった皆さんは、一度でも「〝歩き〟という身体運動はいったい何なのか?」を考えたことがおありでしょうか。

実は、歩きは人間にとって生活動作・生産労働からスポーツ・ダンス・芸術などにおけるほぼすべての全身運動の原型たる基本運動となるものです。人間の歩行運動は赤ちゃんのハイハイを原型として生まれ、この歩行運動が発展応用化されていくことによって膨大《ぼうだい》な種類の全身運動ができあがっているのです。そのために、一人の人間の中で歩きの〝質〟と全身運動の〝質〟が一致するという、必然的関係が存在するのです。

そしてここで言う質にはメンタルからフィジカルにわたる質が含まれていますから、歩きの質がよくなればその個人のほぼすべての全身運動の質がよくなることで、その人の生きる現実の質がよくなり、歩きの質の改善が続けば人生全体の質の改善にもつながるのです。

しかも、歩きは生涯でいちばん多くの回数をくり返す全身運動でもあり、歩かなければ基本的な日常生活は送れませんから、歩きの質的改善の機会は無限というほどあることになります。

歩きの持つこれらの好ましい性質から、人にとって理想の歩きを身につけることができれば、他の何ものにも勝る大きな成果が得られるという科学的な推測が成り立つことにもなります。

歩きという運動は一見誰でもやっている当たり前の運動にしか見えませんが、こうした推測にもとづき詳細な研究を重ねた結果、歩きを理想の歩きという目標に到達するための〝トレーニング過程〟もしくは〝トレーニング方法〟として捉え直してみると、そこから得られるトレーナビリティ（訓練によって能力が向上する可能性）とそれにより得られる効果が、実に膨大なものになることが判明したのです。この人（人類）にとって理想の歩きに到達するためのトレーニング過程かつ方法としてのウォーキングが、本書で紹介するウォーキング「歩道《ほどう》」（ＨＯＤＯ）です。

これまでも有酸素運動としてのウォーキングの効果として、心肺機能の向上や基礎代謝量アップ、血管系疾患の予防、20分以上継続して行うと脂肪燃焼に効果的といったようなことが言われてきました。これらの効果は「理想の歩きのためのウォーキング＝歩道」でも当然の前提となるものですが、人にとって歩きというものが生きる根本を支える移動運動だからこそ、格別に重要な意味を持つものになるわけです。

もし、わざわざ特別な設備の整った専用のジムに行かないとできないような運動であれば、運動を行う時間や場所などの機会が限定されてしまうという意味で、その運動は普遍性・一般性がなく重要な役割を担いきれません。そういう意味で歩きというのは、人間にとってごく当たり前のありふれた運動という印象とはまったく逆に圧倒的に特別な運動なのです。

人類は3つの軸を得るために直立二足歩行を選んだ

〝質〟的観点から捉えた歩きという運動に、有酸素運動としての効果をはるかに超えた膨大な可能性があることを示すには、まず第一に歩きという運動の本質を明らかにする、つまり「人間さらには人類にとって歩きとはいったい何なのか?」ということを解明しなくてはなりません。

そのうえでさらに「人間、人類にとって理想の歩きとそのメカニズムとは何なのか?」を解明しない限り、本当の意味でウォーキング、すなわちトレーニングとして捉え直した歩きから得られる、膨大なトレーナビリティと効果・効能を開示することはできないのです。

本書はこれらの設問と課題に、大胆でスリリングな論証と詳細で精密な実技を使った実証的な解答をもってお答えすることを、使命としています。「はじめに」ではその一端をお示しし、本論での本格的な解答作業へと進むこととします。

さて地球上のあらゆる生物、植物から動物の一切を見渡しても、垂直に屹立《きつりつ》し、自由自在に移動、あるいは定止(運動科学用語で一定の位置に居続ける状態のこと)しながら4本の腕脚でさまざまな作業運動ができるのは人類だけです。

まずは、この奇跡とも言えるような希有《けう》な現象、事実を正しく認識する必要があります。それはいったいどういうことなのかを解明していく過程の中で、歩きにおけるトレーナビリティと効果というものが、真に科学的な意味で浮かびあがってくるのです。その中で決定的な要因となってくるのは、なんといっても「軸」です。人類が直立二足歩行したことによってはじめて、先ほど申しあげたように屹立すること、自由自在に移動すること、4本の腕脚手足を使って多彩な作業運動をすること、という3領域の運動が同時一体的に可能になったわけですが、これらはすべて軸の存在によってのみ可能となったことです。

実は、人類が選びとって獲得した軸というのは、最も根本的な3領域の運動を高度かつ専門的に行うために不可欠の3種類の軸を、たった1本の軸に束《たば》ね兼用する形で成立しているのです。

その3種類の軸とは、高度な屹立性を確立するための「直立軸」、高度にして自由自在な移動を確保するための「移動軸」、そして高度にして多彩きわまる作業運動を可能とする「作動軸」です。人類が直立二足歩行運動を選んだのは、この3種類の軸を一体として獲得するにはこの運動以外にはなかったためだったとも言えます。

この3種類の軸を1本の軸で兼用するという経済的に最効率の〝解〟を得たことによって、人類は連綿とここまで他の生物、動物界から隔絶するほどに優《すぐ》れて多様な奥深い文化・文明というものを築いてくることができたのでしょう。

そして、この直立軸、移動軸、作動軸の3種類の軸の組み合わせ、もしくは応用発展によって生まれてくる多様な機能形態の軸がさらなる効用を生み、まさにその新たな効用を発揮するための多種類の軸を1本の軸に束ね、さらに多重に兼用させる形で進化していったに違いないのです。

図1を見てください。

図1　本書で紹介する５種類の「軸」の効果と目的

① 姿勢軸

すべての軸ウォークの根幹となるとともに、優れた脳と美しい身体の動きをつくる

＊ 私たちの脳と身体に潜在するチーターやトラのような猛獣の美しく強く優れた腕脚運動を可能とするメカニズムにスイッチを入れ、人間本来の極めて優れた脳と身体を実現する

② リード軸

疲労を軽減・解消しながら超高速で歩け、快適に生きるために最も役立つ

＊ 最小のエネルギーで最高に効率のいい移動能力を発揮でき、習熟すれば超高速で歩いているうちに疲労が軽減・解消されるほどになる

③ モーター軸

スポーツ・武術・ダンス、そしてすべての生活労働・肉体労働に高品質の動きと洗練されたパワーをもたらす

＊ 軸が腕や脚と連動しながらあたかも長い棒状のモーターのように働き、軸で腕や脚をしなやかでパワフルに動かせるようになる

④ ドライブ軸

抵抗に打ち克ち前進する強力な駆動筋とメンタル力・リーダー力をつける

＊ 前方前進力で抵抗勢力をものともせず突き進み、困難や障害を打ち砕き取り除く、ゆるぎない精神力と確固たるリーダーシップを鍛錬することができる

⑤ フォアフット軸

チーターやカモシカのような華麗なフットワークを身につける

＊ 世界のトップ・オブ・トップの天才アスリートだけに見られる運動構造を活用することで、優れた四足動物のような華麗なフットワークが可能になる

これは本書で取りあげる5種類の軸である「姿勢軸」「リード軸」「モーター軸」「ドライブ軸」「フォアフット軸」を各々使用した歩きの効果と目的をわかりやすくまとめた一覧表です。

本書中のウォーキングはすべて前述の「直立軸」「移動軸」「作動軸」という、より根本要素となる3種類の軸の組み合わせや応用発展によって生まれた応用形態としての軸を活《い》かした歩きと言えます。

具体的には、「姿勢軸」は「直立軸」をベースに「作動軸」を組み合わせた歩きになり、一方「リード軸」「ドライブ軸」「フォアフット軸」は「直立軸」と「移動軸」を主にしつつ「作動軸」を、「モーター軸」は「直立軸」と「作動軸」を主にしつつ「移動軸」を組み合わせた歩きになると言えます。これら3種類の軸がそれぞれ適切な割合と配分で、2つないし3つと重なり合うことによって異なった構造と効果を持つ5種類の歩きが生まれてくるのです。

このように3種類の軸を基盤とし、その応用発展として成立する5種類の軸を主に編成される「人にとっての理想の歩きのための体系的なウォーキング」が「歩道」ということになるのですが、私がそう名付けたのには実はある深い意図がありました。

「道」は「柔道」「剣道」「茶道」「華道」などに使われる「道」、すなわち「求道」の「道」であり、その原意は中国哲学における存在の根元的真理を意味する「道」（ＴＡＯ）です。この「理想の歩きのためのウォーキング」の体系が、人が一生涯の長きにわたって追究し上達進化し続け、豊かで幸福な人生を築きあげるに十分な内容（方法体系の規模と深さと面白さ、トレーナビリティ、効果・効能など）を持っているが故に、「武道」に続く21世紀日本発の「求道」として、多くの人々に役立てていただきたいという願いを込めて「歩道」と名付けた次第なのです。

ここで歩きに使用したときの5種類の軸のそれぞれの効果や特徴を、ごく簡単ながら紹介していきます。

まず1番目は「姿勢軸」です。

すべての軸ウォークの根幹として、優れた脳と美しい身体の動きをつくる効果が期待できる軸です。私たちの脳と身体の中にはチーターやトラのような猛獣の美しく強く優れた腕脚運動を可能とするメカニズムが潜んでいるのです。

このメカニズムは猛獣と同じ能力を持つ動物脳とそれと完全に連動することを可能とする大脳新皮質と身体の構造機能によって構成されています。「姿勢軸」をつくることでそのメカニズムを目覚めさせ、高度な脳と身体を実現します。

2番目は「リード軸」です。

「リード軸」を使うと疲労を軽減・解消しながら超高速で歩けるので、実生活のあらゆる状況や機会に役立つたいへんに便利な軸ウォークになります。「リード軸」は人類の移動軸の中でも最もプリミティブな段階の軸で、移動に特化した軸の一つです。

この「リード軸」ができると精神的、肉体的に最少のエネルギーで最高に効率のいい移動パフォーマンスを発揮できるようになるので、疲れているときでも努力感なく軽やかに高速で歩くことができ、さらに習熟してくると超高速で歩いているうちにたまっていた疲労が軽減・解消されてしまうまでになります。

3番目は「モーター軸」です。

スポーツ・武術・ダンスなどの身体文化に高品質の動きと洗練されたパワーをもたらすとともに、あらゆる実生活中の肉体労働や農工業などすべての肉体作業に優れて巧《たく》みでしなやかなパワーをもたらす軸ウォークとして使えます。

「モーター軸」ができると、軸が腕や脚と連動しながらあたかも長い棒状のモーターのように働き、軸で腕や脚をバランス・巧緻性《こうちせい》（器用さ）とパワーの両面に優れた運動を体現できるようになります。

4番目は「ドライブ軸」です。

抵抗に打ち克ち前進するための最も優れた駆動筋とメンタル力・リーダー力を歩行運動で鍛えあげるのに最適な軸です。「ドライブ軸」に習熟してくると、状況に対応してその前方前進力で抵抗勢力の中を自在に突き進み、時に応じて困難や障害を打ち砕き、あるいは取り除き、あるいは淡々と回避して進むなど、柔軟でゆるぎない行動的精神力と信頼性の高いリーダー力の基盤が強化されてきます。

そして最後の5番目は「フォアフット軸」です。

チーターやカモシカのような華麗なフットワークを身につけることのできる軸ウォークとして使えます。「フォアフット軸」に習熟して世界のトップ・オブ・トップアスリートだけに見られるプレランディングという運動構造を活用できるようになると、最もフットワークに優れた四足動物のような華麗なフットワークが可能になり、自分の身体に感動するほどの歩きになります。「姿勢軸」「リード軸」「モーター軸」「ドライブ軸」「フォアフット軸」という5種類の軸ウォークを身につけ、時と状況によって的確に使い分け、組み合わせることによって、あなたの日常の歩きが〝人類理想の歩き〟に向かう上達進化系のトレーニングに変貌します。

この「歩道」の5種類の軸ウォークに楽しく取り組む習慣ができれば、脳を鍛え本当に使える身体をつくり広範囲の健康を得るための「理想の歩きのためのウォーキング」があなたの中の信頼できる味方になるでしょう。

ぜひこれら5種類の軸ウォークを日々の生活のさまざまな場面に取り入れ、あなたの中に眠る素晴らしい能力を開化していただき、一歩一歩、理想の歩きに向けて歩んでいっていただければうれしく思います。

そしていつしか、「理想の歩きのためのウォーキング＝歩道」があなたの人生の友となり拠《よ》りどころとなり、あなたの人生が無上の〝健康〟と豊かな心身の〝能力〟と上達進化し続ける〝希望〟に満ちた人生にならんことを願っています。

高岡《たかおか》　英夫《ひでお》

目次

第2章　疲労を軽減・解消しながら超高速で歩ける「リード軸」

第3章　スポーツに日常動作に高品質な動きとパワーをもたらす「モーター軸」

第6章　リード軸ウォークと呼吸法モーション

第7章　華麗なフットワークを身につける「フォアフット軸」

脳と身体を歩きで鍛える

——毎日をコンプリートに楽しむマルチウォーク「歩道」入門

＊本書は『月刊秘伝』誌（ＢＡＢジャパン）２０２０年11月号〜２０２２年７月号の連載「『歩きで鍛える〝歩道〟』入門」を基に加筆・修正を加え、再構成したものです。

序章

歩きを極める

■生涯を費やしてやってきたこと

人の時間は限られています。一日24時間の中で、8時間以上寝たほうがいいという最近の研究もあります。そのほか生きるために必要な食事、排泄《はいせつ》、入浴のための時間、そして生活の糧を得る労働時間を除くと、自由になる時間は多くはありません。

そして人生は長くなってきたとはいえ80年、90年です。その時間の中で生きていく運動体としての人間も、限られた身体と脳で成り立っています。

人間の身体と脳を空間に置き換えると、空間×時間という人間の存在は、空間的にも時間的にも有限の存在です。当たり前のことと思われるかもしれませんが、だからこそ運動体としての人間が限られた時間と空間を上手に活《い》かすことが、重要な課題の一つになり得ることに共感いただけるのではないでしょうか。

私はこのようなことを研究課題として運動科学、あるいは高度能力学というものを構築することに生涯を費やしてきました。また、このような専門を持つ私自身も生きとし生ける一個の有限な運動体ですから、自分を対象に、どのように生きたらよいかを日々考えながら、いままで生きてまいりました。

私の人生も70代半ばになりました。70代の私がいま、研究対象としてだけでなく個人的にもたいへん頼りにして成果を上げている「脳を鍛え本当に使える身体をつくる『歩道』」を、皆さんにお届けしたいと考えています。

さて、歩きで鍛えると言った場合、皆さんはどんなことを思われるでしょう。かつては一日1万歩、最近では1万歩では多すぎるから6000歩前後がよいという意見もあります。有酸素運動効果を上げるにはストライドが大きい速歩がいいとか、歩きは低負荷ながら筋肉や骨格を一定程度鍛えられる、という見解などを想像されるのではないでしょうか。

私が皆さんにお届けしたいと考えている内容が、それらをベースとしながらも、まったく異なる領域、着想、方法を多く含んでいることに、皆さんは本書を通して大いに驚かれると思います。まずはじめに、私の考える「歩道」が生まれた科学的背景について語ることで、皆さんに理解を進めていただくことにします。

そもそも歩きとは何か。これは運動科学にとって、避けて通ることのできない重要な研究課題の一つです。これに対していくつもの答えが考えられますが、まずは研究者や科学者なら誰しも提示するであろう、代表的な回答を3つ挙げます。

（1）歩きとは、人のほぼすべての全身運動の基本運動である
（2）歩きとは、人が生まれてから死ぬまで最も多くの回数をくり返す全身運動である
（3）歩きとは、生きるために必須不可欠の移動法である

これ以上の説明を加えなくてもご自身の経験からおわかりいただけると思いますが、確認のために、これら3つについて説明をしていきます。

■歩きの応用を含まない全身運動はない

(1)について。人はハイハイから本格的な全身運動を始めます。そして1歳くらいになると立ちあがって歩きはじめます。3歳になる頃にはかなり大人の歩きに近い歩行運動ができるようになります。歩きは、ハイハイが原型になっています。

そしてハイハイを原型とする歩きという運動が、さらにその後のさまざまな全身運動の原型になっていくということです。ハイハイを上手にたくさんした子のほうが、歩きや走りがうまくなり、またさまざまなスポーツや武道、舞踊その他の身体運動がうまくなる所以《ゆえん》が、ここにあります。

いま申しあげたように、走りも歩きを原型とする運動です。また、ダンス、舞踊を考えてみても、多くの移動運動を含み、飛んだり跳《は》ねたり、両足が同時に地面から離れる局面があることから、歩きと走りの要素が含まれていることがわかります(**図2**)。

武術には〝すり足〟という特殊な移動法がありますが、歩けないがすり足はできる、という人

図2　すべての動きは歩きを原型とする応用運動

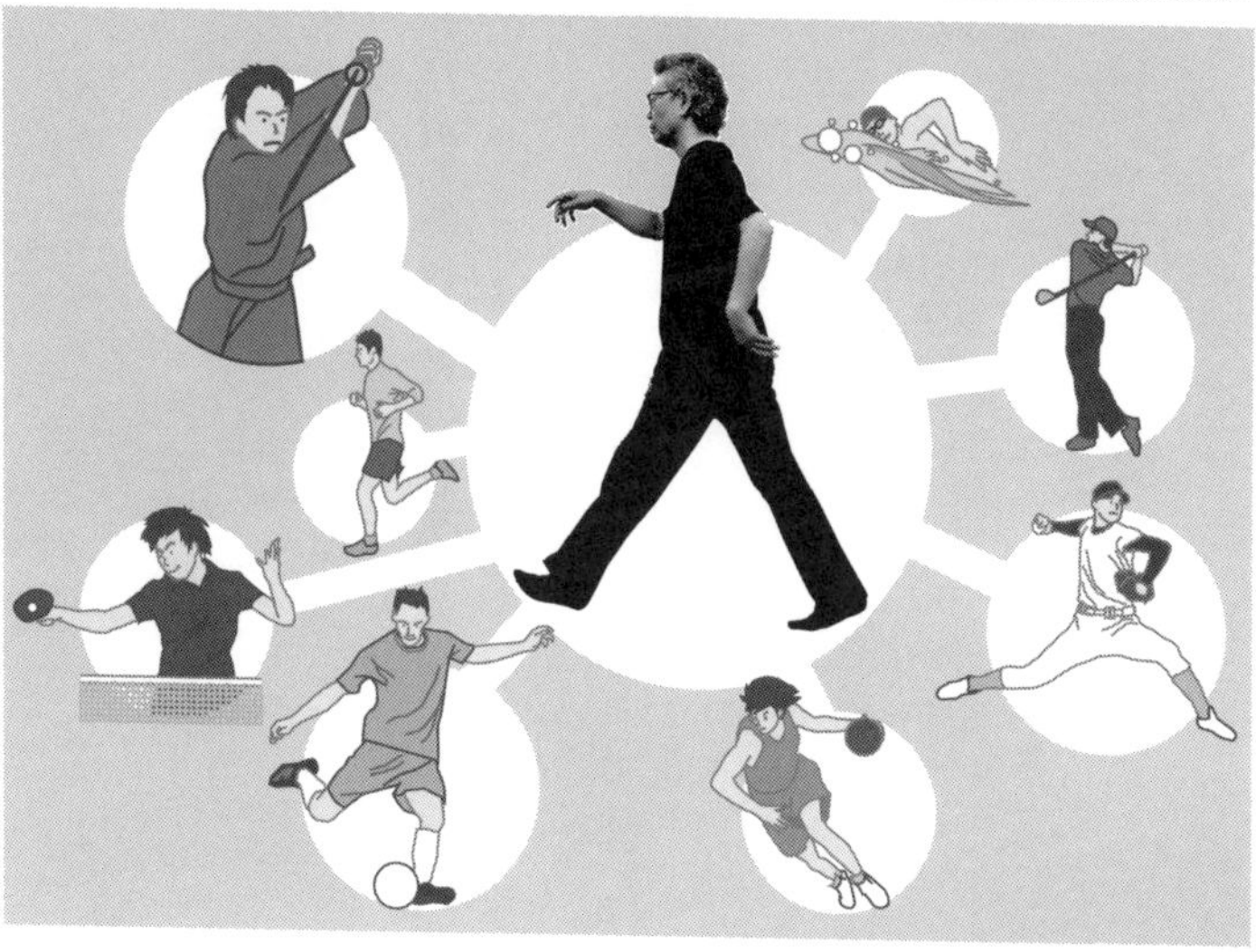

はいません。つまりすり足は、歩きを原型とする運動だということです。また、歩きとはだいぶかけ離れた動きのように思われるスポーツも、歩きが原型になっています。

たとえば野球のピッチングのように、歩きとはかけ離れたように思われる運動も、一つ一つのプロセスを分解しながら詳細に見ていくと、歩きの要素の組み合わせでできています。

ボールを投げるときには腕を上から振ります。ピッチングの大きく高速な腕振りは、それより前の瞬間に腕を下にダラーッと垂らして後ろへグーッと引く状態（テイクバック）がまずあり、その勢いを利用しつつ引き伸ばされたものが前へ戻る、という弾性運動を利用しています。

この腕をダラーッとしながら後ろに引く

動きは、歩きの要素です。歩くときに腕をピッチングほど高く振り上げることはありませんが、後方に振れた肩腕が引き戻される力を利用しながら前方に戻る運動が含まれています。ピッチングは歩きの腕振りと体幹・脚の連動を応用したものなのです。

水泳では脚で歩くことはありませんが、水をかく動作も歩きの応用です。このように克明に見ていくと、歩きの応用を含まない全身運動はほとんどありません。

当たり前であることの重要さ

（2）について。どんなにトレーニング好きのスポーツ選手でも、生涯のうちで自分が歩いた歩数ほど、その種目の動きを練習する選手はいません。現役時代、毎日バットを1000回振り続ければ、練習熱心な選手として歴史に残るかもしれませんが、それも限られた期間だけです。

それに対して歩きは一日数千歩をほぼ生涯にわたって行うわけですから比較になりません。それに勝る回数の運動となると、心臓の鼓動や呼吸ということになってしまいます。これらは生理・生化学的な、生命を担う要素としての運動であり、私たちがここで問題にしている身体運動とは種類が異なります。

（3）について。現実の経験に照らし合わせてみても、これがいちばん直感的にわかりやすいのではないでしょうか。トイレへ行くにも、水を飲みに行くにも、歩きます。そういう意味で歩きは人間にとって最も必要不可欠にして普遍的な移動運動だということが、おわかりいただけると思います。

これら3つはどれも「当たり前じゃないか」「わざわざそれについて考察する必要があるのか」と言いたくなるような内容です。

しかし科学的には、この「当たり前」ということが極《きわ》めて重要です。当たり前ということは、普遍的であり、人類には例外なく成り立つことを意味します。また、必ずそれが起きるということでもありますから、必然的とも言えます。

普遍的、必然的なことは、人類にとって最も重要な事象であることを意味します。3つの内容を振り返ってみても、すべてにおいて普遍性、必然性が成り立ちます。普遍性、必然性がトリプルに重なり合っているのが、歩きという運動事象なのです。

では、これらトリプルの普遍性、必然性に対して反論を試みてみましょう。

トリプルに普遍的で必然的な歩きという運動を、人類が「採用しない」という道はなかったのか。また、歩きの普遍性、必然性をこれほどまでに高めないですむ方法はなかったのか、という反論です。

(1) への反論。まずおぎゃあと生まれてから1歳くらいになって立ちあがったときに行う歩きという運動を、その後のすべての全身運動の原型としない、つまり人類のすべての全身運動を歩きという運動にまったく影響されていない運動にすることはできなかったのか。

想像もできませんが、おそらく非常にバリエーションに富んだ世界になったでしょう。映画やアニメでロボットやサイボーグを見ても、どれも人間に似たような歩き方と全身運動をします。創造力豊かなSF作家たちが、その創造力を駆使しても考えつかないほど、歩きは全身運動としてのアイデアを内在しているからとも考えられます。

そして、むしろここから先が非常に重要なのですが、もし歩きの応用を一切しない道を人類が選んだとしたら、つまりせっかく脳にできあがった歩きの機序（しくみ）とプログラムをまったく使わない選択をしたら、歩きにまったく影響されないような機序とプログラムを新しい脳の別な部分につくり直さなくてはなりませんが、脳の質的・量的なキャパシティはまったくそれを許容できなかっただろうということです。

もし歩きがこれほどまでに大規模かつ困難な運動でなかったのなら、脳にはその他の機序とプログラムを採用するゆとりがあったでしょう。そうすれば「歩きは使わなくてもいい」と判断した脳は、歩きをAとするならばBというまったく違う運動を考え、Bも小規模なものであれば余裕を持ってさらにまったく異なるCを考えるということもあり得たでしょうが、現実はそれが不可能だったことを証明しています。

つまり歩きは、脳にとってたいへん困難で大規模な機序にプログラムが加わった運動事象だということです。

（2）への反論。「人が生まれてから死ぬまで最も多くの回数をくり返す全身運動である」これを否定することは可能でしょうか。歩きは1年でやめて、2年目からは他の運動、3年目からはさらに違う運動を選ぶということは可能でしょうか。1番目と同じ理由において不可能です。

（3）への反論。時々、スケートボード（以下、スケボー）で移動する人を見かけることがあります。キックスケーター（地面を蹴って進むハンドル付きの乗り物）を使っている人もいます。

私などは仕事柄、そういうものを見ると「これは人類の歩きという移動運動に取って代わることができるだろうか」と即座に考えます。「もしかするとこういった道具ができる背景には人類の普遍性、必然性を脱却したいという反本能的な衝動があるのだろうか」とも、運動科学者は考えるわけです。

そして結局は「無理だろうな」という結論に至ります。

冬に家でこたつに入っていて、「トイレに行かなくちゃ」と立ちあがるときに、スケボーやキックスケーターを使うでしょうか。また「冷蔵庫からプリンを取ってこよう」というときはどうでしょう。不可能ではないにしてもかなり無理があります。

また武術やテニスや卓球をするときに、練習中や試合中にスケボーで移動しますか。卓球で打ち合っているときに乗りますか。では空振りして落としたボールを拾いに行くときには乗るでしょうか。武術の技をかける瞬間は乗らないけれど、それ以外の、たとえば型を演じた後、場所を変えたり、人が交代したり、次は何の技をしようかと話をしたりするときに、すかさずスケボーに乗りますか。さらにはスポーツや武術の真っ最中で、厳密には1ミリでも重心を動かせばそれは移動運動ですから、即スケボーに乗るのでしょうか、という反論の反論が成り立ちます。

運動科学者は、スケボーやキックスケーターに乗っている人をテレビで見ても、つい「歩きの普遍性、必然性を否定することはそれほど難しいんだよ」と思ってしまいます。

私もスキーをしますが、スキーが歩きに代わる人類の普遍的、必然的移動手段になるとはまったく思っていないことと一緒です。


歩きとは何かという問いを立ててみると、必ず出てくる3つの回答があって、それらの中身もちょっと考えれば誰にでもわかるほど当たり前であることを、私は皆さんと科学的認識により確認したかったのです。

そして当たり前ということを学術的な概念で表現すると普遍性、必然性ということになる、ということです。あえて反論してみると事の奥行きと広がりが見えてくる、科学的認識の面白さもわかっていただけたのではないでしょうか。

こうしてみると、「歩きはどこまでも逃れようがない普遍性、必然性を持っている」という結論が得られることが、わかります。

図3　軸は3種に分類できる

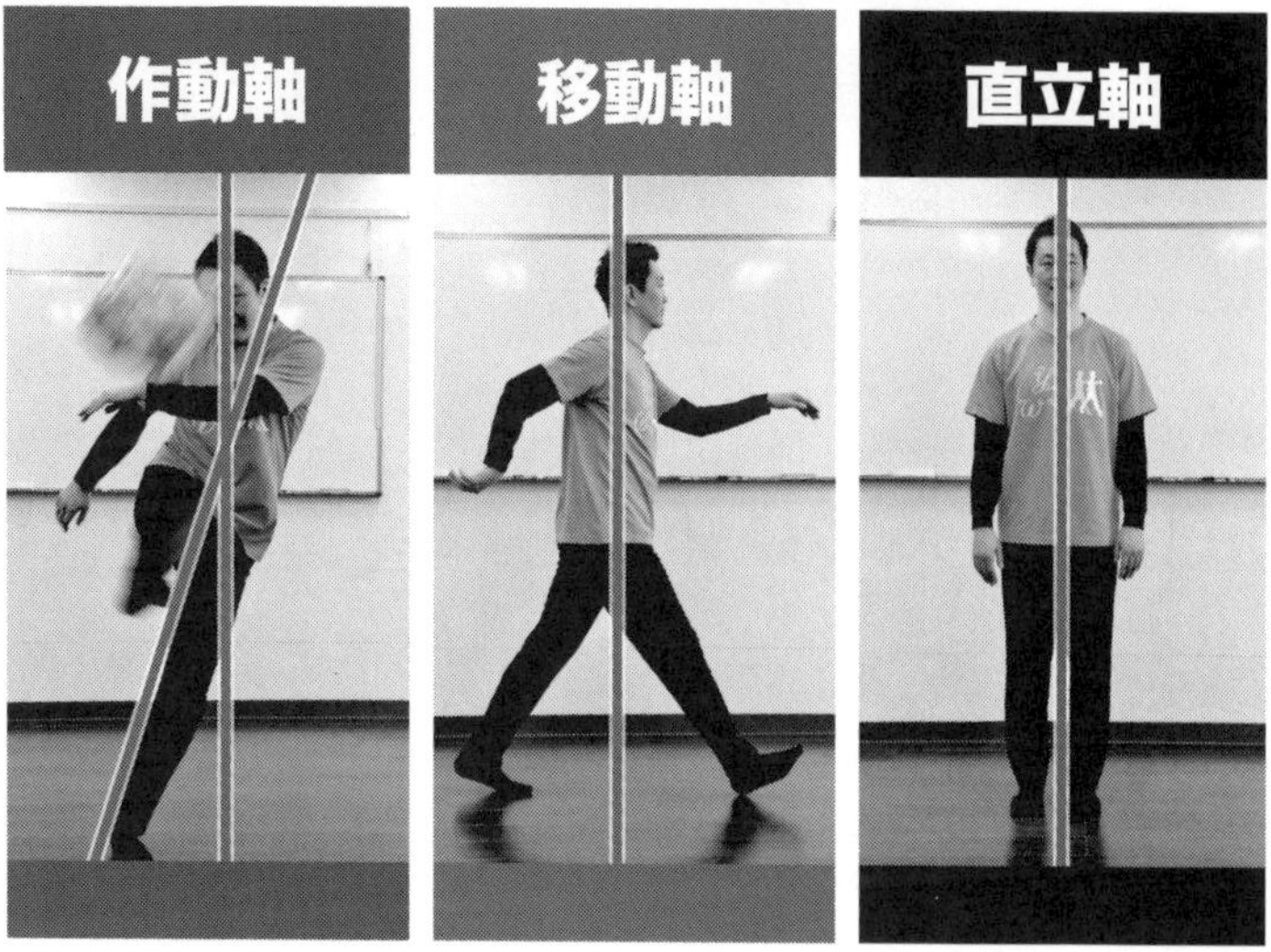

歩きの本質とは

そしてここから先がいよいよ、歩きという運動の、人類にとっての普遍性、必然性の核心に迫る話になります。それは歩きという運動の〝本質〟を解き明かすものでもあります。

歩きの〝本質〟とは何か。実は歩きとは、生物界でどの生物も選択しなかった完全直立二足歩行を選択した人類に、高度な移動運動を保証するための〝移動軸〟と、移動しながら、あるいは移動と連続、連動しつつ行われる手腕を中心とし足脚の運動も含む高度な作業的動作を保証するための〝作動軸〟の両方を供与するための、これしかないというギリギリの創造により生み出された運動だったのです（図3）。

どういうことか、という話をします。

四足と二足では、圧倒的に二足のほうがバランス維持を含む運動制御が困難であり、それを可能にするために、より高度な軸の形成が必要なことは、四輪車と二輪車の比較からも、赤ちゃんがハイハイから二足でバランスを取りながら立ちあがることが容易にはできないことからも、おわかりになると思います。

つまり完全直立二足を選んだために人類は、まず正確無比かつ強靭《きょうじん》に直立する強力な〝直立軸〟を必要としたわけです。

しかるに人は〝強力な軸で立っている〟だけでよいのでしょうか。それでは杉の木や樅《もみ》の木と同じ、つまり植物と同じ存在でしかありません。

しかし人間は植物ではなく動物です。動物であるためには、何が必要なのでしょうか。たしかに移動は絶対に必要な要件ですが、移動するたびにすっ転げ、手をついては身体を支え、起きあがり、またすっ転げ、今度は一回転半して起きあがるのに手足4本を使って身体を浮かせ立ちあがり……でいいのでしょうか？　そんなことで弱肉強食の世界の中で生き残っていけるのでしょうか？

そう、答えは、一度直立二足歩行を選んだら直立二足で、意図せずには決して転がらないほど強靭な軸と、そして同時にその軸を使って四足動物に負けないだけの移動が可能なこと、さらに同じ軸により体重支持から解放された手腕を、足脚の協力を得つつ自在に使って四足動物に勝っていける作業動作を可能とすることが必須不可欠だったのです。

つまり屹立《きつりつ》するための直立軸が同時に優れた移動軸と作動軸でもあることが必要だったのです。石や棒で他の動物を狩り、倒した動物を捌《さば》き運び、木の実を採集し運び、住居を建てる材料を調達し、家を建てる……、多様な労働作業に始まり、武術も、スポーツも、踊りもその意味ですべての運動は、〝直立かつ移動かつ作業〟を同時に保証する〝軸〟の外面的、具体的運動現象だった、ということです。

歩きの〝本質〟とは、人類が他の動物世界から抜け出し創りあげた文化、文明を根本から支える〝直立移動作動軸〟を、人という猿から分かれた種全員に、最効率で漏れなく供与するための「これしかない」というギリギリの運動選択だった、ということなのです。

■身体を深く、広く、豊かに高度に開発

ここまでの内容をご理解いただいたところで、これから私たちが歩きとどのように向き合っていったらよいのだろうか、という話をします。

まずはじめに考えるのは、現実には歩けているわけだから、そこに何かを加える、介入する必要があるのか、ということでしょう。これは呼吸についても言えることです。

拙著『高岡英夫の「総合呼吸法」呼吸五輪書』（ＢＡＢジャパン）などでも幾度となく触れていることですが、放っておいても人は呼吸をします。しかし「呼吸法」というからには、いまの呼

吸の仕方を改善したほうがいい、と介入するわけです。ある意味では鬱陶《うっとう》しいし、うるさい話です。

そこで、「歩道」で歩きに介入することで何が変わるのか、という話をします。

全身の組織は運動体として見ると、筋肉・骨格に限っても少なくとも２００の骨、５００の筋肉で構成されています。「歩道」はこれらの持つ可能性を深く、広く、豊かに高度に開発することができるのです。

「高度な開発は特別に開発された専門的トレーニングをしないと無理なのでは？」と思われる方もいるでしょう。誰もが行っている歩きで身体の高度な開発ができるとは思えない、という方がいてもおかしくありません。

しかしこれまで見てきたように、歩きはほぼすべての全身的な運動の原型です。原型ですから、他の専門的な種目・方法が人間の身体を深く、広く、豊かに高度に開発することが可能なものならば、そもそも歩きでも可能であるはずです。

そしてもし、歩きが全身のあらゆる組織を深く、広く、豊かに高度に開発することがそもそも不可能な運動であるならば、そこから生まれるすべての身体運動文化でも同じく不可能だということです。これが普遍性、必然性ということです。

ここは「そうか、そうなんだよね！」と深く納得していただきたいところです。

また、介入によって歩きを変えていくには、試行錯誤しながらくり返し自分の身体と脳と向かい合っていくことが必要です。歩きは人が生まれてから死ぬまで最も多くの回数をくり返す全身運動ですから、その意味で歩きに勝る方法はありません。

しかも何歳から始めても、深く、広く、豊かに高度に開発できる可能性があります。

さらに歩きは生活や仕事、生きるために必要な移動手段ですから、チャンスはいくらでもあります。忙しくて武術やスポーツの稽古やトレーニングをする時間がないことはあっても、歩く時間がないということはありません。歩きに介入する「歩道」は稽古する時間がない、トレーニングするチャンスがない、ということを言わせない体系なのです。

歩きの普遍性、必然性を見ていくと、歩きで鍛える時間がない人はこの世に存在しないことになります。あまりにも当たり前のごとく身につけ、普遍的、必然的に自分の全人生を占めているために、歩きがこれほどの可能性を持った運動事象であることにほとんど気がつくことがないのです。

まず「環境センター法」で直立軸から鍛える

では「歩道」で全身がどのようにどれほど変わるのか、具体的に話を進めたいと思います。

まず、何といっても圧倒的に軸の開発が進みます。その軸については、先ほどお伝えした、人にとって本質的な3つの軸、直立軸、移動軸、作動軸を徹底して鍛えていきます。

その鍛え方として、3つの軸を分けて独立して行うこともありますが、実際の人間という運動体は、まさに生きて動いていて、常に2つあるいは3つの軸が重なり合って機能していることが多いわけですから、「歩道」のトレーニングもその点をよく考慮して、これら3つの軸の関係も押さえ、2つまたは3つの軸の鍛錬が同時に進むように組み立てられています。

何から取りかかるのかが気になるところだと思いますが、直立軸から鍛えていきます。直立軸を鍛えるための極めつきに効果的で、かつ最も効率的な方法が「環境センター法」です。英語では“Environmental Center Method”と言います。略して「EC」と呼んでもいいでしょう。「環境センター法」で直立軸を鍛えるときに、移動軸や作動軸はどうなのかというと、移動軸はほぼゼロに近いのですが、作動軸はわずかながら関係してきます（**図4**）。

直立軸について、先ほど「正確かつ強靱」という説明をしましたが、ただ何げなくそう言ったのではありません。人類の直立軸が正確だと、どのようなことがあり得るか、いくつか例を挙げましょう。

弓道、アーチェリーでは、直立軸の優れた人なら50メートル離れたところにある1センチの的を射ることができます。またテニスでは、ネットのワイヤーの上にコインを置いて、時速200キロ以上のサービスボールを打ってコインに当て、落とすことができます。

また体操競技や水泳飛び込み競技ならば、空中で多回転多捻《ひね》りをして見事に垂直に着地や入水

図4　環境センター法

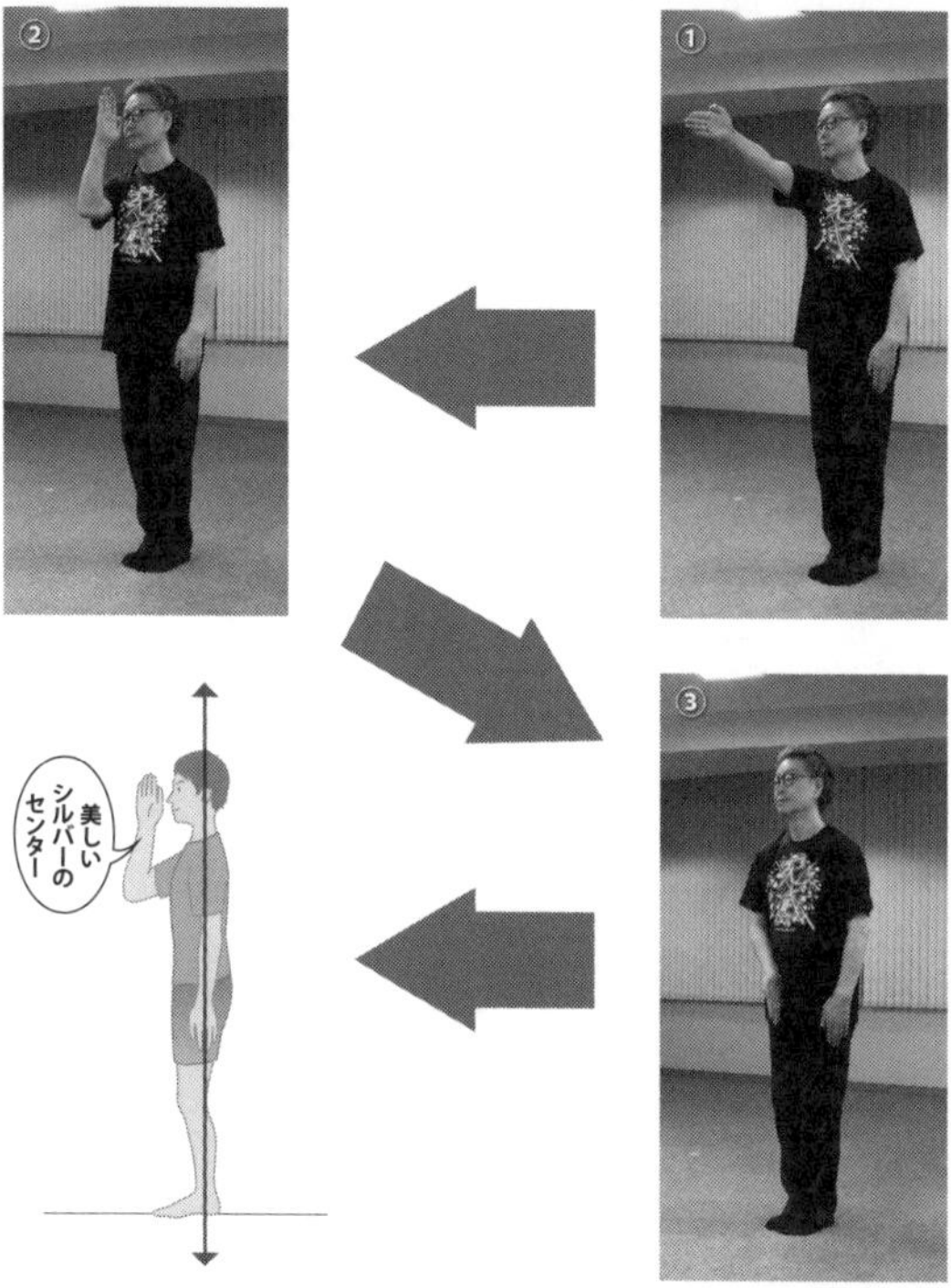

①環境の中に上下にまっすぐに通る一本のライン（環境センター）を見つけて、手を差し伸ばして上下に動かし、「何とまっすぐなんだろう」と感動をもってつぶやきながら、丁寧になぞる

②手を正中面上を体表面まで移動させ環境センターを意識ラインとして背骨の直前に写しとる

③手を上下に動かし頭の少し上から足下まで、一本のラインをなぞり、正確に切り通すように「美しいシルバーのセンター」と3回以上つぶやいたら、3回に1回以下の回数で「スパーッ」とつぶやきつつ、美しいシルバー色のイメージの一直線のライン状の意識を形成する

を決めることができます。

このような例は枚挙にいとまがありませんが、こういうことが可能なのは、正確無比な直立軸があるからなのです。

直立軸は、身体座標空間でいうとXY、YZ平面上にあります。X軸が前後方向に通る軸、Y軸が垂直方向、センターに沿って通る軸、そしてZ軸が左右方向に通る軸です。

このX軸とY軸がなすXY平面が正確無比にできていなければ、さらに左右の正確さを支えるX軸とZ軸がなすXZ平面もが正確無比にできていなければ、遠くの小さな目標を狙うことはまったく不可能です。

直立軸が正確無比であることが、正確無比なXYZ身体座標空間をつくる決め手になります。

これは人間の直立軸がいかに優れたものであり得るかということを示した例ですが、実を言うと無比とは言いすぎで、これらの例をもって最高至高の軸だというつもりもありません。

■「環境センター法」はなぜ最効率の方法なのか

本質的な3つの軸の中で、なぜ直立軸を鍛えることが最優先されるかということについては後述しますが、最優先だからこそ、その直立軸をつくっていく「環境センター法」は、正確無比な直立軸を目差して効率よくトレーニングできることが求められます。

そして「環境センター法」が最も効率のよいメソッドであるためには、いつでもどこでも誰でも道具を使わずに簡単にできるものでなければなりません。

なぜ「環境センター法」で優れた直立軸が効率よくできるのかという話をします。

環境センターとは、皆さんの身の周り、つまり環境の中にある上下にまっすぐ通るライン、たとえば壁の角がつくるラインや、柱の角がつくるラインのことです。部屋の中の壁、建物の外の壁や柱、それらの角がつくるラインです。それらはどれも正確無比なまでに直立し、地面に対し垂直をなしています。

人間にとって第一に必要な直立軸と、環境センターが持っている直立性は極めて相同なものですが、では建物にそのような垂直な軸が見られるのはなぜでしょう。

地球の重心は、地球という巨大な物体の中心、一点です。

そしてその一点と、建築物の重心とのあいだに働く力を細い直線で表すと、地面と垂直を描きます。建築工学技術がこの線を捉え、建物を支える柱をその垂直な線に合わせるのは、それによって最も少ない支持材で最も堅牢《けんろう》な建物を建てることができるからです。

実はこれは、人間が完全直立二足歩行を達成するための第一条件でもあり、直立軸のトレーニングが3種類の軸の中で最優先される理由でもあります。

最も少ない支持材で最大の重量を支え、堅牢性を保つこと、この要件を満たすことが直立軸には求められるのです。

つまり環境センターは、人間の直立軸が持つべき条件とまったく同じ機能を果たしているのです。不動の建築物が、動物である人間とまったく同じ条件を持っている、この相同性（ホモロジー：形態や遺伝子が共通の祖先に由来）には驚いていただいてよいのではないでしょうか。

「環境センター法」は、この相同性を利用する方法だからこそ、直立軸を鍛える最効率の方法たり得るのです。

■人に内在する垂直性の凄まじさ

そして皆さんの中には、この相同性に驚きながらも「建物をつくったのは誰か」という問いが同時に浮かんだはずです。

それは人間以外の何ものでもありません。人間はなぜそのようなことに気づいて、建物の垂直性を、建築の根本に据えたのでしょうか。

それは、人間自身の中に他のことに影響を与えるほどの強い垂直性が本来的にあったからです。自分よりはるかに大きく膨大《ぼうだい》な量の建築材、これは明らかに自分以外の物です。これを集めて建物を建てる、こうした行動に影響を与えるほどの強い垂直性が、人間には備わっているのです。

そしてそれが、直立軸が軸の第一条件たる所以です。人間の垂直性、直立軸の強さがいかばかりかを想像してみると、人間が凄《すさ》まじい存在だということが、改めておわかりいただけると思います。他の生き物はこうしたことはまったくやっていません。

植物については少しだけ言わせていただきたいことがあります。杉の樹でも感動するのですが、100メートルもあるメタセコイアを前にすると、「うーん、こいつは地球の中心の一点に向かって働いている重心線をよほど見事に捉えているんだろうな」とやはり感動するものです。しかもかなりの太さを持ちながらも天を突き抜くようにそびえ立っているではありませんか。

しかし次の瞬間、「でもこの樹は動かないからな」と思い直します。生きてはいても植物は動くことがない、すなわち直立軸はあっても移動軸、作動軸とは無縁の存在だからです。

「環境センター法」に注意深く仕込まれた工夫

動物たる私たちには「環境センター法」をトレーニングしたら、移動軸あるいは作動軸への展開が必要になってきます。直立軸をつくっているだけでは、いつまでも植物と一緒だからです。

しかし先ほども触れたように、「環境センター法」は直立軸をつくりつつ、極めて静謐《せいひつ》に作動軸も鍛えています。

具体的には、片手を差し伸ばして環境センターを、感動を持って上下になぞり、さらにその手を体表面まで移動させて自分の背骨の前を「美しいシルバーのセンター」と言いながらなぞる局面です。あのときに作動軸も使うわけです（図4参照）。

差し伸ばした手を自分の身体の近くまで持ってくる、この手の動きをより正確かつ機能的に働かせることが、面白いことに作動軸の鍛錬になっています。

もちろんこの部分は直立軸の鍛錬にもなっていて、分離することはできません。作動軸をよりしっかり機能させるためには直立軸もきちんと働いていなくてはなりませんし、作動軸をきちんとつくると直立軸もよくなる、という関係があります。「なるほどな、そういう関係があるのか」と感心しながら面白がって取り組んでください。そもそも人間の存在がそうなっているのです。

さて、「環境センター法」によって皆さんの直立軸&作動軸が形成されていきます。これは正確無比な軸をつくるためですから、ぜひ徹底的かつ丁寧に、執念深くしつこく取り組んでいただくようお願いします。

強靱さについては、まだそれほど手をつけていないのですが、この段階を丁寧に行うことで、正確さだけでなく、さりげなくも強靱さもが鍛えられていきます。

強靱さを求めて一生懸命に強さを意識すると、人は力んで固まってしまいます。そして固まり出すと軸は通らなくなります。

人間の場合、これは動物であるということが大きな原因ですが、強さは決して力むことなく、さりげなく育てていかないとうまくいきません。

ゆるんでいないと軸は通らないことを、よく覚えておいてください。

第1章

優れた脳と美しい身体の動きをつくる「姿勢軸」

■「姿勢軸」とは

第1章で取りあげるのは「姿勢軸《しせいじく》」です。

姿勢軸には、「理想の歩きのためのウォーキング」に必要なすべての軸ウォークの根幹をなすとともに、それ自体の役割として優れた脳と美しい身体の動きをつくる最重要の働きがあります。

私たち人類は、トラやチーターなどの猛獣《もうじゅう》たちの優れた腕脚《わんきゃく》運動のメカニズムとほぼ同じ優れた運動メカニズムを遺伝的に所有しています。私たちが歩きという運動において、人類が潜在的に所有するこの優れた脳（特に下位脳）と身体の働きや圧倒的な腕脚の運動能力を体現するには、必ず守らなければならない決まり事があります。

それはよくゆるみほぐれた脱力状態で「上腕の前振りは垂直に対して45度、後ろ振りは30度」「太腿《ふともも》を上げる高さは垂直に対して30度」という腕振りや脚振りの角度に関する操作情報です。

これらは単なる記号情報ではありません。最強、最速の四足動物たちに比肩《ひけん》し得る下位脳と身体のメカニズムを人間の歩行運動で体現するために必須不可欠の、科学的に徹底研究したうえで導き出された数字です。

これらの運動操作情報を厳守しながら姿勢軸をつくることによってはじめて、猛獣レベルの腕脚運動のメカニズムにスイッチを入れ、優れた脳と美しい身体の動きを実現することができるのです。

強靭で正確なセンターをつくる

強靭《きょうじん》さを求めて一生懸命に強さを意識すると、人は力んで固まります。そして固まり出すと軸は通らなくなります。強さは決して力むことなく、さりげなく育てていかないとうまくいかず、またゆるんでいないと軸は通らないのです。

これはあらゆるスポーツ、武道、武術、身体運動に当てはまります。無駄な力が入っている状態、力んでいる状態というのは、脳のあらゆる機能低下の要因となります。

基本的な感覚、認知機能、思考力だけでなく、生命活動を司《つかさど》る脳幹《のうかん》（運動科学では間脳《かんのう》を含む中脳、橋《きょう》、延髄《えんずい》までを脳幹とする）の機能まで低下します。つまり無駄な力、力みによって脳も身体も全体的にその能力が下がってしまうということです。したがって、「歩道」を進めていくには、とにかく無駄な力や力みを徹底的に見つけて取り除いていくことが何よりも重要です。

いちばん大事なのはセンター、軸であることに変わりはありません。無駄な力や力みがあると軸は通らないわけですから、それらを排除することが、すなわちセンター、軸を正確かつ強靭につくることにもつながるという話です。

これを一言でまとめると、〝ゆるめばゆるむほど、質の高い、強靭かつ正確なセンター、軸が形成される〟。これは極《きわ》めて重要な基本定理だとご理解ください。

さて、「環境センター法」を丁寧かつ正確に行ったら、いよいよ1番目の「歩道」となる姿勢軸に取り組んでいきます。

姿勢軸には、アタック１（【Ａ１】）、アタック２（【Ａ２】）、アタック３（【Ａ３】）と３つのステップがあり、まずは【Ａ１】と【Ａ２】から取り組んでいきます。Ａはアタック（attack）の略です。「アタック、挑戦ですか？」と思われるかもしれませんが、それほど姿勢軸のトレーニングでは、ある意味において困難な挑戦が要求されるのです。

ではさっそく【Ａ１】から始めます。

▩姿勢軸アタック１【Ａ１】

まず「環境センター法」によって、美しいシルバーのセンターが背骨の前を通っていることが前提です。美しいシルバーのセンターは、頭の少し上から足下までと、かなりの長さがあります。これをガイドラインとして、その場歩きをします（**図５**）。

まずクローズド・パラレル・スタンス（ＣＰＳ＝力を抜いた状態で両足の内法《うちのり》（内側線）同士がピッタリと平行に接しながらつま先が正面を向く立ち方）で立ち、比較的ゆっくりとしたテンポでその場歩きを行ってください。

このときの脚を上げる高さは、太腿が垂直線に対しておよそ30度です。それに対して上腕は、前に振ったときにざっくりと45度、後ろに振ったときは垂直線に対して30度くらいです。これらは時々思い出す程度にして、ここからはひとまず腕や脚のことは忘れてください。

図5　その場歩きのモデル図／肩支点のサモン

肩支点のサモン※のやり方

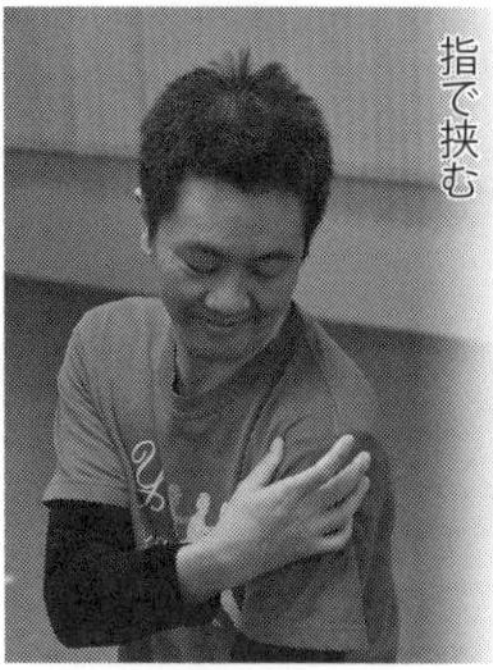

①肩を反対側の手の親指と中指で挟む

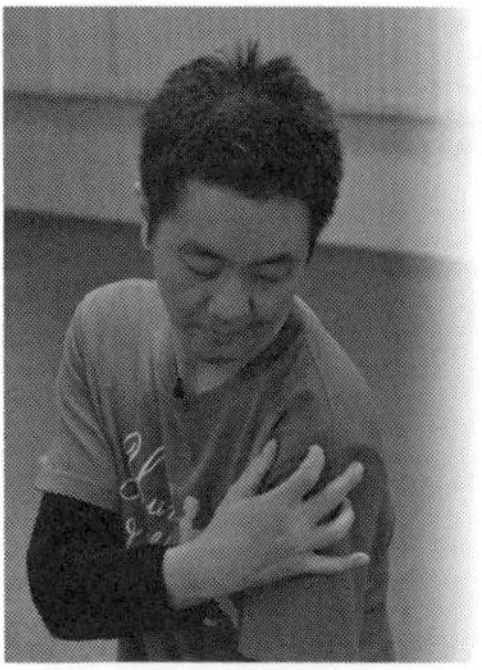

②人差し指を肩の厚みの真ん中に置く

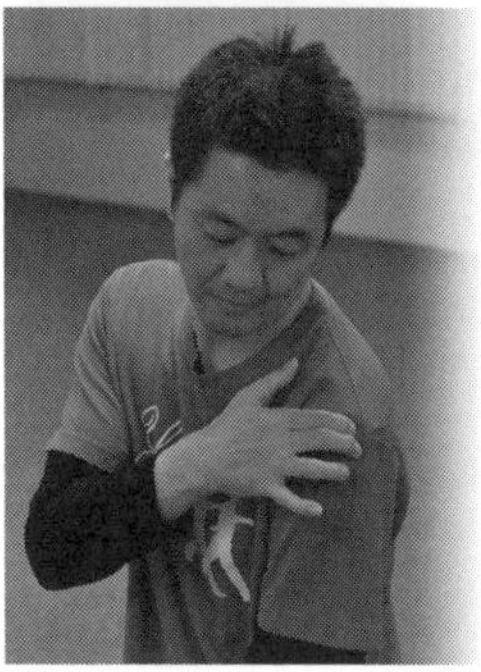

③その中点（肩支点）を人差し指で少し強めにこする。反対側の肩も同様に行う

※サモンとは、意識を呼び覚まして強くハッキリさせること

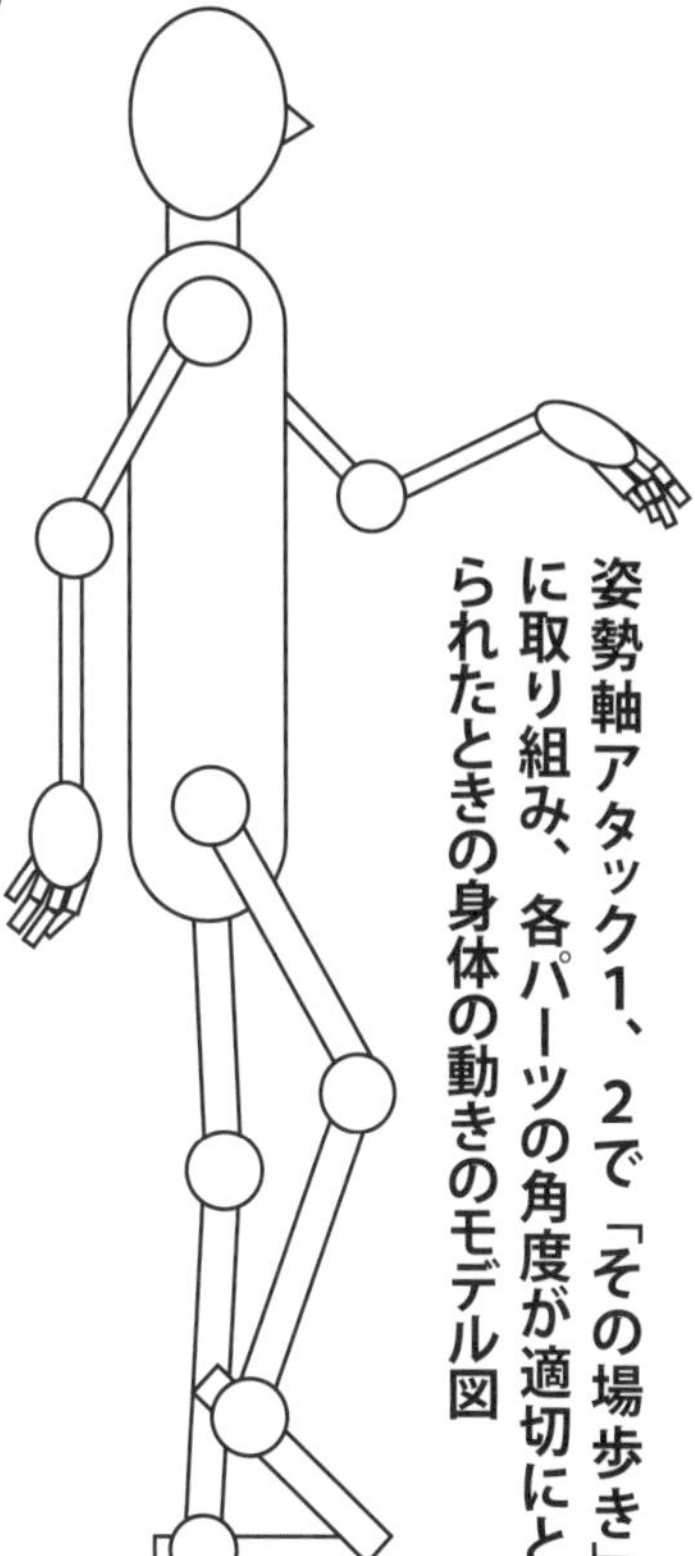

姿勢軸アタック1、2で「その場歩き」に取り組み、各パーツの角度が適切にとられたときの身体の動きのモデル図

ではその場歩きを続けながら、全身をゆるめるように頭から体幹、下半身まで整えていきます。

［頭］の位置をニュートラルにします。頭は美しいシルバーのセンターに串刺しにされています。美しいシルバーのセンターは、左右では頭のど真ん中を通っていますが、前後では5対3の位置を通ります。ど真ん中よりちょっと後ろだと思っていただいて結構です。

［首］首も、左右はわかりやすいと思います。前後もニュートラルに整えます。

［肩］肩を回したり、前後に動かしたりしてください。それだけではわかりにくいので、一度足を止め静止立位で右肩を左手の親指と中指で挟んでください。

そして左の人差し指を肩の厚みの真ん中に置いて、その中点を人差し指で少し強めにこすります（45ページ参照）。ここを肩の中心、〝肩支点《けんしてん》〟（肩支）と呼びます。左肩も同様に行ってください。本格的な方法は、後ほどご紹介します。

そしてこの肩支点が身体の前後の厚みの真ん中に来るようにし、ふたたびその場歩きを行います。鏡などで横からご覧になって確認してください。また、両肩の高さをニュートラルに整えることも重要です。

［胸と背中］胸を反《そ》らせたり背中を丸めたり、少し前後に動かしながらニュートラルにします。

［胴周り］ここは比較的動きやすいところです。前後、左右にモゾモゾしながらニュートラルにします。

［下腹と腰］腰を丸めたり、反らせるようにしたり、前後にほぐすようにしながらニュートラル

にします。

［股関節《こかんせつ》］当然のことながら、左右の関節の高さ、前後の位置もニュートラルに整えます。

［太腿］先ほども触れたように、垂直な美しいシルバーのセンターに対しておよそ30度になるように上げます。

［下腿］すね、ふくらはぎ、足首から足も含めます。ここは〝脱力下垂《だつりょくかすい》〟、つまり脱力して垂らします。

運動科学における重要な用語に〝緩重垂《かんじゅうすい》〟というものがあります。下腿における脱力下垂を、さらに洗練させた操作言語です。緩はゆるんで、重は重みが発生する、重みが感じられる、垂は地球の中心に向かって垂れる、という意味です。歩き以外にも通じる概念ですので、武術をはじめとする身体運動にも緩重垂をぜひ活用していただきたいと思います。このとき、つま先が外を向いたり、接地時に両足の内法同士が離れないように注意してください。

ここまでが【A1】です。どうぞ丁寧に行ってください。【A1】にかける時間は、はじめのうちは5分くらいがよいでしょう。

【A1】を補強するためのトレーニングを次にご紹介します（図6）。

「歩道」を始めたら、これらの体操法を重点的に行うようにしてください。これに取り組んでいただかないと、【A1】が満足すべき状態には至らないことがおわかりいただけるはずです。

図6 【A1】を補強するためのトレーニング

①壁背モゾ
②壁腰モゾ

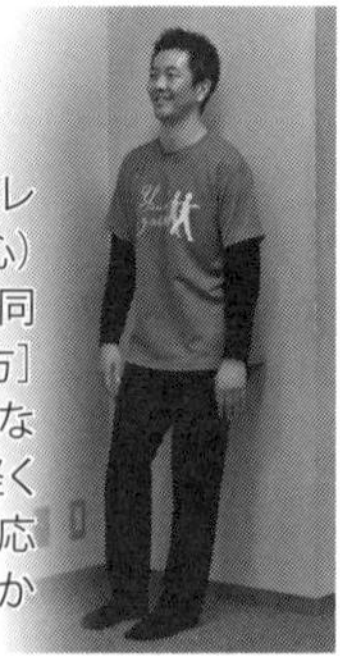

背中から腰までが壁に当たるように立つ。ナチュラル・パラレル・スタンス［NPS＝ウナ（脛骨直下点）と転子（股関節中心）を結んだ「脚センター」が左右両脚で完全に平行になると同時に、両足の内法同士が平行かつつま先が正面を向く立ち方］で、踵を壁から一足長前後離して立つ。「モゾモゾ」と言いながら左右の膝を交互に軽く曲げ伸ばし、背中や腰を壁に軽くこすりつけるようにしてほぐす。ほぐす場所（背中、腰）に応じて壁と踵の距離を調整する。腰をほぐす場合は背中を壁から離してわずかにお辞儀をするように行うとよい

③足首クロス

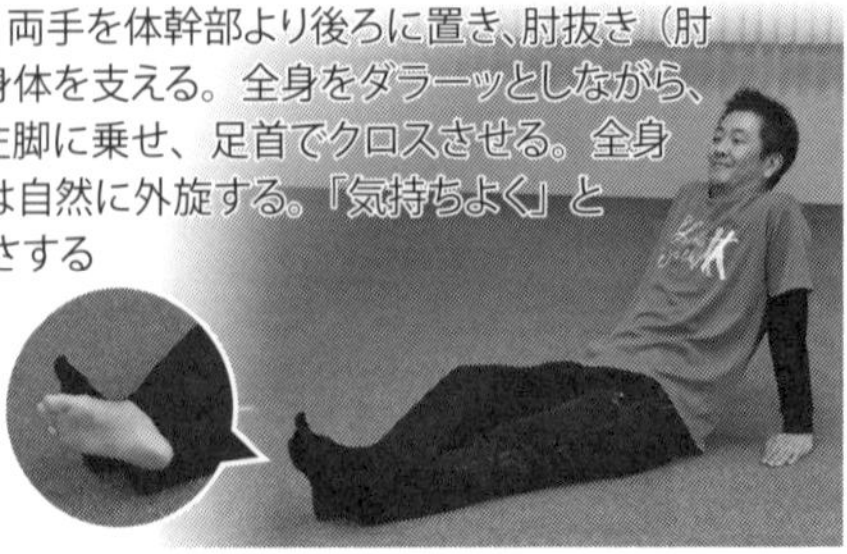

脚を伸ばして床に座り（長座）、両手を体幹部より後ろに置き、肘抜き（肘を脱力して伸ばした状態）で身体を支える。全身をダラーッとしながら、足首が絡み合うように右脚を左脚に乗せ、足首でクロスさせる。全身を脱力させると、上脚（右）は自然に外旋する。『気持ちよく』と言いながら右足首で左足首をさするように上脚（右）を動かす。脚全体の脱力が進みほぐれるように、かつ足首の密着感が増すように行う（同様に左脚を上にして行う）

④膝コゾ

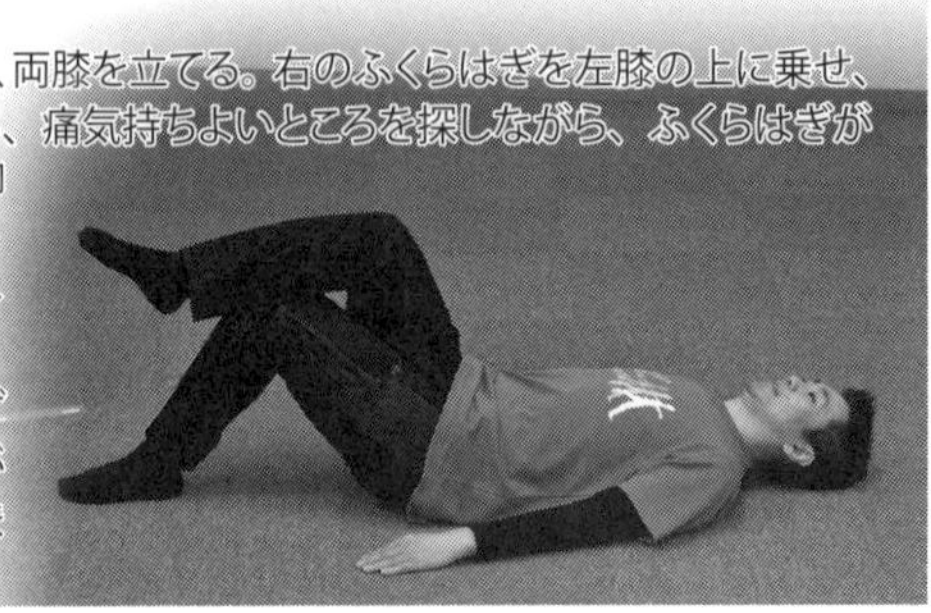

仰臥位で全身を脱力させ、両膝を立てる。右のふくらはぎを左膝の上に乗せ、「コゾコゾ」と言いながら、痛気持ちよいところを探しながら、ふくらはぎがときほぐれるように上脚（右）を前後（軸方向）にゆったりと動かす。ストロークの長さは下腿の3分の1前後とし、少しずつ位置をずらし変えながら、ふくらはぎ全体をほぐす（左脚も同様に行う）

⑤すねプラ

仰臥位で全身を脱力させ、両膝を立てる。右脚を左膝にかけ、右すね・足首を脱力して垂らした状態で「プラプラ」と言いながら上下にゆらし腓骨周りをほぐす（左脚も同様に行う）

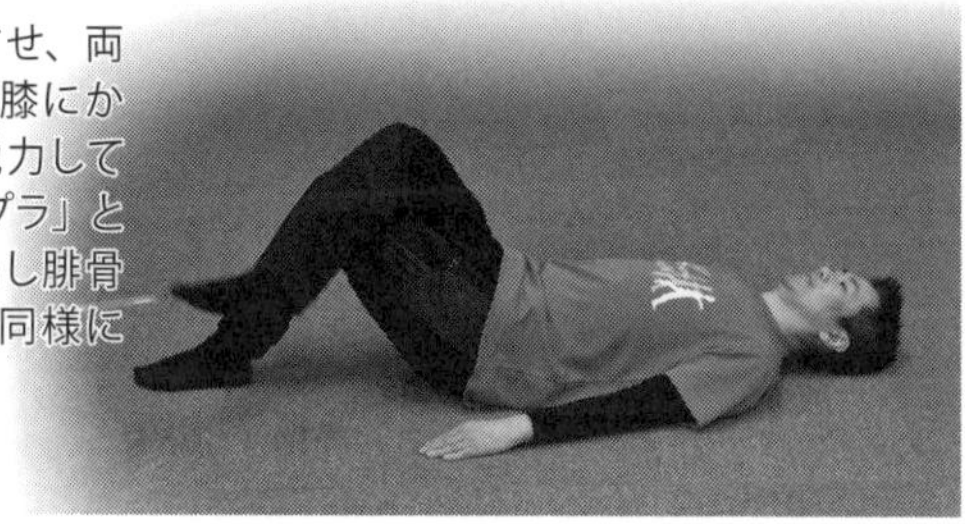

⑥首ゴローリ

仰臥位で全身脱力し、後頭部を転がすようにゆっくりと首を左右に動かしていく。「ゴローリ」と言いながら一呼吸で右から左へゆっくりと転がす。向きを変えるときに息を継いで、同様に左から右へ「ゴローリ」。首がほぐれてくると、次第に背骨のより腰に近い部分が支点に変化してくるのが特徴

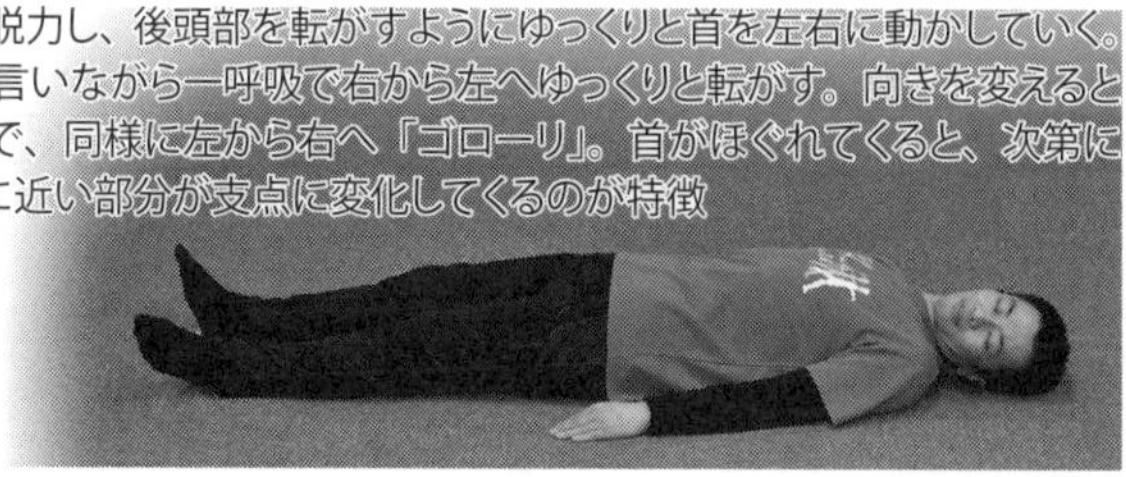

⑦肩ユッタリ

ＮＰＳで立ち、右肩を下げて左手で肩周りを「気持ちよく」と言いながらさする（左肩も同様にさする）。「ユッタリー」と言いながら肩を前から後ろに回す。両腕は常に脱力して垂れた状態のまま行う。「ユッ」で肩を前から上へ、「タリー」で上から後ろに回しながら前に戻す。腕が後ろに回ったときに、腰が反らないように気をつける

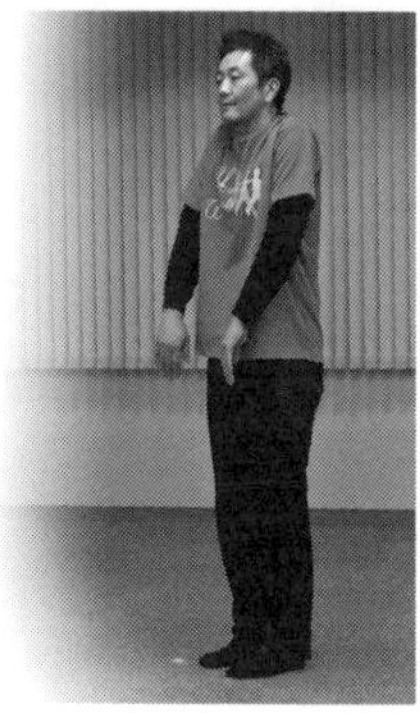

▒姿勢軸アタック2【A2】

次に【A2】を行います。

必ず【A1】を行った上で取り組んでください。

まず静止立位でふたたび「環境センター法」を行います。

そして、美しいシルバーのセンターをガイドラインとして肩支点をつくります。右肩を左手の親指と中指で挟み、肩の厚みの中点に左の人差し指を置いて、中点を人差し指で強めにこすります。左肩も同様に行います。

CPSで立ち、ガイドラインであるセンターと、肩支点を意識しながらその場歩きを行います。コツは、さりげなく意識することです。時々思い出して、意識が薄くなってきたと思ったら、足を止めて、背骨の前のセンターを手でなぞったり、指で肩支点に触れたりし、意識を回復させてその場歩きを再開させてください。

では、その場歩きをします。ここからは、腕を前に振ることを「前振り」、後ろに振ることを「後ろ振り」と呼びます。

［上腕（前）］前振りの上腕は、垂直に対して45度です。【A1】ではざっくりでいいと申しましたが、A2では正確に45度を目指します。直接腕を見たり、鏡に映して「45度はこのくらいなのか」と確認するのもよいでしょう。5度違ってもいけません。ピッタリと45度を目指します。

［上腕（後）］後ろ振りの上腕は、垂直に対して30度です。これは鏡を見て確認してください。

［前腕（前）］前振りの前腕は、水平に対して25度です。「垂直に対して65度」ともいえますが、これを垂直を基準に測るのは、感覚的に非常に難しいことです。

上腕は、美しいシルバーのセンターというガイドラインと、肩支点が近いのでわかりやすいのですが、前腕の前振りは肩支点からもガイドラインからも離れています。

しかし前腕の前振りは、目の前で行われるため視覚的に捉えやすいという利点があります。しかも目の前には床や地面という水平面が展開していますので、前腕の前振りは「水平を基準にして25度」とします。そこまで配慮するのもこの25度を、正確に取る必要があるからです。

［前腕（後）］後ろ振りの前腕は脱力下垂、つまり緩重垂で腕振りを行った結果、垂直に対して0度になります。まっすぐ地球の中心に向かって垂れている状態です。

では、ここまでを一通りやってみてください。その場歩きをしながら、「前振り上腕は垂直に対して45度、後ろ振り上腕は垂直に対して30度、前振り前腕は水平に対して25度、後ろ振り前腕は緩重垂しながら0度（垂直）」という具合です。

［回軸度（前）］次に手の回軸度です。前振りでは、手が垂直に対して70度です（**図7**）。

「歩道」では、前振りで前腕から手までが全体に内旋《ないせん》していった結果、垂直に対して70度（水平に対して20度）を取ります。つまり手のひらは真下ではなく、わずかに斜め下を向きます。もちろんこぶしも握りません。これも正確に行ってください。

図7　受動的運動／前腕の回軸度

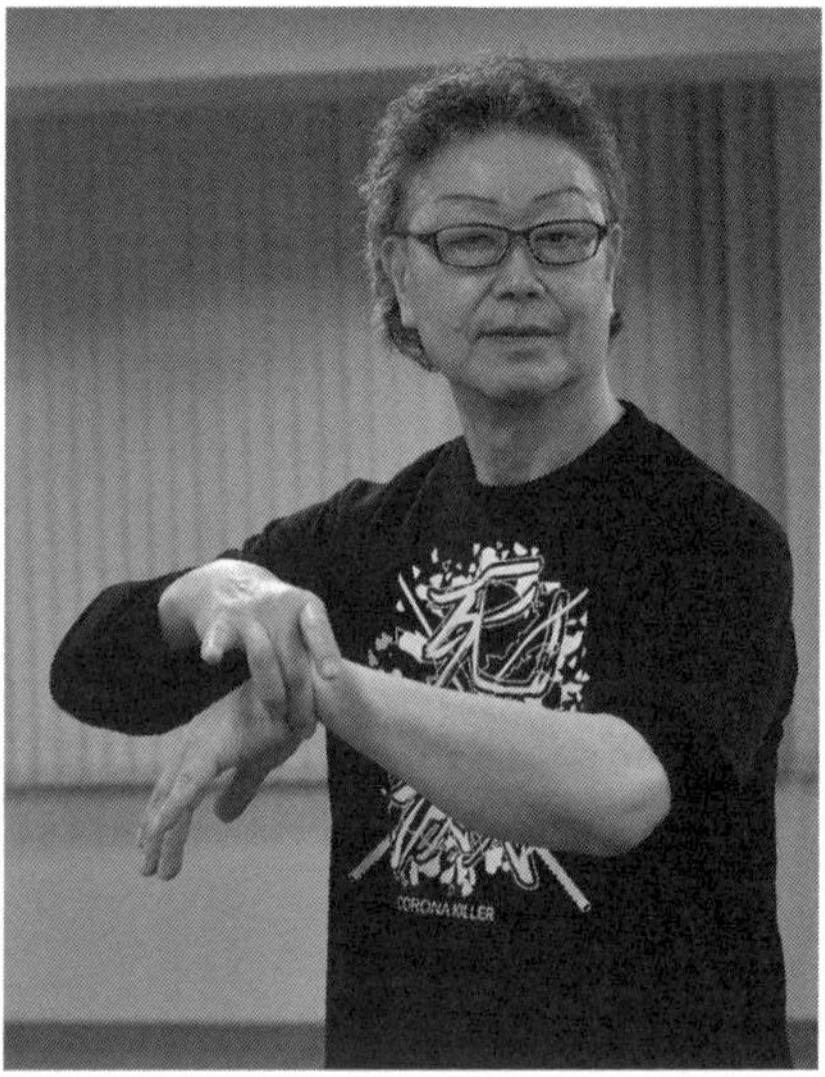

受動的運動（上の写真）

その場歩きで前振りの手を、手首から先まで脱力すると、手首が頂点となって手が垂れる。一方、腕が前に振れて、運動量が手首から先へ移動する最後の瞬間には、上腕や前腕が戻ろうとして下がり、手首より手のほうが高くなる局面がある。緩重垂ができた結果、自然と起こるこれらの動きを「受動的運動」という

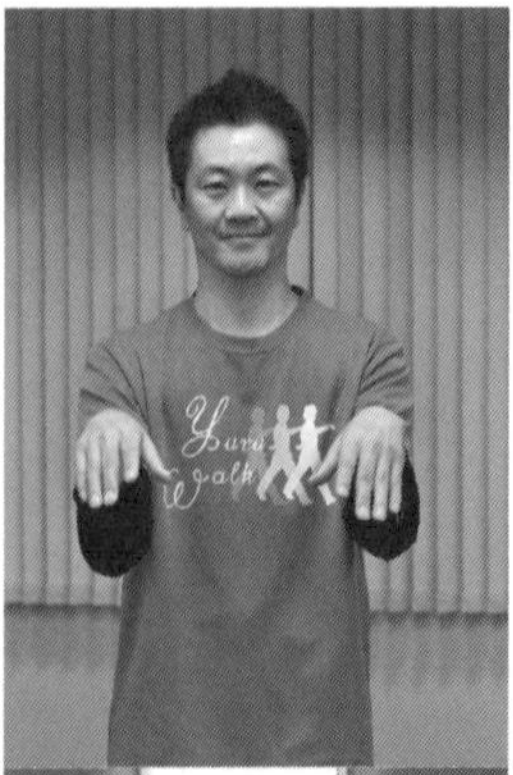

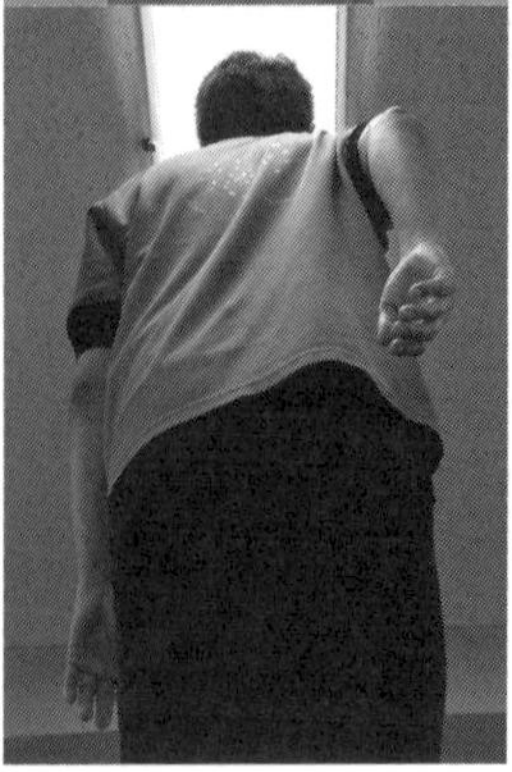

前腕の回軸度（左の写真2枚）

前振りでは、手が垂直に対して70度（水平に対して20度）、後ろ振りでは、手が垂直に対して30度から45度を取る。前腕はいずれも内旋すること

［回軸度（後）］後ろ振りでは、垂直に対して手が30度から45度。ここでも前腕は内旋しています。

前振りがピッタリ70度に対して後ろ振りは30度から45度ですが、30度から45度のあいだであればいいというものではなくて、「自分は何度にする」と決めます。肩関節や腕が固い方や比較的高齢の方は30度、若い方や肩周りが柔らかい方は45度が目安です。あいだの40度でも35度でも、決めた角度で触れるように正確に行うことが大事です。

［手首］手首は前振りでは屈曲して垂れます。前腕も手首から手の先も緩重垂した状態で手首の高さが脇の下の高さに来るようにします。そうすると見事に上腕が45度、前腕が水平に対して25度の角度にピッタリ合うようになっています。

その場歩きを一時停止した状態で、前振りの手を、手首から先までプラプラさせてよく脱力させてみてください。そうすると手首が頂点となって手が垂れます。実際のその場歩きでは勢いがついていますから、腕が前に振れていって、運動量が手首から先へ移動する最後の瞬間には、上腕や前腕が戻ろうとして下がっていき、手首より手のほうが高くなる局面があります。

しかし、それを意識的に行ってはいけません。まさに緩重垂ができた結果起きてくる受動的な運動なのです。この受動的運動は極めて重要ですので、よく覚えておいてください。

後ろ振りでは回軸度でも振れたように、手首から先も緩重垂しながら振られた結果、垂直に対して30度から45度になるようにします。決して手首を力を入れて捻《ねじ》って角度をつくることはしないでください。

図8　【A２】を補強するためのトレーニング

①手スリ

NPSで立つ。「気持ちよく、気持ちよく」と言いながら手のひら、手の甲、手首を左右交互にさする。腰（股関節の高さ）をわずかに左右に動かしながらさする

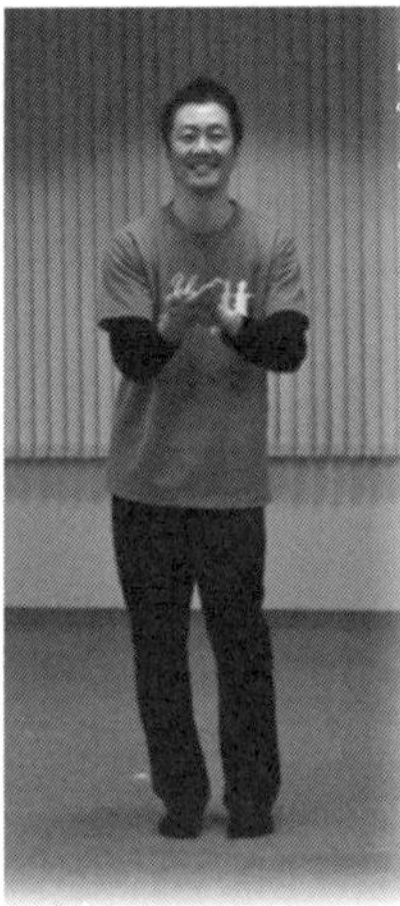

②手首プラ

「手スリ」に続けて行う。NPSで立ち、両腕を垂らして、「プラプラ」と言いながらゆっくりと手首をプラプラさせる。手首、手先、肘、前腕、そして肩までゆるんでいく気持ちよさを味わうように行う

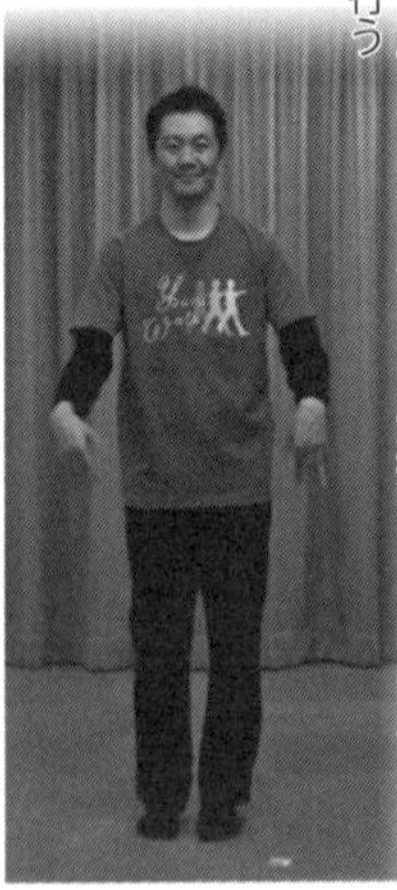

③プランおじぎ

NPSで立つ。全身を脱力させ、左腕を振り子のように前後に振る。前より後ろのほうが振りにくいのを実感する。身体を捻らず、正面を向いたまま行うこと。左腕を振り続けながら上半身を徐々に倒していき、右手を右膝に乗せて身体を支える（肘は脱力して伸ばす）。後ろにも触れやすくなることを実感する。左腕を振り続けながらゆっくりと元の姿勢に戻り、最初の腕振りとの違いを味わう（右腕も同様に行う）

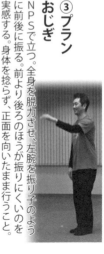

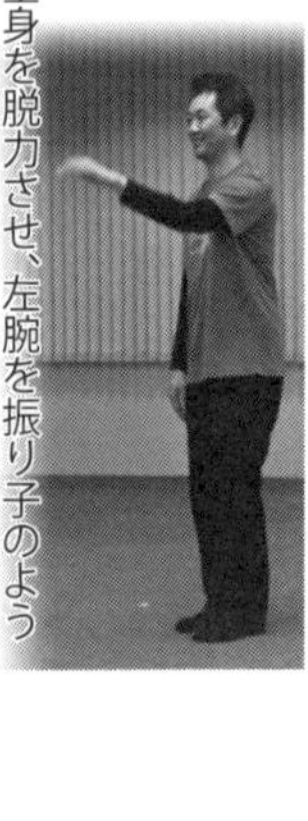

④上腕ジョワーン

NPSで立ち、「気持ちよく」と言いながら左手で右の上腕をさする（左上腕も同様にさする）。「ジョワーン」と言いながら、肋骨の上部を前後に動かす動きで上腕を後ろから前に回す（上から見た場合、右腕は反時計回り、左腕は時計回りとなる）

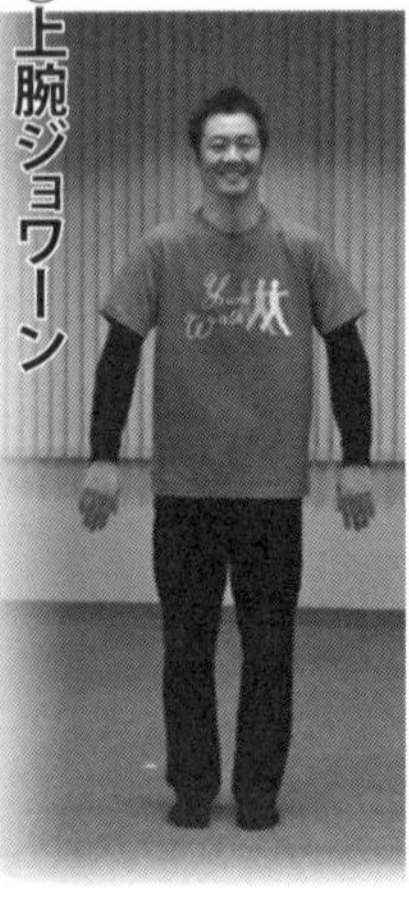

以上が【Ａ２】です。なかなかの挑戦、アタックという名にふさわしいトレーニングだとご理解いただけたと思います。【Ａ２】を補強するためのトレーニングも紹介しておきます（図8）。

■チーターがお手本

地上最速の動物チーターにしても、地上最強の肉食動物トラにしても、彼らに共通する特徴は圧倒的な脱力です。緩重垂の天才、そして何よりも受動運動の天才なのです。力んで疾走するチーターや、獲物を捕らえる瞬間に思わず力むトラは想像できません。彼らは信じられないほど脱力して走力、戦闘力を発揮するのです（図9）。

「歩道」は、歩きという運動において彼らの運動能力、メカニズム、脳の働き、身体の働きを体現することを目指します。ここは非常に重要なところですから、最初の話をもう一度思い出してください。

「歩道」では、いままで勝手自由にしていた手、腕、脚、体幹の運動に介入し、コントロールしますので、普通に取り組んだら非常にストレスがかかるはずです。すると脳は固まり、脳機能が全面的に低下することはおわかりですね。

さまざまな身体運動や身体文化を初めて学んだときのことを思い出してください。一挙手一投足に記号的な制約を教えこまれ、固まって動けなくなった経験が多少なりともあるでしょう。そ

図9　疾走するチーター

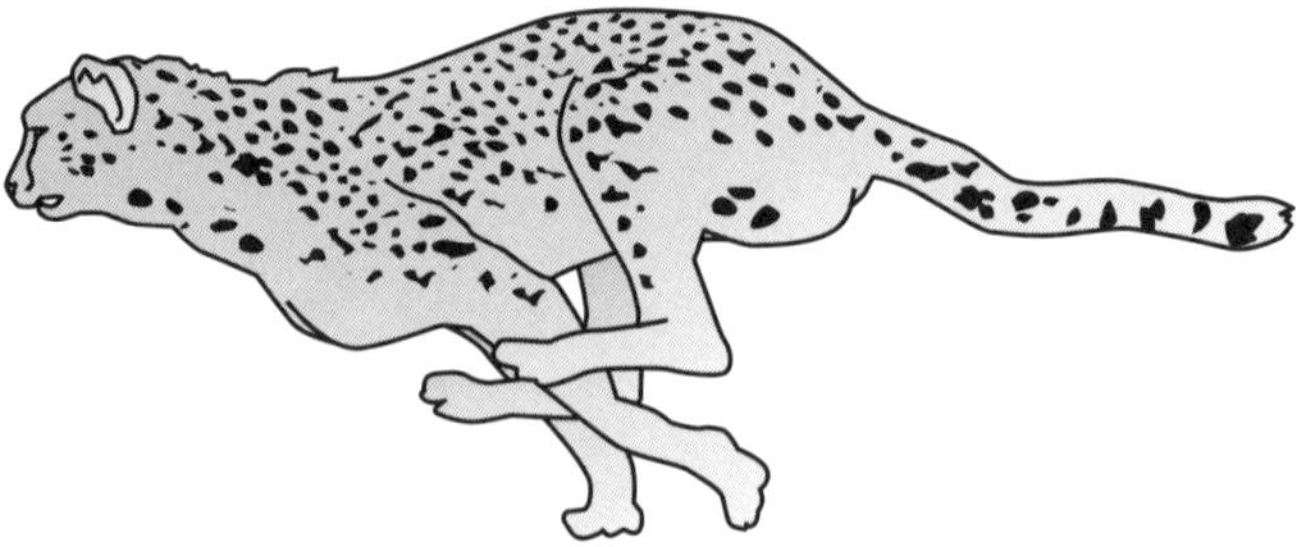

れが身体運動を記号的に学習することにより脳の機能が低下した状態です。

しかし、「歩道」における「上腕の前振りは45度」といったことは、記号ではありません。最速、最強の四足動物たちのメカニズムを、人間の歩行動作において再現するとどうなるのかを科学的に徹底研究した結果得られた〝真理〟です。「ここが何度だとどうなる、いったい何度が真に正解なのだろう」と、すべての身体の要素に関して試し検証し尽くした成果なのです。

しかも組み合わせは無数ですから、実に時間も手間もかかりました。膨大《ぼうだい》な数の種類の動き、フォームを再現して解明できたからこそ、こうして皆さんにお伝えすることができるのです。

したがって、これらの角度通りの腕振り、

脚振りに〝アタック〟すると、脳が機能低下し、暗い気持ちになって身も心も固まるのとは正反対に、ゆるんで脳がこれまでになく活性化し、心身ともに絶好調になります。

視野も広がり、よくものが見えるようになり、頭も働くようになり、何より明るい気持ちになって前向きになり、身も心も楽しくなってきます。

ですから「そうか！」と思って、とにかくゆるみ、脱力を心がけながら、「なんとしても攻略しよう」という情熱を込めて、これらの角度の体現に取り組んでください。やる以上はそこまでやらないと、「歩道」の真価を自分の脳と身体で体験することはできません。

第2章

疲労を軽減・解消しながら超高速で歩ける「リード軸」

▒「リード軸」とは

第2章で取りあげるのは「リード軸」です。

リード軸は、疲労を軽減・解消しながら超高速で歩けることを役割とする軸ウォークの中心装置です。

リード軸は、最も基本となる3種類の軸の中では、移動軸と関係の深い軸です。

リード軸ができるようになると、精神的にも肉体的にも移動時の負荷とエネルギーが少なくて済むようになり、同じ精神的、身体的エネルギーを使う場合であれば、最高のパフォーマンスを発揮できるようになります。

疲れているときでも努力感なく、軽やかに超高速で歩くことができ、熟練してくると歩いているうちに疲労が軽減・解消されてしまうということまで起きてきます。

スポーツアスリートにリード軸が高度に発達すると、相手の選手に悟られずにスーッと力感なく動けるようになるとともに、メンタル、フィジカル両面で持久力が増大するので、トップ・オブ・トップ選手には必ずこのリード軸が備わっています。

サッカー界では、リオネル・メッシやキリアン・エムバペなどに、優れたリード軸が見られます。

■建物と人間の類似に注目

前章までに、これから申しあげる二つのことを皆さんは確認されたと思います。

一つは、ゆるめばゆるむほど、質の高い、強靭《きょうじん》かつ正確なセンター、軸が形成されるということ。もう一つは、たとえば「垂直に対して前振りの上腕は45度、後ろ振りの上腕は30度」といった、動作に関わる一見記号的な情報は、実は四足動物時代から我々が引き継いだ脳と身体の本質的な能力を蘇《よみがえ》らせる方法になるということです。

これを、冒頭から私が語っている、人間にとって本質的な3つの軸、直立軸、移動軸、作動軸の観点から見ていきたいと思います。

建物の中あるいは外に構造として必然的に含まれている垂直な線を環境センターと呼び、建物が、運動体としての私たち人間の存在の仕方やその論理構造に驚くほど近似しているということは、すでにお話しした通りです。

いまの段階では、このことをまずしっかりと理解しておくことが、「歩道」を運動体としての自分に取り入れていくにあたって、極《きわ》めて強力な論理的な武器になると同時に、論理的なモチベーションにもなると考えます。

ではグラフをご覧ください。反比例のグラフです（図10）。

図10　無駄な資材、接合部

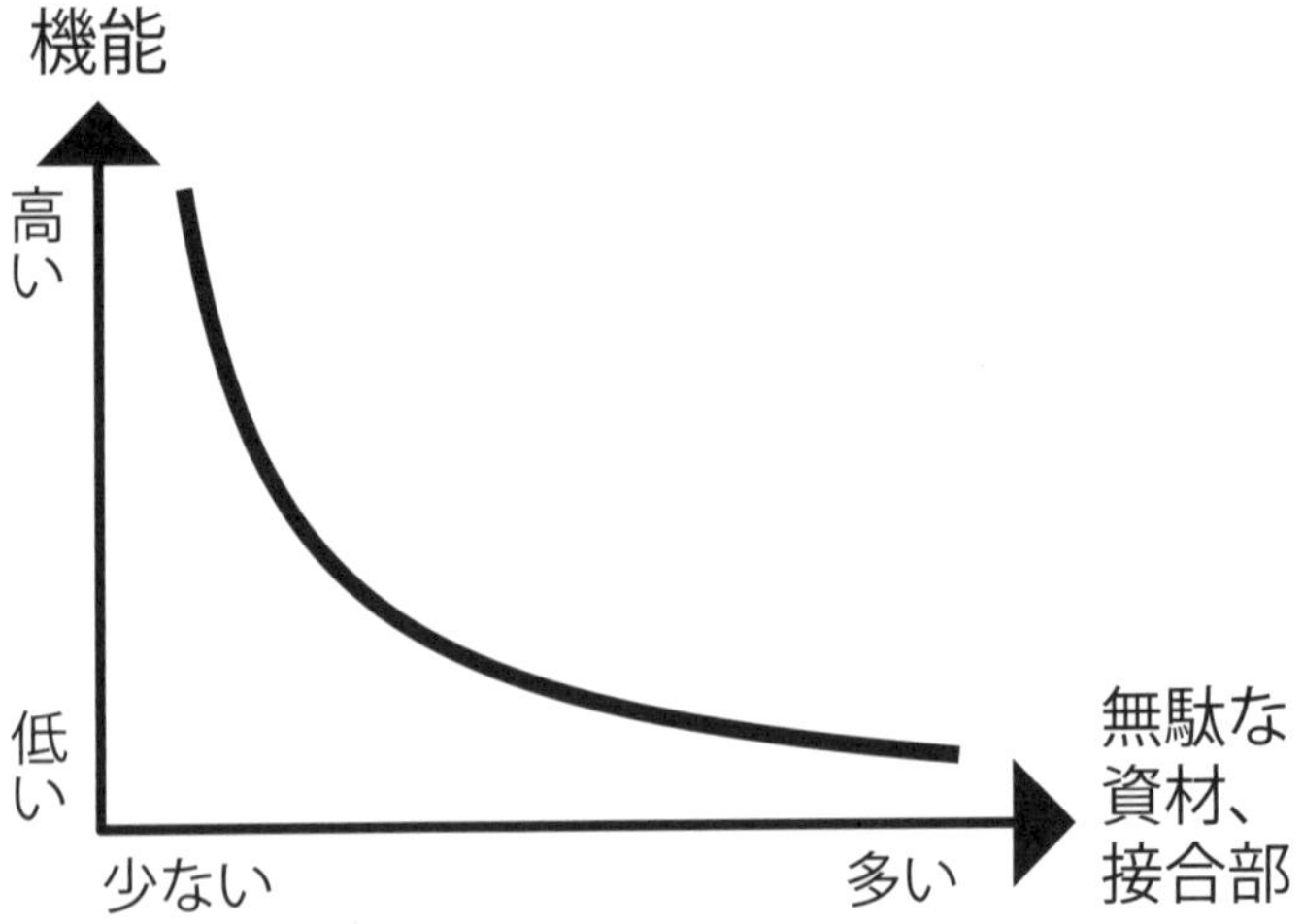

ヨコ軸は、建築物の資材、接合部などの〝無駄〟を表します。

資材とは床、柱、壁、屋根など、建物を構成する材料のすべてで、人間では骨格、筋肉をはじめとした組織のすべてです。

接合部は、部材同士を連結する構造で、人間では関節やその補強を担う筋肉と考えてください。

一方、タテ軸は、建物の機能を表します。

反比例のグラフは、ヨコ軸の値が低いほど無駄が少なく、タテ軸の値が高いほど、建物としての機能が高くなることを意味しています。

これを、人間に投影しながら読み進めていただきたいと思いますが、まずヨコ軸の〝無駄〟という言葉に注目してください。

「無駄な筋力」「関節の不要なほどの強さや

筋力による不要なほどの補強」などのように、〝無駄〟という概念をそのまま人間の身体に当てはめることは、さほど難しくありません。

先ほど「無駄な力や力みがあると軸が通らない」と言ったように、力みは人間における代表的な〝無駄〟といえます。

さらに正確を期するならば、ある高度なパフォーマンスを発揮するのに、それ以上の筋力は不要、という意味においての余分な筋力も、厳密な意味では無駄に入ります。しかし建物の資材や接合部に〝力み〟という表現は当てはめにくいので、ここは〝無駄〟という言葉でまとめます。

■建物の機能、人間の機能

次にタテ軸の建物の機能について、ここはぜひじっくりとおつきあいください。意外なほど私たち人間自身を照らす鏡になってくれます。

まず面積、容積です。建物である以上、ある程度の広さと大きさは必要です。「広ければ広いほど、大きければ大きいほどいい」「いや、そうはいっても3人で暮らすのに1000平方メートルもいらないだろう」といった話ではありません。あくまで相対的な話です。

つまり、建物をつくるうえで無駄な資材を使って柱や壁や床を太く厚くしすぎると、必要な面積、容積を確保することさえできなくなります。逆に言うと、必要な容積、面積の建物をつくるのに、少ない資材でつくれるほどよいのです。

接合部についても同じです。必要以上に丈夫にしようとすると〝無駄〟が生じます。相対的な問題、というのはそういう意味です。

開口部を考えてみましょう。

ドア、窓、換気口などを、必要なだけ多く、広く取りたいとします。無駄な資材を使っていたら開口部がどんどん減っていきます。地震や台風に遭っても壊れない、あるいは2階以上に構造物を載せても壊れない程度の頑丈さを確保できれば、柱を細く、壁を小さくするほうが、1階に開口部をたくさん取れ機能性が増します。

一方、頑丈であればあるほどいいからといって無駄な資材を費やしていった結果、開口部が100平方センチメートルしか取れないとしたら、つくれるのは銃眼《じゅうがん》くらいでしょう。それでは勝手口や窓すらもつくれません。無理につくったとしてもその勝手口は、猫しか通れなくなってしまいます。

また、接合部を丈夫にしようとして筋交《すじか》いを入れるとします。筋交いだらけになったら玄関も勝手口も、窓もつくれなくなります。

極端な言い方をすると、その建物は、出入りも、採光も、換気もままならなくなります。つまり、建物の機能が下がりゼロに近づきます。

このようにして、あまりにも無駄な資材、接合部を使うと、建物の中では人が動けなくなるかもしれません。立っているのがやっと、あるいは横になったままの状態でしかいられないとしたら、何もできません。そもそもいったいどうやって入るのか、入ったら最後出られなくなるという問題も生じます。

また、開口部があまりにも少なく、小さかったら、外とのコミュニケーションもできません。外の様子をうかがうことも、自分から何かを外部に伝えることもままならなくなるわけです。

したがって、建物が建物として十分な機能を果たすためには、資材や接合部の無駄を徹底して廃することが必要です。このように合理性を極めていくことで、ヨコ軸の値は原点のほうへ移動し、タテ軸の値は上へ移動します。

要するに、建築工学技術の歴史とは、この反比例グラフを、右下から左上へ向かってどんどんと上っていく歴史だったのです。


運動体としての人間の身体の在り方についてもまったく同じ論理を見ることができます。

必要十分な資材と接合部を使ったうえで、中の空間や開口部が広く取れ、十分な人の活動ができるということは、人体において十分な栄養が行き渡り、新陳代謝が起こり、血液体液が循環して細胞が十分に活動し、全身の組織が充全に機能するということを意味します。

先ほども言ったように、建物の中があまりにも狭かったら、人は自由に動き回ることができません。無駄な資材でつくられた建物が人間の身体だとしたら、その建物の中で身動きが取れず、外界とも遮断されている人間にあたるのが、さまざまな細胞であったり、血液であったり、そこに入りこむ栄養素や水などにあたるのです。

つまり、人間が運動体として高度な活動性、能力を発揮するためには、無駄な骨格、筋力、関節の強さを持っていてはいけない、ということになります。特に開口部にあたるものは非常に重要です。

開口部の代表に、〝目〟があります。目は、視覚的な外部情報を得るだけでなく、広い視野でものを見るためにも重要な役割を果たしています。

武術らしい言い方をすると「観《かん》の目《め》、見《けん》の目《め》」です。「木を見て森を見ず」などと言うことがあります。一本の木を注視するあまり、周りの木々や、森に棲《す》む動物たちなど、森全体に注意を向けることを忘れている「見の目」に対して、森全体を見渡しながらその中で重要な何本かの木や動物が見えている。周りの木々や動物たちを含む森全体の関係性を捉えたうえで、そこからそのときの自分にとって最適な行動解、運動解を見出すことができるのが「観の目」です。

実は「観の目」は、開口部が十分に大きいだけでなく、内側にも十分な広さがあって十分な脳と身体の活動性が確保されてこそ成り立つものであることを示しているのです。

建物と運動体としての人間は、垂直性以外にも多くの点で近似していることがおわかりいただけたでしょうか。だからこそ建物は環境センターを必然的に有するということ。建物は、重心が通るライン、垂直線を徹底的に反映したものでなくてはならないこと。そしてそれは、運動体としての人間にとっても同じである、ということなのです。

■リード軸で移動軸を鍛える

さて、３種類の軸、直立軸、移動軸、作動軸で見ると、建物に直立軸はありますが、間違いなく移動軸はありません。しかし移動軸があるのが私たち人間です。

ここでは、移動軸を鍛えるトレーニング法としてリード軸を紹介します（図11）。

「環境センター法」で、背骨の前に美しいシルバーのセンターを頭の少し上から足の少し下まで通します。この美しいシルバーのセンターを大切にしながらその場歩きを行います。

次に、その場歩きで姿勢軸【Ａ１】【Ａ２】を行い、姿勢軸がある程度よくなってきたらリード軸に入ります。

その場歩きから、美しいシルバーのセンターに連れられて、気持ちよく歩きはじめてください。５、６歩で結構ですので比較的ゆっくりと歩きます。普段、道を歩くときよりもゆっくりです。

壁や柱、棚などの〝資材〟にぶつからないように気をつけて、５、６歩先の「ここまでだな」と思うところまで行ったら、その場歩きで姿勢軸を意識しながら、センターを中心に１８０度回ります。左右どちら回りでも結構です。

これは「回軸研磨法《かいじくけんまほう》」といって、センターを磨きながらその場歩きをし続ける、重要なトレーニングです。体幹を回転させせながら、体幹の中心、背骨の前を通る美しいシルバーのセンターが、

図11　リード軸のやり方

①

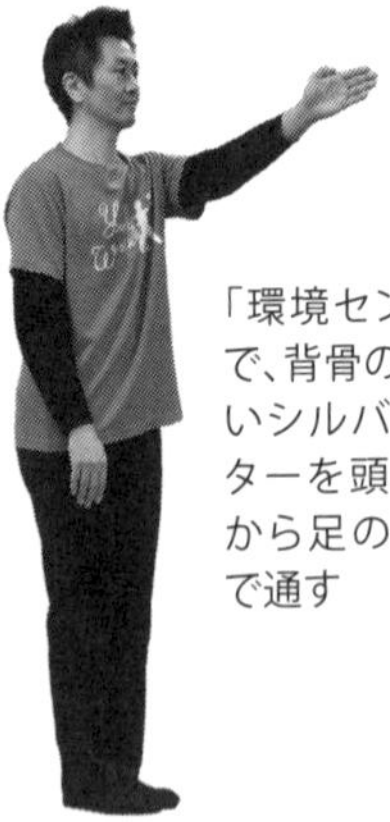

「環境センター法」で、背骨の前に美しいシルバーのセンターを頭の少し上から足の少し下まで通す

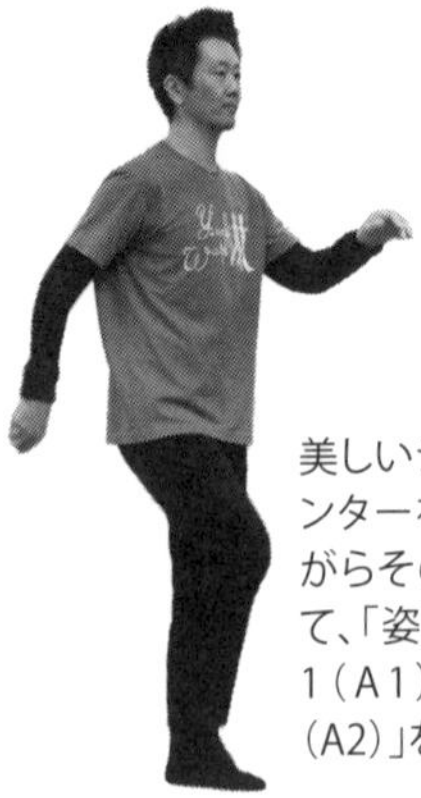

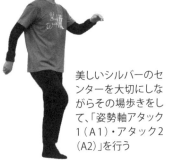

美しいシルバーのセンターを大切にしながらその場歩きをして、「姿勢軸アタック1（A1）・アタック2（A2）」を行う

②

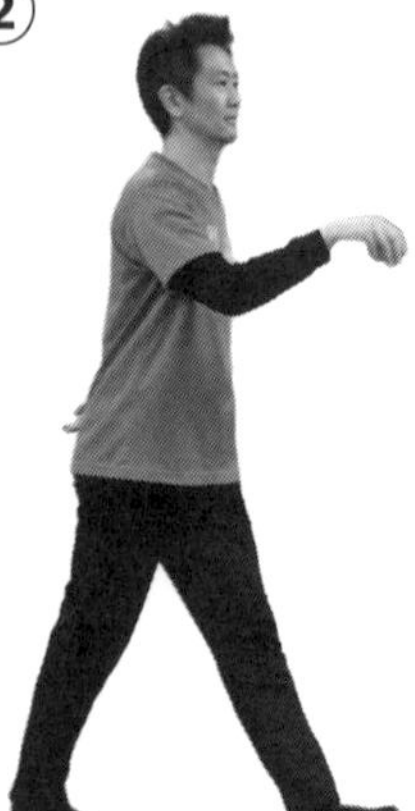

姿勢軸がある程度よくなってきたら「リード軸」に入る。美しいシルバーのセンターに連れられて、気持ちよく歩きはじめる。５、６歩でいいので、普段、道を歩くときよりもゆっくりと歩くこと

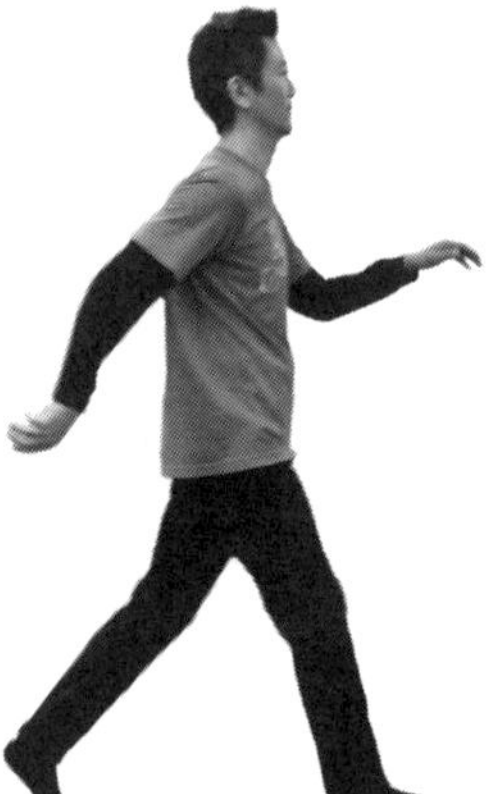

③ 5、6歩先の「ここまでだな」と思うところまで行ったら、その場歩きで姿勢軸を意識しながら、センターを中心に180度回る。左右どちら回りでもOK。この方法を「回軸研磨法」という。
体幹を回転させながら、体幹の中心、背骨の前を通る美しいシルバーのセンターを、さらに美しくなるようにピカピカに磨くイメージで行うこと。180度回ったあとも、その場歩きを続け、再び「姿勢軸A1・A2」にさりげなくアタックする

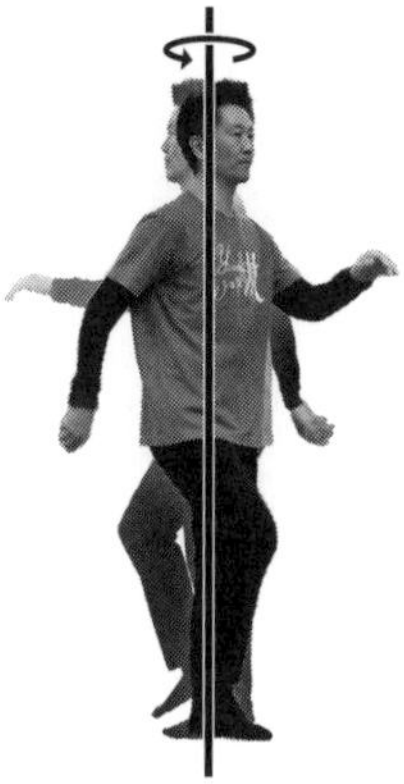

④ さらに美しいシルバーのセンターを意識して、そのセンターに連れられて気持ちよく歩く。これを何回か往復して行う

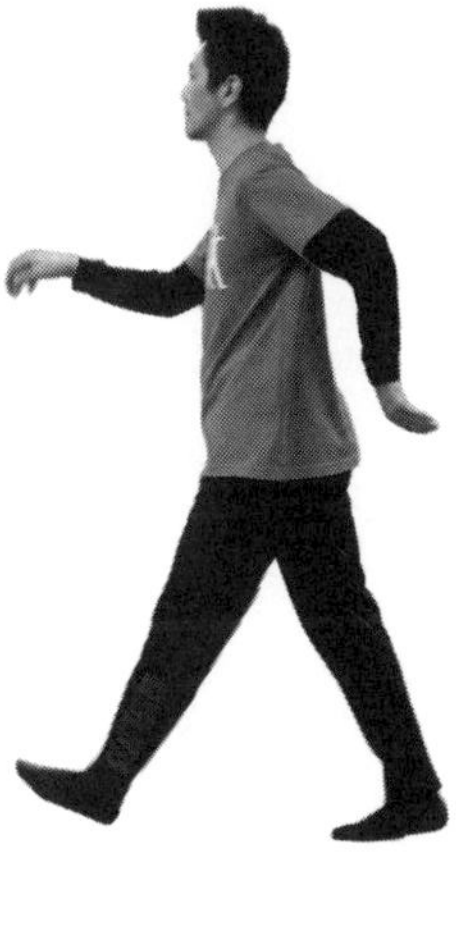

さらに美しくなるようにピカピカに磨くイメージで行ってください。

180度回ったあとも、その場歩きを続けます。

ここでふたたび姿勢軸【A1】【A2】にさりげなくアタックしてみてください。そしてさらに美しいシルバーのセンターを意識して、そのセンターに連れられて気持ちよく歩きます。これを何回か往復して行います。

そのときの感じがどういうものかという話をします。これは、まさに「センターが勝手に前に行ってしまう」という感じです。

自分が運ぶ、身体が動くからセンターが動くのではなくて、センターが勝手に前に行ってしまう感じです。しかもそれは「フワー」でも「ガキーン」でもなく、「スーッ」と行くのです。美しいシルバーのセンターがスーッと勝手に前に行ってしまいます。

それは、背骨前から離れること数センチ、長くても10センチくらい、うっかりすると体幹の中を通って胸骨や腹壁をすり抜けて出てしまうかと思われるくらいです。それに自分の体幹が連れられて歩き出すのですが、実際のセンターは胸骨や腹壁の内側にギリギリとどまるようにします。こんな感じでとにかくリラックスして気持ちよさを大事に行うのが、初心者にとっての上手なやり方です。

このようにしてセンターに連れられて歩きはじめると、背骨のピッタリ前のそもそものセンターは、最初にスーッと動き出したセンターに追いつきます。これも、自分が追いかけたというより、気がつくと追いついていた、という感じです。そのセンターに連れられて気持ちよく歩いているわけです。

重要なことなのでさらに話をつけ加えると、〝美しいシルバーのセンターに連れられて気持ちよく歩く〟の「気持ちよく」の部分は、絶対に「気持ちよく」でなければいけないわけではありません。あと二つ、皆さんには選択肢があります。

一つは「快適に（歩く）」。

もう一つは「颯爽《さっそう》と（歩く）」です。

この三つの中から選んでください。

基本形は「気持ちよく」です。私が指導しながら大勢の人と一緒にリード軸を行うときは、必ず「気持ちよく」を選びます。「気持ちよく」がいちばん普遍的、一般的な概念と言えるからです。

特に「颯爽と」は「気持ちよく」に比べると、ある運動性と質感を持った気持ちよさが加わるように思います。

■垂腕・垂脚、およびその作動軸化

リード軸で歩いていると、「放っておくと必ずこうなる」という話をします。

まず脱力が利《き》いてきます。そして脱力が利いて腕が垂れてくると、腕振りが小さくなる、あるいは腕をあまり動かさなくなります。これを「垂腕《すいわん》」と言います。

また、脚に注目すると、やはり脚も腕に似て、脱力して垂れて、脚の振りが小さくなります。これを「垂脚《すいきゃく》」と言います（図12）。

リード軸は、腕脚《わんきゃく》が脱力して垂れる感じになり、振りが小さくなりやすいのが特徴です。

第一段階では、まず腕脚が脱力して垂れる感じでリード軸に取り組んでいきます。「垂腕・垂脚」を使うことで、リード軸に取り組みやすくなり、術理が磨かれていきます。ですから毎回、必ず「垂腕・垂脚」で始め、数回往復してから第二段階に入ります。

第二段階の課題は、「垂腕・垂脚」の脱力性を残しつつ、姿勢軸【A1】【A2】の腕振り、脚振りを完全に復活させることです。これを「垂腕・垂脚作動軸化《さどうじくか》」と言います。

ここでセンターがスーッと自分を気持ちよく連れていってくれる、センターに気持ちよく連れられて歩く感覚を失ってはいけません。

ここにトレーニングの要があります。

図12　垂腕・垂脚作動軸化とは

①

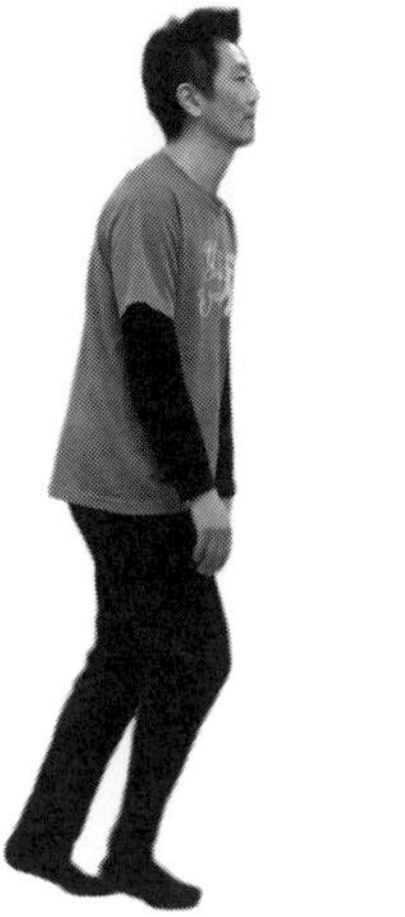

脱力が利いて腕が垂れてくると、腕振りが小さく、あるいは腕をあまり動かさなくなる。これを「垂腕」という。
脚も脱力して垂れてくると、脚の振りが小さくなる。これを「垂脚」という。
まず第一段階では、腕脚が脱力して垂れる感じで「リード軸」に取り組んでいくこと。「垂腕・垂脚」を使うことで、「リード軸」に取り組みやすくなり、術理が磨かれていく。
毎回、必ず「垂腕・垂脚」で始め、数回往復してから、第二段階に入る

②

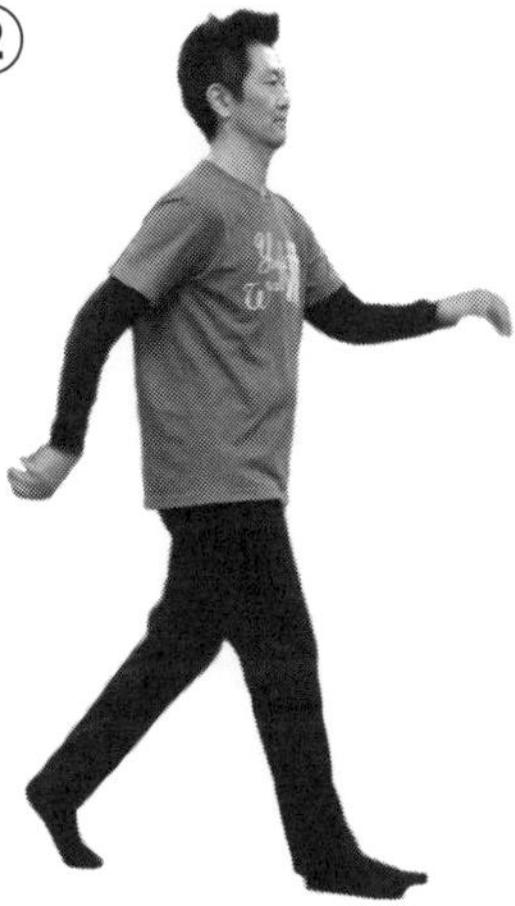

第二段階の課題は、「垂腕・垂脚」の脱力性を残しつつ、「姿勢軸Ａ１・Ａ２」の腕振り、脚振りを完全に復活させること。これを「垂腕・垂脚作動軸化」という。
センターがスーッと自分を気持ちよく連れていってくれる、センターに気持ちよく連れられて歩く感覚を失ってはいけない

リード軸のトレーニングにおいては、直立軸があるのはもちろんのこと、移動軸に取り組みながら、その第二段階では作動軸も磨いていくということです。

これをグラフで示してみましょう（図13）。

ヨコ軸はリード軸の機能で、タテ軸は腕脚の振り幅です。リード軸の機能が高まるほど、腕脚の振りが小さくなり、腕脚の振りを大きくしようとすると、リード軸の機能が発揮されにくくなるという反比例の関係です。

リード軸に取り組むと、はじめはほとんどの人がこのような状態になります。

この問題を解決するのがリード軸の第二段階、「垂腕・垂脚作動軸化」です。

トレーニングに入る前に、リード軸によって腕脚が垂腕・垂脚化する現象を、捉え直してみましょう。

はたして、姿勢軸とリード軸は相容《あいい》れないものなのでしょうか。なぜ、腕脚の振りが小さくなったとしても垂腕・垂脚でリード軸を始めるのでしょうか。

垂腕・垂脚の要素である緩重垂《かんじゅうすい》は、「歩道」のみならず、武術をはじめとするあらゆる身体運動にとって重要な本質だからです。

図13　リード軸の機能／腕脚の振り幅の関係を示す反比例のグラフ

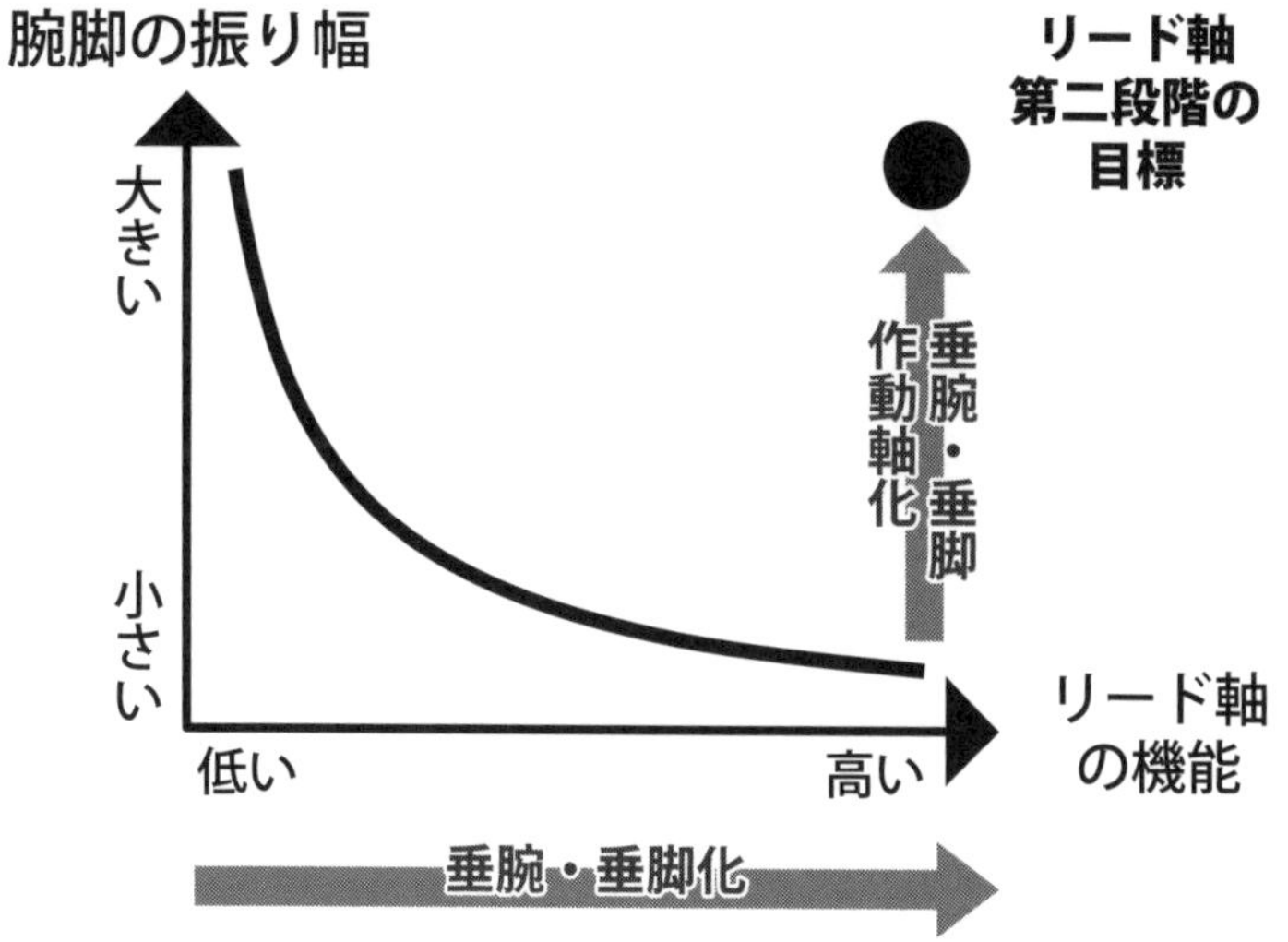

しかし「リード軸」で緩重垂が進んでいくと、現象面として腕脚の振りが小さくなってしまいます。

つまり、腕脚の振り幅が姿勢軸【A2】の基準から外れる点だけが問題となります。ここで取り組むべき課題が垂腕・垂脚の作動軸化です。

人間の本質的な軸として直立軸、移動軸、作動軸の3つがあることは、すでにお伝えしましたが、リード軸の第一段階に取り組まれながら、どうやって作動軸化するかが次の課題であろうことは、なんとなく意識されたのではないでしょうか。

その課題とは、いかに反比例のグラフから脱却し、緩重垂をさらに促しながら腕脚の振りも十分に行うか、ということです。

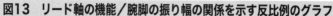

▩肩支開発に取り組む

これから具体的な方法に取り組んでいきますが、ここで登場するのが「肩支《けんし》」と「転子《てんし》」という、腕脚と体幹を取り結ぶ部分を中心化する方法です。

肩支（肩支点）についてはすでに一部説明しましたが、肩関節の中心に優れた身体意識が成立したものです。

転子は股《こ》関節《かんせつ》の中心に優れた身体意識が成立したものです。つまり肩支は肩関節中心という身体意識、転子は股関節中心という身体意識です。

ここでは肩支の開発に取り組んでいただきます。ここでは左側から行うことにしますが、左右どちらから始めても結構です（**図14**）。

両足を揃えて立つCPS（クローズド・パラレル・スタンス　44ページ参照）で、「環境センター法」を十分に行います。これも、回を重ねるごとに上達していただきたいので、上達のコツを教えしましょう。

環境センターや、それを背骨の前に写しとるときの手は、真っ平らであればあるほど効き目があります。専門的にはこの手の形を「一面手法《いちめんしゅほう》」と呼びます。

そして「環境センター法」によって開発された自分自身のセンターをよく意識しながら、美しいシルバーの地球の中心（地芯）に乗ることで、センターが背骨の前にさりげなく通ってきます。

ここで両足を足の幅一つ分開いて立つNPS（ナチュラル・パラレル・スタンス）で立ち、肩甲骨の揺動緩解《ようどうかんかい》運動を行います。

擬態語で言う「モゾモゾ」です。モゾモゾさせながら左右の肩甲骨《けんこうこつ》と肋骨《ろっこつ》の隙間を広げていきます。

肋骨にへばりついている肩甲骨を肋骨から剝《は》がして、舞い踊るように動かしてください。

ここで大事なことは、より緩重垂が進むように行うことです。ここをきちんと押さえておかないと、作動軸化に失敗するので注意が必要です。

そして、肩甲骨周りがある程度ゆるんできたら、両肩甲骨を肋骨の両サイドにずらし、前方へ運びます。この状態を「前立甲《まえりっこう》」と言います。

次に、前立甲した状態で右腕を「プラーン」と振り子のように、左のほうへ振りながら右の親指と中指で、左肩の厚みをはかるように「スポッ」と挟みます。

「プラーン」と振って「スポッ」と肩を挟めたら、肩の厚みの中点に右の人差し指を置きます。時々、美しいシルバーの地芯上空6000キロに立っていることをさりげなく思い出してください。

そして人差し指の隣に中指を持ってきます。もちろん、ここで中指を外す必要があります。またこのときに、人差し指の位置を変えないようにしてください。

図14　肩支開発のやり方

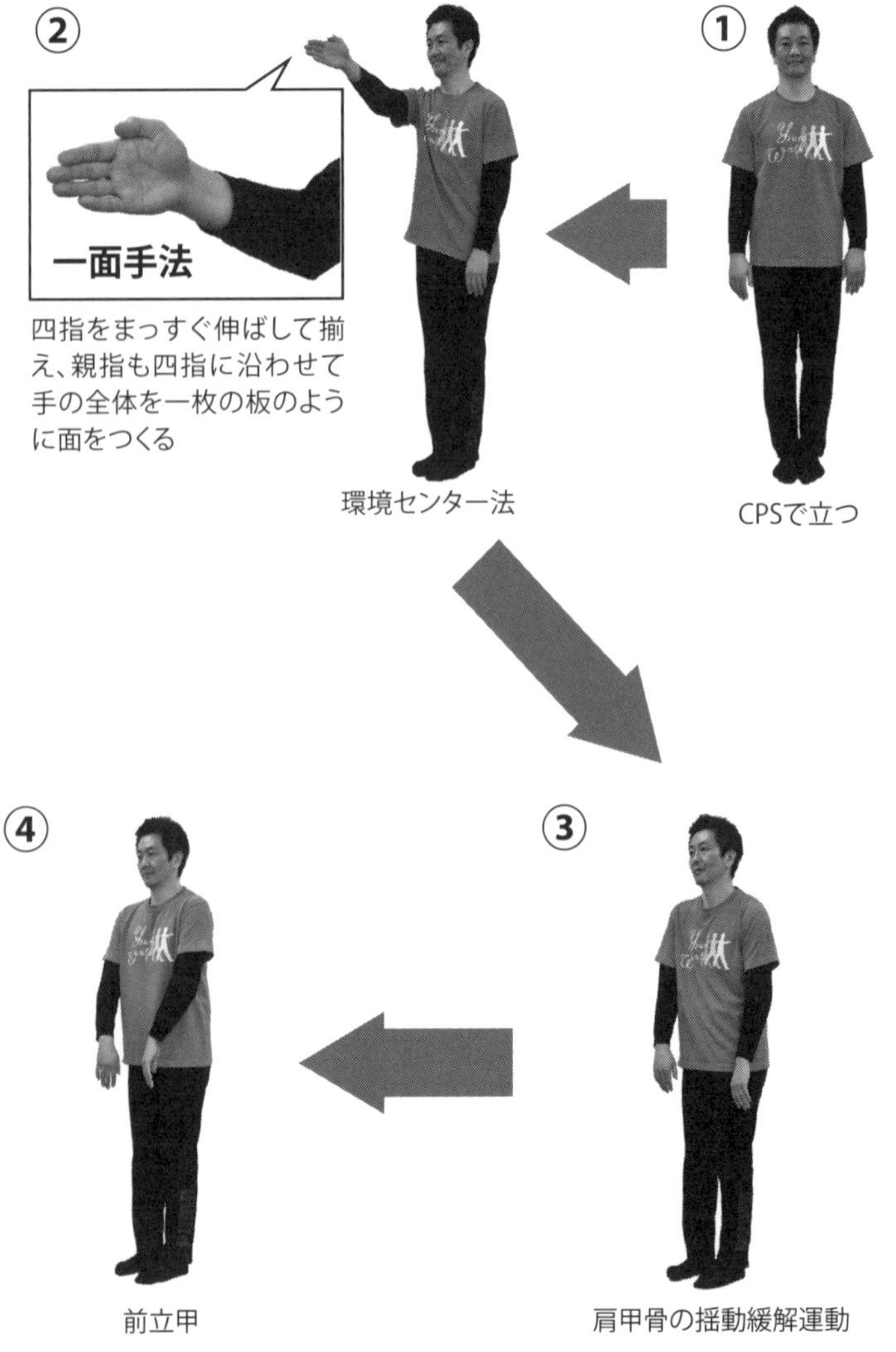

①
CPSで立つ
②
一面手法
四指をまっすぐ伸ばして揃え、親指も四指に沿わせて手の全体を一枚の板のように面をつくる
環境センター法
③
肩甲骨の揺動緩解運動
④
前立甲

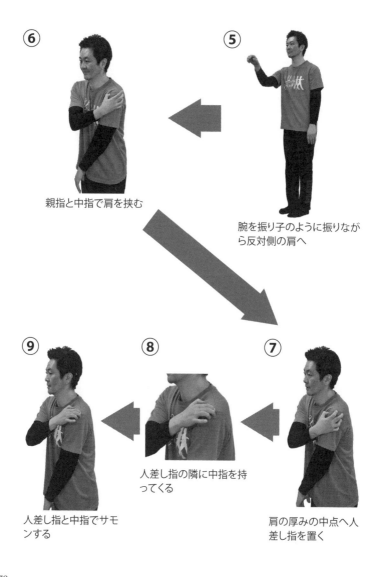

⑤

腕を振り子のように振りながら反対側の肩へ

⑥

親指と中指で肩を挟む

⑦

肩の厚みの中点へ人差し指を置く

⑧

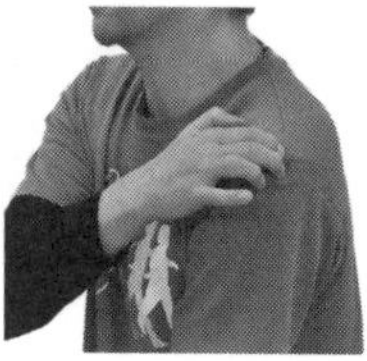

人差し指の隣に中指を持ってくる

⑨

人差し指と中指でサモンする

こうして人差し指と中指が横並びの状態となります（ここで親指も肩から離します）。正確には両方の肩甲骨が前立甲していますから、人差し指と中指の並んでいる向きは、真横ではなく、少し斜め前を向いていると思いますが、これを一応、横方向と言うことにしておきます。

では右の人差し指と中指を一緒に横方向、左右の方向に、これもまた正確に言うと前斜め方向ですが、皮と骨のあいだをずらし動かすように「ここだよ、ここだよ、頼むよ、頼むよ」とつぶやきながらよくサモン（意識を呼び覚まして強くハッキリさせる）してください。

ただし肩関節の中点に並んだ2本の指の位置を変えないように、指が肩の上で滑《すべ》らないように気をつけてください。これが肩関節の中心に身体意識をつくる極めて効率性の高い、便利な方法です。

さて15〜20回くらい往復したら、手を離して両方の肩甲骨をニュートラルな位置に戻します。つまり、それまで少し左斜め前に上体が傾いていたので、そこからニュートラルに戻すということです。

そしてニュートラルな状態で、姿勢軸をするようにその場歩きを行います。いかがでしょうか。左の肩関節の一点が腕振りの中心として機能しているのがわかると思います。クッキリとその位置が示されていて、右腕と比べると歴然たる差があります。

それでは右肩でも行いましょう。

まずCPSで立って、背骨の前のセンターを「美しいシルバーのセンター」と言いながら「一面手法」を使ってなぞります。そしてセンターが通ってきたら、美しいシルバーの地芯上空6000キロにさりげなく立って、NPSで肩甲骨の揺動緩解運動を左側のときと同じように行います。

肩甲骨が、緩重垂が進みながら十分に剝がれてきたら、両方の前立甲です。

今度は左腕を右方向に「プラーン」と振りながら、左の親指と中指で、右肩の厚みをはかるように「スポッ」と挟みます。

さらに人差し指を肩の厚みの中点に置いて、隣に中指を置きます。そこで人差し指と中指を一体にして、横方向に皮と骨がずれ動くように動かします。

声かけの重要性

ここでつぶやく「ここだよ、ここだよ、頼むよ、頼むよ」という声かけは極めて重要です。「ここ」とは指を置いている場所です。

そして「頼むよ」とは、緩重垂が失われることなく、さらに進むようにということです。また、腕から肩全体にかけての部分に運動体としての中心をつくりたいわけですから、「この場所に、この運動体の中心になってくれ」ということです。

ですから「言うのを忘れた」とか、「言えというからとりあえず言っている」という心づもりでいては、効果は激減します。こういうところを「歩道」では大事にしていますので、皆さんもぜひご理解いただき、大事に心を込めてつぶやいてください。

これを15～20往復くらいしたら、上半身をニュートラルな位置に戻します。

ふたたび美しいシルバーの地芯上空6000キロに立っていることをさりげなく意識して、姿勢軸を行うつもりでその場歩きをしてください。

腕振りの感じはどうなりましたか。左右行うと、さらにハッキリクッキリと、肩関節の一点が運動体としての中心をなしていることがよくわかります。それほど中心の機能は重要です。

このように肩関節の中心に成立した身体意識が「肩支」、または点であることを強調するなら ば「肩支点」ですが、股関節の中心である転子を「転子点」とは呼ばないので、それに合わせて「肩支」と呼ぶことが多いです。

▒作動軸化の秘密：振子体

皆さんの肩支は、いかがでしょうか。

緩重垂をさらに進めながら、腕から体幹にかけての運動体の中心が肩支として機能する運動体は、もはや単なる垂腕ではありません。これを〝振子体《ふりこたい》〟と呼びます。振り子の運動の性質を持った身体の部分という意味です。

つまり作動軸化には、腕から体幹にかけての緩重垂の性質を持つ運動体がさらに肩関節中心（肩支）を持った振子体となることが必要なのです。

姿勢軸がある程度できるようになって、リード軸に取り組んでいくと、まずリード軸のよさを実感します。

たとえば疲れているとき、歩くのもかったるいときにリード軸を使うと、疲れていることをまったく忘れてしまうほど快適に歩けてしまいます。

普通なら元気なときに20分はかかるような距離を、疲れているときに急がなくてはならないとします。そのときにリード軸を使うと、疲労感が抜けて、何か別の力で気持ちよく運ばれるようにスッス、スッスと歩いてしまい、気がついたら15分で着いてしまった、ということも起きます。しかも到着してすぐに、普段よりもいい状態で大事な仕事をこなせてしまったりもするわけです。

こういうリード軸の機能をさらに高めながら作動軸化したい、と思うのは当然でしょう。気持ちよく快適に、センターに連れていかれるように歩けるけれど腕振りが小さくなる。そこで腕を大きく振るとリード軸がだめになる。

このようなシーソー現象にならないように上達法を組み立てることが、運動科学に課せられた重要な課題なのです。

■リード軸：第二段階

肩支ができて、緩重垂の状態で腕振りも大きくなったところでもう一度、丁寧に肩支の開発を左右ともに行ってください。

さらにもう一度「環境センター法」で背骨の前の美しいシルバーのセンターをなぞってからリード軸を行います（図15）。

当然のことながら、その場歩きから始めます。

その場歩きで肩支が十分に感じられたら、センターに気持ちよく連れられて歩きましょう。

歩き出しのときだけ、自分のどちらかの手を「一面手法」で胸骨に触れるように立て、その位置から10〜15センチ程度前方に向かって離していくようなサモンをしてもよいでしょう。そうすると背骨の前のセンターに対してリード軸がちょっと離れていく感じがあるかと思いますので、そのままスーッと歩いてみてください。センターに気持ちよく連れられて歩けますね。

また、腕も緩重垂しながら大きく振られているでしょう。ちなみに腕脚は連動していますので、腕振りが大きくなると脚振りも緩重垂しながら大きく振れてきます。このように内容のある腕振り、振子体ができると、全体の運動が飛躍的にダイナミックになります。快適感もますます高まります。

図15　リード軸　第二段階

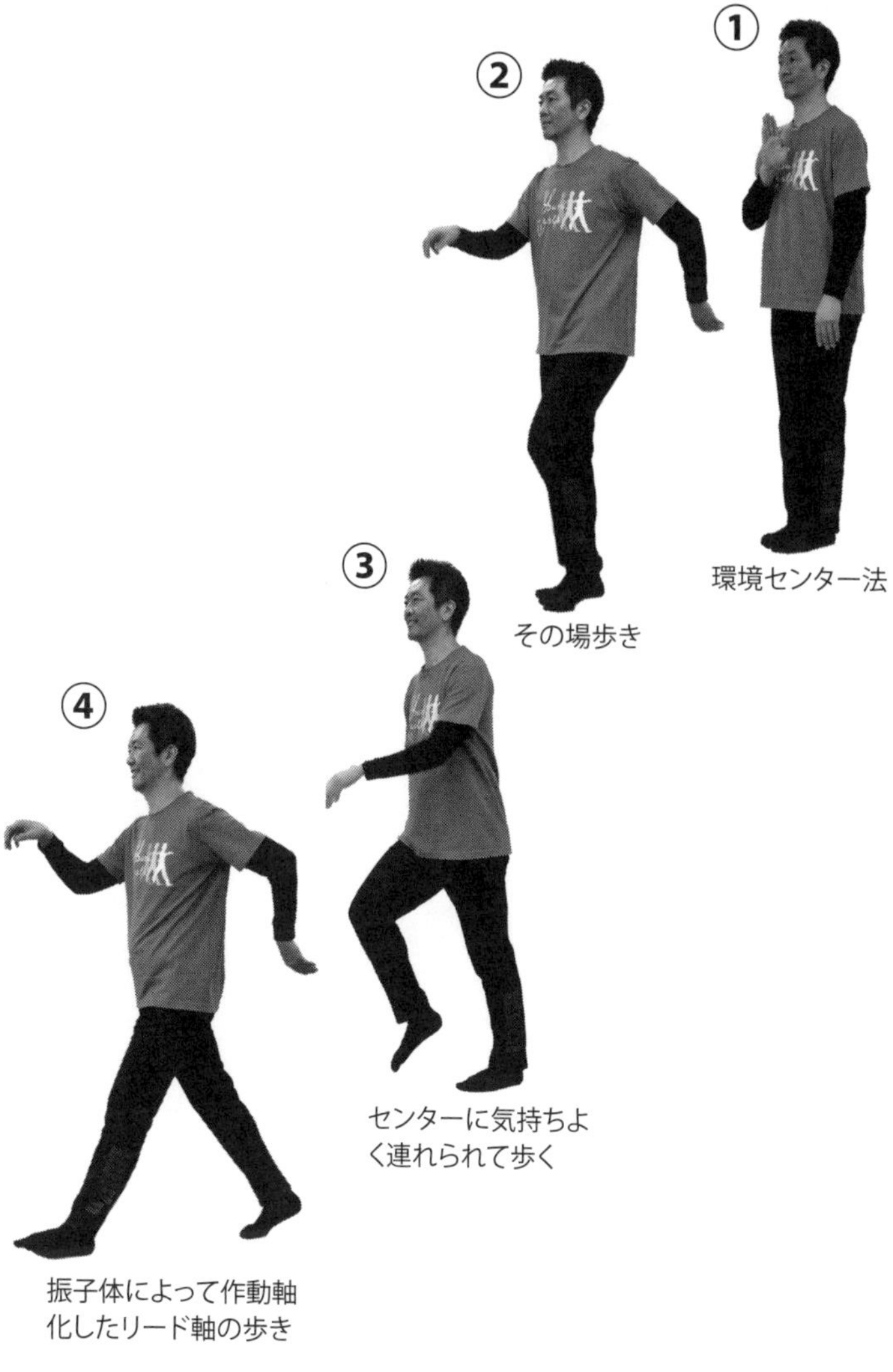
①
環境センター法
②
その場歩き
③
センターに気持ちよく連れられて歩く
④
振子体によって作動軸化したリード軸の歩き

こうしてみると、第一段階でのリード軸も、たしかに気持ちがいいものですが、作動軸化したリード軸と比べると、物足りなかったと感じられる方もいるでしょう。それは四足動物のメカニズムが発現しにくい腕振りだったからです。

つまり、運動構造を整理すると、リード軸の第一段階である垂腕・垂脚は、快適ではあるものの、運動全体が小規模でダイナミックさが足りません。

だからといってやみくもに「ワーッ」と大きく動かすと、作動軸化に失敗してリード軸のよさが失われることになります。肩支および転子開発のトレーニングは、このシーソー現象を解消する重要な鍵となるものです。

また、この肩支開発は、肋骨から肩甲骨を剝がす揺解運動が、緩重垂を高める方向で行われることが何よりも重要です。この作動軸化したリード軸による歩き方は、第一段階に比べ、何倍も優れた歩きとなることは間違いありません。

このようにしてリード軸のトレーニングを行うとともに、「環境センター法」、姿勢軸も、より一層磨きをかけて取り組んでください。

▒転子開発の格別の意味

次はリード軸を続けながら、下半身と体幹を結ぶ股関節の中心である転子の開発に取り組んでいただきます。すべての作業を「美しいシルバーの地芯上空6000キロに立つ」で行うことを忘れないでください。

転子開発には、肩支に比べて極めて難しい問題が加わります。それは、体重を支える役割を、股関節が１００％担わなければならないためです。

考えてみれば当然のことですが、人間が直立二足歩行を選んだことによって、肩関節は体重の支持から１００％開放され、その分を股関節が担うことになりました。物理的状況を考えてみると、これ以上の違いは考えられません。というのは、地球上の物体に常時働いている最も大きな力は重力だからです。

仮に、ボクサー兼空手家兼走り幅跳びの選手がいるとしましょう。すべての種目において、どれも国内でトップの実績を収めた人です。この人の最高のボクシングの突き、空手の蹴り、走り幅跳びの跳躍の中で、どれが最大のパワーを発揮し、衝撃力があったかわかりますか。

答えは走り幅跳びです。ボクシングの突きや空手の蹴りは及びません。一見、走り幅跳びは非常に軽快に見える動きですが、踏切でのジャンプには重力加速度も加わりますので、高く、遠い所へ跳ぶには、重力加速度以上の力を発揮しなくてはなりません。

走り幅跳びほどの力は加わらないにしても、歩くことも、立って体重を支え、運動することには変わりありません。

したがって、「歩道」においても体重を支持する役割を担当する転子を開発することには、格別の意味があります。

■転子開発：肘抜き

股関節中心（転子）の開発に肘抜《ひじぬ》きとはこれいかに、と思われるかもしれませんが、ぜひともおつきあいください。転子開発の方法は幾通りもありますが、ここでは二つ紹介します。決してやさしくはありませんが、他のものに比べれば容易な方法です。

一つ目は「長座腕支《ちょうざうでささ》え膝立《ひざたて》転子《てんし》回解法《かいかいほう》」で、この長座腕支えの姿勢を取るために必ず行っていただきたいのが「肘抜き擦法《さっぽう》」です。これは肘関節の拘束を取り除くためのものです（図16）。

以下、すべての方法を左側から行うことにしますが、左右どちらから始めても結構です。

立位で行います。左の肘関節を脱力して伸ばしつつ、肘関節の外側を右手で入念に「抜けるように、抜けるように」とつぶやきながらさすってください。

長座腕支えは、体幹を後ろに傾けた状態で、後方の床に両手をついて支えるものですが、どうしても肘関節の外側に力を不要に入れて体幹の重量を支えてしまいがちです。このことが非常に強い硬縮（身体が硬く縮むこと）、拘束を生み出します。

硬縮とは筋肉生理学的な意味で、拘束とは身体意識を含む概念です。必要以上に力を入れることが常態化すると、その部分に限らず、あらゆる身体意識にも影響が及びます。

肩関節周りや背中から腰、さらには股関節周り、股関節そのものにも余計な力みを生み、筋肉の硬縮を引き起こします。

図16　肘抜き擦法

①

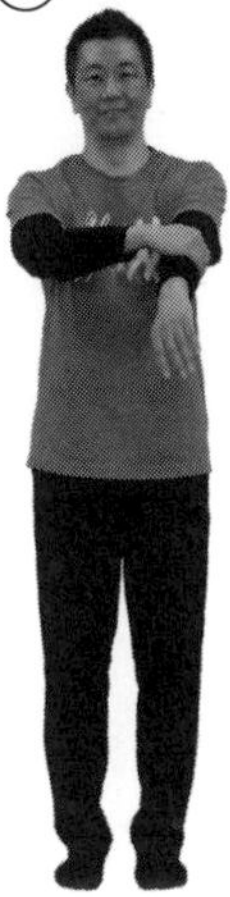

左肘関節の外側を右手で入念に「抜けるように、抜けるように」とつぶやきながらさする。次に「ここじゃないよ、ここじゃないよ」と声をかけながらさする

②

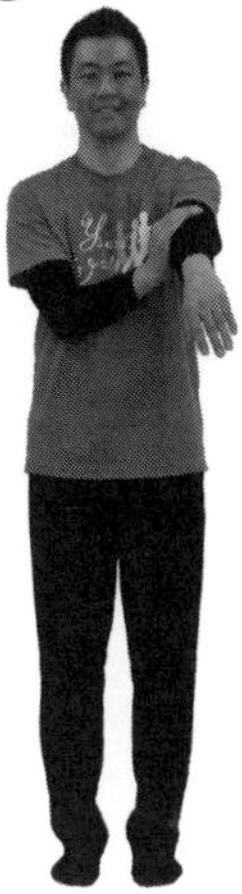

左肘の内側を右手で丁寧に「通るように、通るように」と声をかけながらさする。さらに「ここだよ、ここだよ、頼むよ、頼むよ」と声をかけながらさする。右肘関節も左手で同じようにさする

それらすべてを合わせ取り除くための「抜けるように」です。

　そして次に「ここじゃないよ、ここじゃないよ」と声をかけながらさすります。「ここじゃないよ」とは、明確に「支えるのはこのライン（肘の外側）では決してないよ」という意味です。

　十分に20回前後さすったら、同じように肘関節を脱力して伸ばしたまま、肘の内側を丁寧に「通るように、通るように」と声をかけながらさすります。これは明確に「支えのラインが通るように」という意味です。

　さらに「ここだよ、ここだよ、頼むよ、頼むよ」と声をかけながらさすります。つまり、支えに使うのは肘の内側（内肘）です。

声かけの重要性についてはすでにお話ししましたので、それと同じ観点に立って、心を込めてさすってください。そうでないと効果が何分の一にも下がりますので、取り組む以上は十分に気持ちを込めることが必要です。

右の肘関節も左手で同じように行います。肩関節周りや、背中から腰にかけての硬縮や拘束を取る作業も必須です。

簡単にではありますが、そのための方法を紹介しますので、ぜひトレーニングに取り入れてください。

転子開発：長座腕支え膝立転子回解法

「肘抜き擦法」が終わったらいよいよ「長座腕支え膝立転子回解法」です（図17）。

床に脚を伸ばして座り、体幹を後ろに傾けつつ、肘が脱力して伸びた状態で腕支えを行います。次に膝関節を90度に曲げて、足幅を肩幅と同じくらいに取り、股関節を意識しながらゆっくりと脚の開閉をくり返します。股関節周りが脱力し、硬縮が取れ、股関節の中心がよりハッキリクッキリしてくるように「気持ちよく、気持ちよく」と声をかけながら行います。

股関節周りがゆるんできたと思ったら「ゆるむように、ゆるむように」と言いながら開閉します。

そしてさらにゆるんできたと思ったら「解きほぐれるように、解きほぐれるように」と言い

図17　長座腕支え膝立転子回解法

① 床に脚を伸ばして座り、体幹を後ろに傾けつつ、肘が脱力して伸びた状態で腕支えを行う

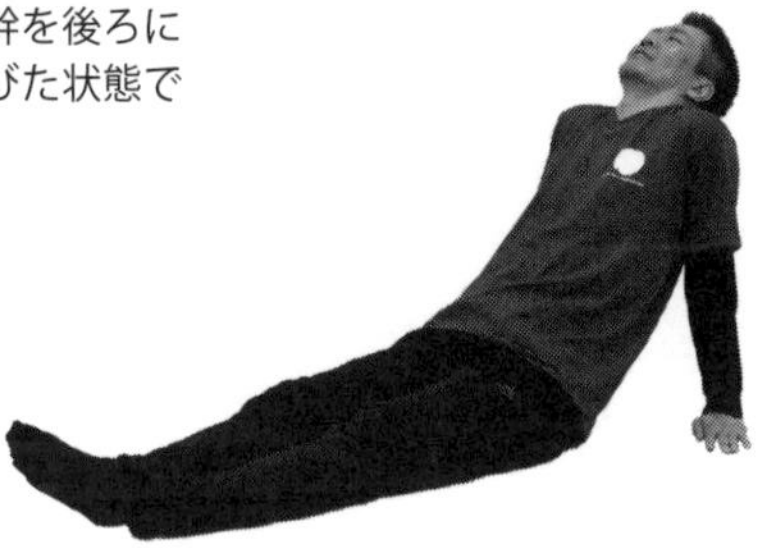

② 次に膝関節を90度に曲げて、足幅を肩幅と同じくらいに取る

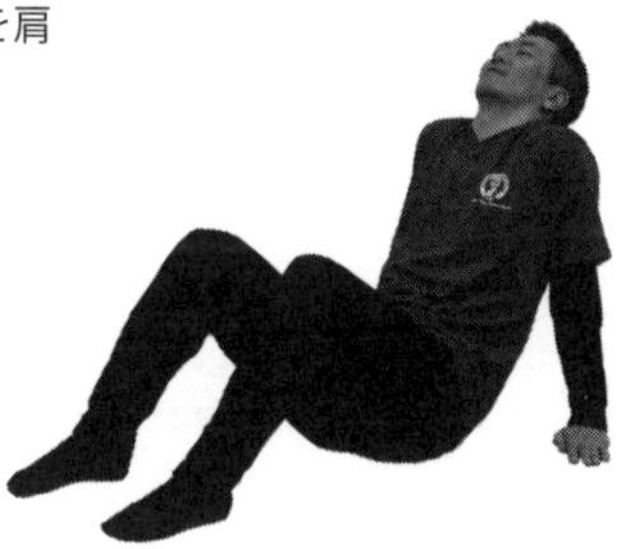

③ 股関節周りが脱力し、股関節の中心がよりハッキリクッキリしてくるように「気持ちよく、気持ちよく」と声をかけながら脚の開閉をくり返す。股関節周りがゆるんできたら「ゆるむように、ゆるむように」と言いながら、そしてさらにゆるんできたと思ったら「解きほぐれるように、解きほぐれるように」と言いながら続ける。脚を開く角度は限界の7割くらいまでとする

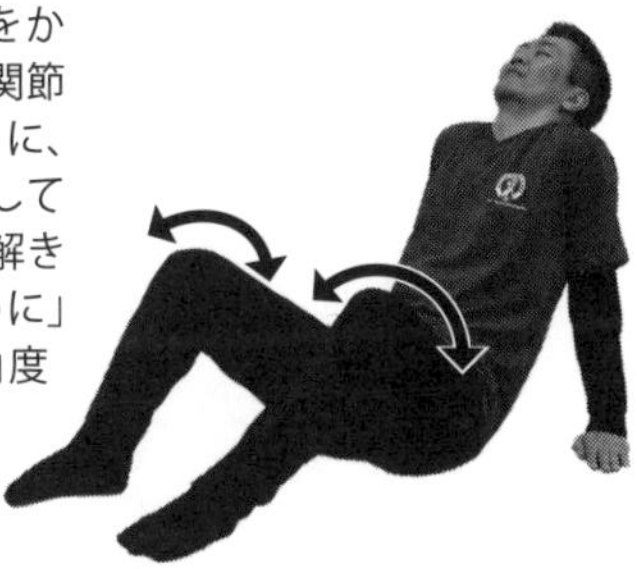

ながら続けてください。「解きほぐれるように」は、いよいよ硬縮、拘束が取り除かれ、転子がハッキリクッキリしはじめる段階です。

そこでさらに「転子がハッキリクッキリするように」と声をかけながら開閉をくり返してください。

開く角度については、ストレッチではないので限界まで開く必要はありません。限界を10として、7くらいまでとします。脚の開閉を10～20回くらい行ったら立ちます。

■転子開発：把由足転子回解法

二つ目は「把由足転子回解法《はゆうそくてんしかいかいほう》」です（図18）。

美しいシルバーの地芯上空6000キロに立ち、NPSを取ります。

脛骨直下点《けいこつちょっかてん》が地面と接する足裏にできる身体意識を「ウナ」と呼びますが、そのウナに体重が乗るようにしてください。重心落下点がウナをはずれると、脛骨、大腿骨《だいたいこつ》、股関節周りの筋肉に無駄な力が入ります。ここで左右2つのウナの真上にそれぞれ2つの転子が乗っていると意識してください。

そして「モゾモゾ」と言いながら、転子にわずかに揺動緩解運動をさせます。そうすると2つのウナの上で、2つ転子が舞い踊る状態になります。

これを「二《に》ウナ二《に》転子《てんし》」と呼びます。非常に重要で基本的なポジションであり、鍛錬法です。

これを1分程度行ってください。

次に、左足を正面に対して50度前後開いたところに半足長ほど移動させます。それに対応して右のつま先を正面に対して20度前後開きます。

ふたたび美しいシルバーの地芯上空６０００キロに立っていることを意識し直して、床に毛足の短いパイルカーペットが敷いてあると想像して、そのパイルカーペットの短い毛足を左足の5本の指でしっかり摑むつもりになってください。

しっかり摑んだら一度指を開放して、次はやさしくしっかり摑みます。また指を開放して、今度はしっかりやさしく摑みます。そしてまた指を開放してやさしくしっかり、もしくはしっかりやさしく摑みます。

この微妙なニュアンスは難しいところですが、何のためかというと、このようにくり返しながら、股関節の中心がよりハッキリクッキリする感じを持ち、転子の形成を促すためです。

武術で言う床を摑むに似た操作ですが、あくまで精妙至妙にしっかりと摑むことが肝要で、これによって指先と股関節、立ち方、全身のあり方にまで深い連動が引き出されます。

次に「やさしくしっかり、しっかりやさしく」とつぶやきながら5、6回程度でなんとか少しでも股関節の中心にハッキリクッキリした感じが生まれるように努力してください。あまり長く続けると、かえって股関節周りが拘束してうまくいかなくなります。

図18　把由足転子回解法

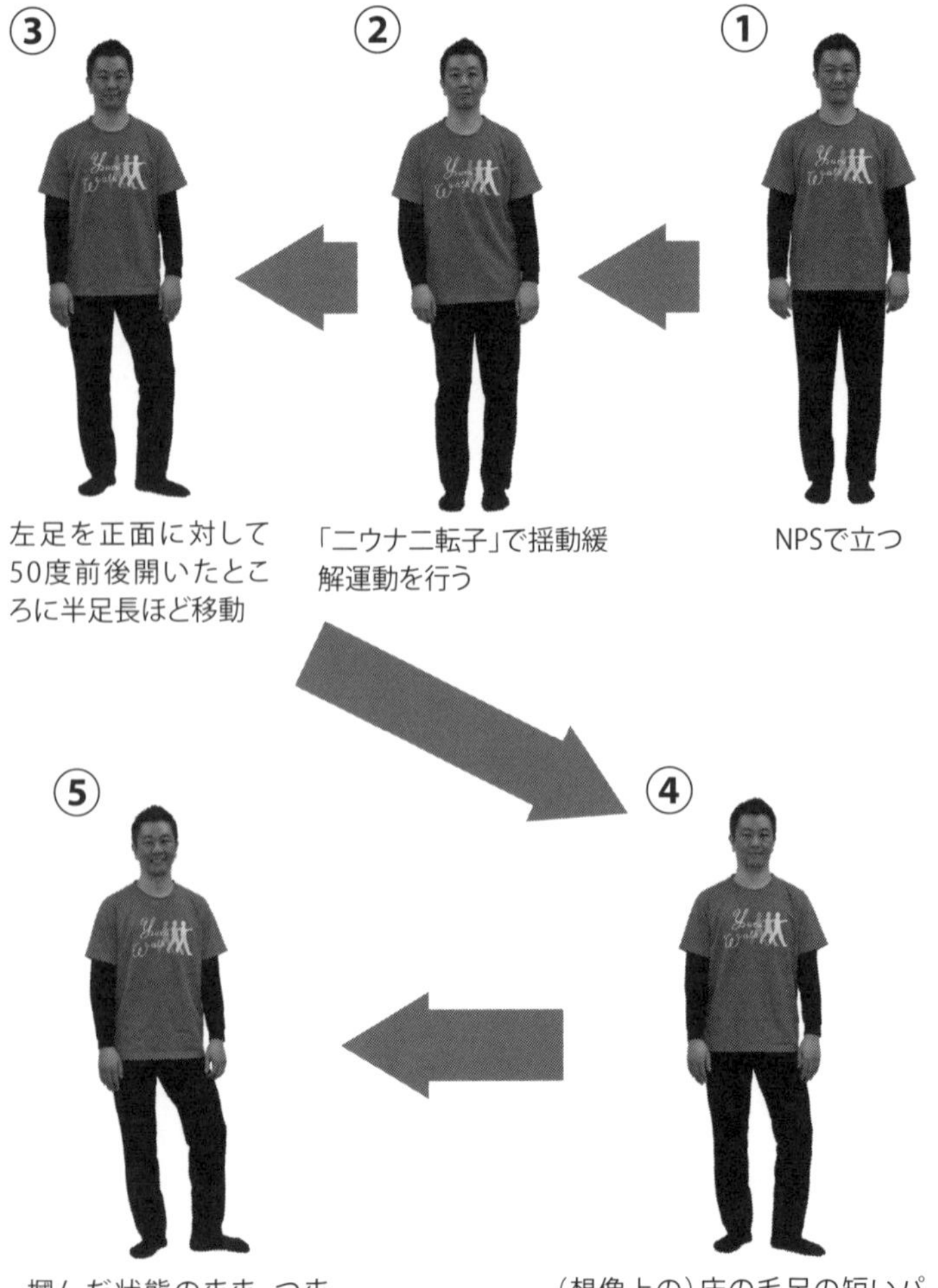

① NPSで立つ

② 「ニウナ二転子」で揺動緩解運動を行う

③ 左足を正面に対して50度前後開いたところに半足長ほど移動

④ （想像上の）床の毛足の短いパイルカーペットを5本指で摑んだり開放したりをくり返す

⑤ 摑んだ状態のまま、つま先を1、2ミリ持ちあげる

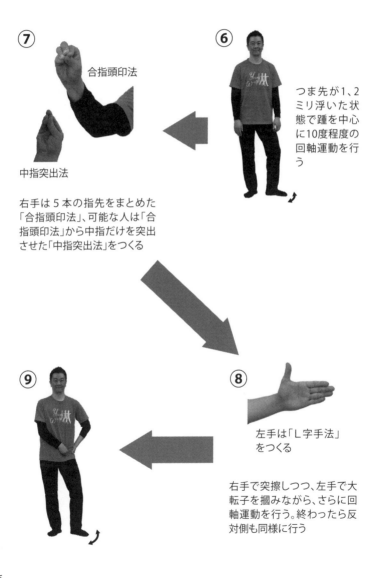

⑥

つま先が1、2ミリ浮いた状態で踵を中心に10度程度の回軸運動を行う

⑦

合指頭印法

中指突出法

右手は 5 本の指先をまとめた「合指頭印法」、可能な人は「合指頭印法」から中指だけを突出させた「中指突出法」をつくる

⑧

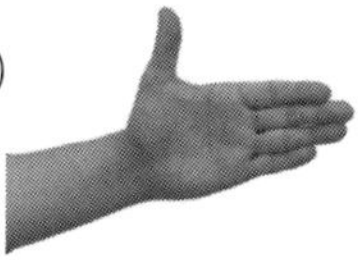

左手は「L 字手法」をつくる

右手で突擦しつつ、左手で大転子を掴みながら、さらに回軸運動を行う。終わったら反対側も同様に行う

⑨

取り組んでわからなかったら、一度やめてみるか、場合によっては右足で取り組んでもよいでしょう。

右も同じように行って、うまくいってもいかなくても、また左足に戻って挑戦してください。その結果がどうであっても挑戦はこの2回目までとして次に進みます。

第二段階は、パイルカーペットの短い毛足をやさしくしっかり、しっかりやさしく摑んだ状態のまま、つま先を紙一重、1、2ミリ持ちあげます。

ここで力んで摑んではいけません。あくまでも股関節の中心感が増すことを目的に、やさしくしっかり摑む感覚のまま、さらに股関節の中心がハッキリクッキリするように持ちあげます。

非常に繊細な作業になりますが、よりハッキリクッキリするように、何度か挑戦してください。これも5、6回までとします。

さらにさらに

第三段階は、第二段階まで少しずつ転子化が進んでいることが前提です。

足がわずか1、2ミリ浮いた状態で、第一、第二段階よりさらにさらにハッキリクッキリさせるように、股関節の中心と踵《かかと》を結んだラインをシャフト（回転軸）として、踵を中心に足を10度程度、回軸運動を行います。

最初は5度くらいから始めて、最大で15度まで開いても構いません。回軸運動が入ると、つま先をグッと5ミリ、1センチも持ちあげやすいので、気をつけてください。

目的はあくまでも、転子化をさらにさらに進めるためです。股関節の中心がよりハッキリクッキリするように、つま先から脚全体、股関節へ上手に意識を集中してこの作業を進めてください。

そのためには股関節周りの筋肉の、より優れた脱力が必要です（図19）。より優れた脱力とは、股関節を中心にして脚をわずかに持ちあげるための筋肉を、腸腰筋《ちょうようきん》、より正確には大腰筋《だいようきん》へとシフトさせていくことです。

普通はどうしても大腿直筋《だいたいちょっきん》や、大腿筋膜張筋《だいたいきんまくちょうきん》、膝から下の前脛骨筋《ぜんけいこつきん》といった筋肉に過剰に頼って硬縮が生まれます。

これでは転子化は不可能です。

上手に脱力を深く、広く進めながら、わずかな筋力を、より体幹の中心である大腰筋主導に切り替えていけるかどうかが山場です。これが、さらにさらにと、さらにが2回重なる第三段階です。

図19　股関節周りや背中から腰にかけての硬縮・拘束を取るための体操

①肩肋後回法

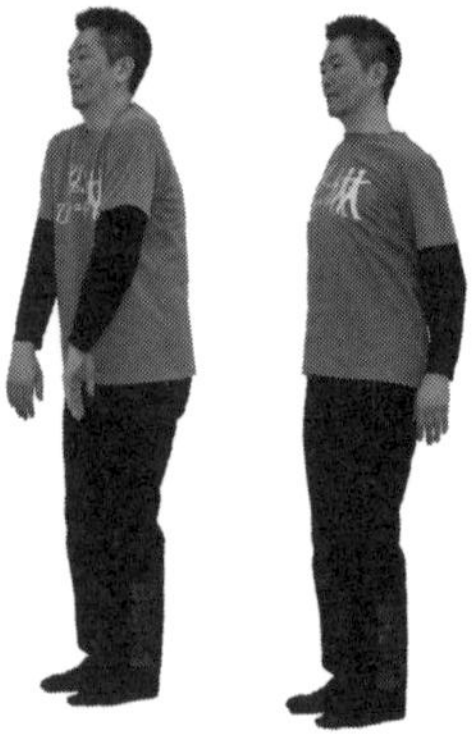

両足を軽く開いて立ち、右肩を下げて左手で肩周りを「気持ちよく」と言いながらさする（左肩も右手で同様にさする）。「ユッタリ」と言いながら肩を前から後ろに回す。前、上、後、下、の四隅に肩を回し動かすときに正反対の位置に肋骨（上部）を持っていくように回し動かす。このときに身体を貫く軸を保持すること、回し動かすほどに肩と肋骨を深くゆるみほぐすことが大切

②背腰モゾ

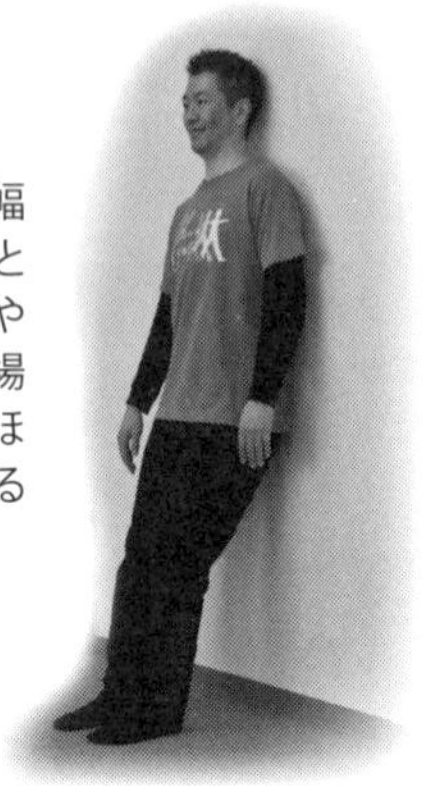

（壁もたれバージョン）
背中から腰までが壁に寄りかかるように立つ。足は腰幅くらいに開き、踵を壁から少し離して立つ。「モゾモゾ」と言いながら左右の膝を交互に軽く曲げ伸ばし、背中や腰を壁に軽くこすりつけるようにしてほぐす。ほぐす場所（背中、腰）に応じて壁と踵の距離を調整する。腰をほぐす場合は背中を壁から離してわずかにお辞儀をするように行うとよい

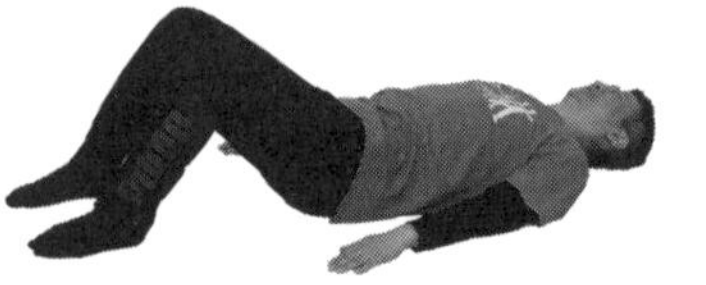

（寝ゆるバージョン）
仰向けになり、脚は腰幅程度に軽く開いて膝を立て、両手を脇に置く。「モゾモゾ」と言いながら腰、背中を軽く床にこすりつけるように左右に動かし、腰や背中を解きほぐす

③背腰ダラー

足を腰幅くらいに開いて立ち、両手を頭の後ろで組む。ゆっくりと膝を曲げながらかがんでいきながら、頭を垂らしてしゃがむ姿勢を取る。脱力した両腕の重みが首、背中を通して腰に伝わるように、呼息に合わせ背中と腰を気持ちよく伸ばす

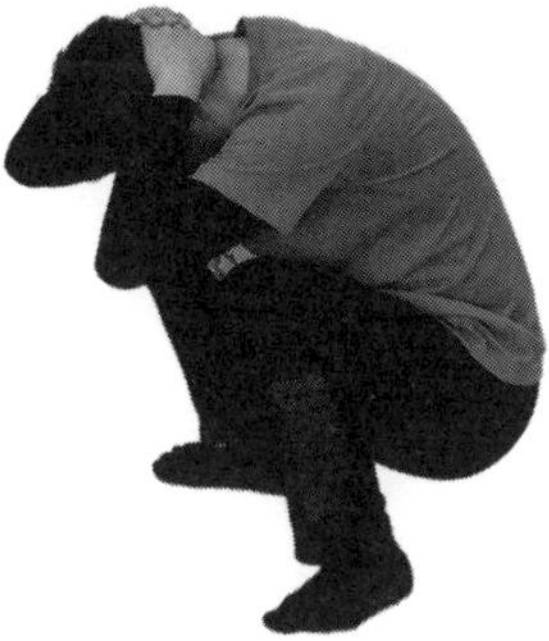

④腕腰モゾ

肘周りをよくさすり肘の硬縮・拘束を抜いて（本文「肘抜き擦法」参照）から両手を椅子の背もたれやテーブルにつき、上半身の体重を半分あずける。足を椅子やテーブルから少し引いて、腰幅程度に開いて立つ。「モゾモゾ」と言いながら、腰を左右に動かして腰をゆるめる。肘が曲がらないように注意すること

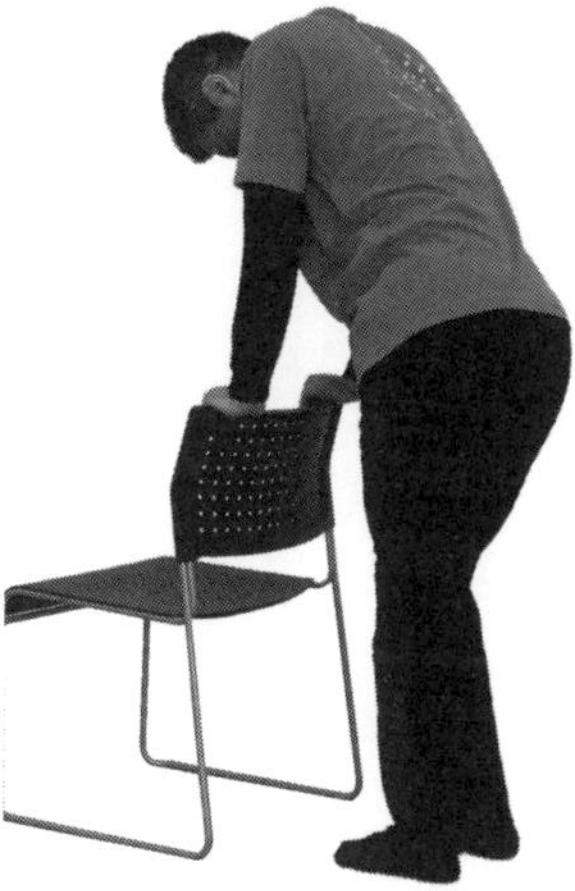

■全身運動への移行

実はこれだけではまだ足りません。第四段階ではさらに手を動員します。右手は5本の指先をまとめた「合指《ごうし》頭印法《とういんほう》」（図18－⑦）、可能な方は「合指頭印法」から中指だけを突出させた「中《ちゅ》指《うし》突《とつ》出《しゅつ》法《ほう》」（図18－⑦）をつくります。

左手は「L字《えるじ》手法《しゅほう》」（図18－⑧）です。「一面手法」から、親指と人差し指の間をほぼ直角に開いたものです。

そして右の「合指頭印法」または「中指突出法」を左の鼠《そ》径部《けいぶ》、Vゾーンの中点に置きます。転子は鼠径部の中点の奥の股関節の中心にできるので、ここを右手で少し突きほぐすように突《とっ》擦《さつ》しながら股関節の奥を感じ取りつつ、左の「L字手法」で股関節の中が感じられるように大転子を摑みます。

そこでさらに第三段階の脚の回軸運動を行います。

第四段階では回軸度を20度から30度くらいに増やしていきますが、最初は第三段階と同じく5～10度くらいで始めてください。そして股関節周りの多くの組織を巻きこみながら、今度は「さらに、さらに、さらに」と3回重ねてから「転子がハッキリクッキリするように」と言いながら、3回から5回くらい回軸運動を行います。

これは「骨格脳」という運動科学の考え方に基づいた「股関節脳」の開発ですので、より広範囲の骨格から筋肉を巻きこんだ股関節の中心化が行われることが大事です。

また歩行運動という全身的運動への移行段階として、「L字手法」と「合指頭印法」または「中指突出法」を動員して股関節周りの多様な組織を巻きこむ必要があるわけです。


左側が終わったところでＣＰＳを取ります。

美しいシルバーの地芯上空６０００キロに立っていることを意識しながら正確に「環境センター法」を行い、その場歩きで左の転子を味わってみてください。右に比べて転子がよりハッキリとして、周りの組織の活動性も、より高まっていると思います。

また左脚のほうが、接地や体重の支持、離地や空中期の運動も鮮やかです。タラーンとした重みをしっかりと感じながら軽やかに脚が上がるようでしたら制御性の高い状態での緩重垂が生まれています。これを確認したら、右側も同じように丁寧に行ってください。

その場歩きで右脚の効果を確認したら、いよいよリード軸を行います。

ここではすでに取り組んだ、肩支開発を行ったあとの「リード軸：第二段階」を参考にして行ってください。

第3章

スポーツに日常動作に高品質な動きとパワーをもたらす「モーター軸」

■「モーター軸」とは

第3章で取りあげるのは「モーター軸」です。

この軸を中心装置とする「モーター軸ウォーク」は、スポーツや武術、ダンス、演劇はもちろんのこと、あらゆる身体運動、すなわち日常生活のあらゆる運動・動作や農工業・土木建築から医療・芸術などにおけるあらゆる運動・動作に高品質の動きとパワーをもたらす軸ウォークです。端的に言えば、モーター軸は腕や脚を動かす軸のことで、最大の働きは全身の駆動力の源を担うことですが、それと同時にバランスや正確さ・巧《たく》みさの中心ともなる軸です。

モーター軸が使えるようになると、軸が各腕脚《わんきゃく》と連動するようになり、軸があたかも高出力の棒状モーターのように働き、軸で腕や脚をしなやかでパワフルに動かせるようになります。

これがモーター軸による全身の高度な身体運動を生み出すパワーダイナミズムです。

サッカーでとてつもなく強烈で精度の高いシュートを放ったり、野球でストライクゾーンギリギリに超速球を投げたり、格闘技で正確で威力のある突きや蹴りをくり出したりするのにこの上なく役立つのも、このモーター軸です。

スピードや威力などのパワーと精度やバランスは通常は反比例するのですが、モーター軸はそもそも精度やバランスを担う〝軸〟が同時に出力装置を担うという、一人二役のとんでもなく都合のよい軸なのです。

「モーター」には、ハイブリッドカーや電気自動車、電車の出力装置となるものや、工場などで機械を動かすものなど、さまざまな種類のモーターがあります。

モーター軸は、これらのモーターと同じように出力装置として機能するセンター、軸です。

皆さんは「〝軸〟が筋肉のような出力装置になるの？」と意外に思われるでしょう。

一般的に軸と言うと、回転運動の中心になるような細いものだと思われています。実際のところ、回転運動の中心となって動的なバランスを取るような軸は、まさに中心軸となってシャフトの働きをする細い軸です。

モーターの場合も同様です。中心の細い軸が回転軸となって電気コイルから生み出される電磁的なエネルギーを伝達しているわけですが、この回転軸が直接力を生み出しているわけではありません。つまり、軸自体は出力装置にはなっていないのです。

ところが、身体意識としての軸には、動的なバランスを取る機能を果たすだけでなく、脊椎《せきつい》の最深層筋群である短回旋筋《たんかいせんきん》・長回旋筋・多裂筋《たれつきん》などが連動して収縮することで、まるでクルマや電車、機械のモーターと同じようにエネルギーを生み出す機能を持っていることがわかってきたのです。

このような出力装置として働く軸のことをモーター軸と言います。

図20　細径軸と中径軸の太さ

細径軸
小指くらいの太さ

中径軸
親指と中指の先端をくっつけて
できた輪の内側の太さ

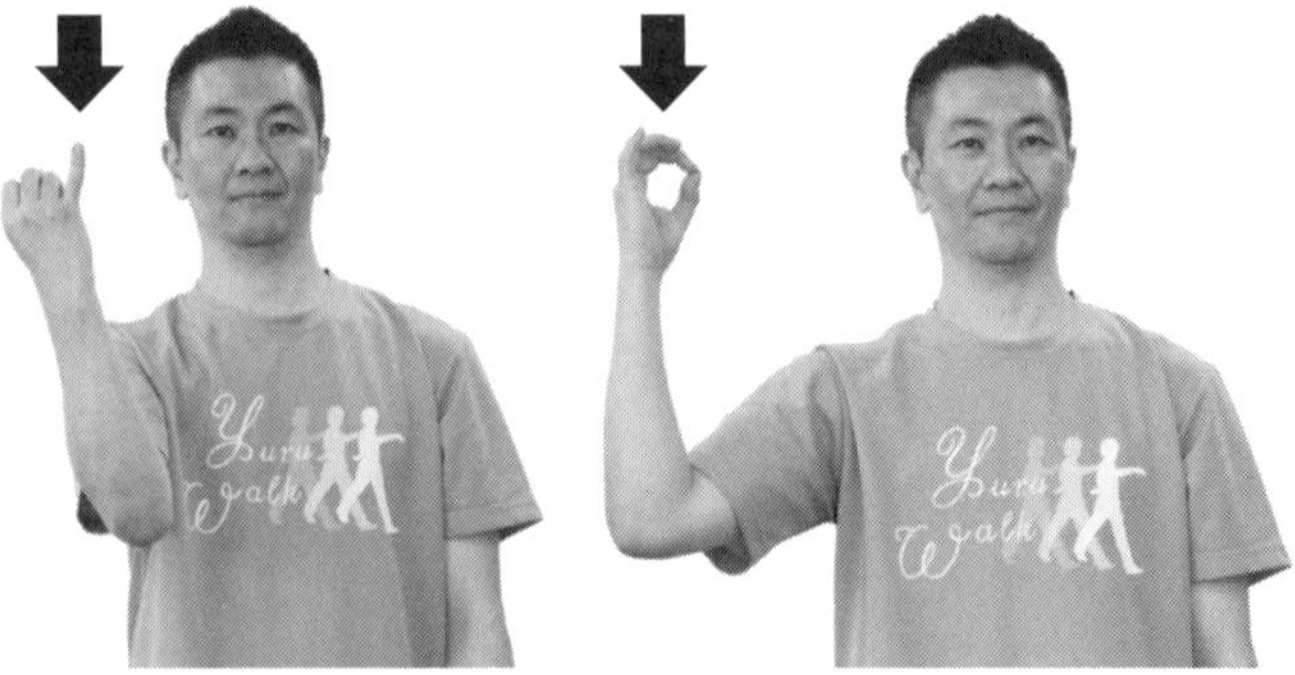

■姿勢軸とモーター軸の太さの違い

第1章で紹介した姿勢軸では、美しいシルバーのセンターをガイドラインにして、各パーツをゆるめてニュートラルな位置に整えていくというトレーニングを行いました。

まさに姿勢軸は動きのガイドラインとなるものです。全体のバランスを取る中心としてのセンター、軸です。モーターで言えば、中心のシャフトと同じ働きをします。だから細いのです。

軸の理論で言うと、姿勢軸は「細径軸」の一種で、小指の太さくらいです。

それに対して、モーター軸というのはもっと太いセンターで、太さは「中径軸」とほぼ一緒です。この太さを選ぶことで脊椎の最深層筋群を出力装置として、バランス制御装置としての細径軸を巻く形で矛盾《むじゅん》なく重ね合わせることが可能となるのです（図20）。

親指と中指を出して、それぞれの先端をくっつけて輪っかをつくってください。これを「親《しん》中輪《ちゅうりん》」と言います。

この親中輪の内法《うちのり》、つまり指の内側にできる大きさが中径軸の太さです。人差し指と親指でつくった輪っかの内法では少し細く、一方、人差し指と親指の外側の輪郭でつくった輪では少し太くなってしまいます。

▒「環境センター法」で細径軸を通す

それでは、実際にモーター軸をやっていきましょう。

まず、「環境センター法」を行います。

真っ平らの手で「一面手法」をつくり、環境センターをなぞりながら「なんてまっすぐなんだろう、素晴らしいな」とくり返しつぶやいてから、「私も欲しいな」と言いながら背骨の前に環境センターを写しとります。

センターが通る位置は、自分の背骨の前端、身体の厚みでいうと前から5対3、体幹の厚みの真ん中より少し後ろのところです。

図21　微細動移動とは

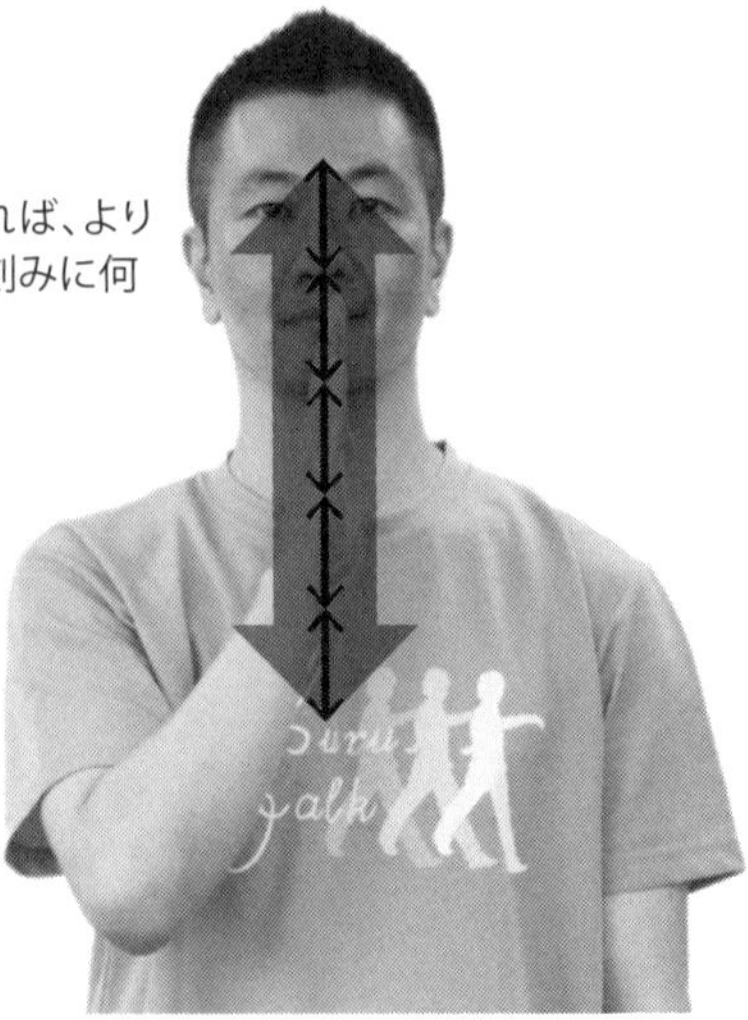

軸にハッキリしないところがあれば、より短く数センチのストロークで小刻みに何度もくり返す微細動移動を行う

　このときの軸は小指の太さ、つまり細径軸です。

　そして「美しいシルバー」「スパーッ」「なぞってなぞってコースコス」と言いながら続けてください。

「スパーッ」と言い続けていると、形状はハッキリクッキリしてくるのですが、硬くなってきてしまうので、「コースコス」と言って、少し笑う感じで行うような工夫も必要です。

　このときの手の動かし方ですが、十数センチのストロークでずらしながら動かしていき、下までいったら返ってきます。少しでも軸がハッキリしないところがあれば、より短く数センチのストロークで小刻みに何度もくり返してください（図21）。

これは「微細動移動《びさいどういどう》」というやり方で、センターを通すのにたいへん効き目があります。

■「うーごかす」から「モーター」へ

次に親指と中指で親中輪をつくってください。右手でも、左手でもかまいません。親中輪の太さが、平均的な中径軸の大きさです。

「環境センター法」で通した細径軸を中径軸の太さになるようにイメージします。最初はざっくりとしたイメージでかまいません。

そして、頭の上から顔、胸を通って、胴体、下腹部、股、太腿《ふともも》のあいだを通って足首、さらに床面のところまで中径軸を伸ばしていきます。

静止直立位で美しいシルバーの地芯上空6000キロに立っているとイメージしてください。美しいシルバーの地芯から、美しいシルバーのセンターが立ちあがって、指で輪っかをつくってイメージした中径軸のど真ん中を通って天へ抜けていくイメージです。

地球の重力は、地球の中心＝地芯に向かって働いています。それが自分の身体の中心線と一致しているものがセンターです。

その場歩きをやります。

腕振り、脚振りの角度は、姿勢軸【A1】【A2】でやったことを時々思い出して、その角度を守りながら行ってください。腕や脚をチラチラと見ながら修正してもかまいません。

この美しいシルバーの中径軸がモーター軸です。そのモーター軸から4本の腕脚を動かしていきます。ゆっくり行います。

「動かす……、動かす……、動かす……、動かす……」と言いながら、モーター軸が4本の腕脚をゆっくり動かしていきます。

より正しく言うと、「うーごかす……、うーごかす……、うーごかす……、うーごかす……」というように、「うー」のところが少し長くなります。

モーターが動くときには「ウーーー」と音がしますし、人間が重い荷物を載せた台車を動かすときにも「うーーー」と声を出しながら押すはずです。その「うーーー」という音がシルバーの中径軸から出ている感じを大事にしながら続けていきます。

実際のモーターの動き出しの音のイメージで、4本の腕脚を中径軸で「うーごかす……、うーごかす……、うーごかす……」です。

このときに、4本の腕脚を動かす働きをしているのが、まさにモーター軸です。「うーごかす……」という言葉に慣れてきたら、次に「モーター、モーター、モーター、モーター」と言いながら続けます。

さらに調子が出てきたら、「うーごかす……、うーごかす……、うーごかす……、うーごかす……」「モーター、モーター、モーター、モーター」と続けて言ってみてください。

なぜ、「うーごかす」で調子が出てきてから「モーター」に移行するのかといえば、はじめは「うーごかす」のほうがモーターを動かす感じが掴みやすいからです。「うーーー」となるような音で「うーごかす」と言うと、モーター軸から4本の腕脚を動かすイメージを掴みやすいのです。

一方、調子が出てきた段階で「モーター」と言い換えるのは、中径軸そのものを意識化させてセンターの形成力をアップさせる力があるからです。つまり、「モーター」という言葉には、モーター軸を身体意識としてアップさせる形成強化の働きがあるわけです。

わかりやすく言うと、運動力そのものは「うーごかす」のほうが強く、運動力を生み出す軸の形成強化力は「モーター」のほうが強いという関係が見られるのです。

ですから、駆動力が減ってきたら「うーごかす……、うーごかす……」、駆動力が十分にわいてきたら「モーター、モーター、……」と言いながら続けます。

そして、駆動力を減らさずに「モーター」と言いながらやり続けることができたら、今度は「シルバー、シルバー、シルバー」と言いながら行っていきます。

すると正確でシャープな切れ味のある駆動力が生み出されます。コントロールとバランスの効いたクリアで強い運動パワーが生み出されてくるのです。

■正確さと洗練さを生み出す「シルバー」という言葉

スポーツの動きには、凄《すさ》まじい正確さ、洗練度が要求されます。それは非常にダイナミックかつパワフルなもので、動き回る中で要求される正確さ、洗練さです。

それをつくり出す言葉が「シルバー」なのです。

「シルバー」と言うことによって、動きのパワーを正確に使いこなし、針の穴を通すほどの洗練さを可能にするのです。

「シルバー」と言うことで、次の2つのことが感じられていれば成功です。

一つは、モーター軸の中により細い細径軸が通っているような感じがしてくることです。美しいシルバーの地芯とつながったような感じがしてきます。

もう一つは、心が穏やかに澄んで、周りの景色がより広く深く、しかも同時にたくさんのものがハッキリクッキリと見える感じがしてくることです。

この「シルバー」という音は、このように多様な力を持っているのです。

20〜30回程度、その場歩きをします。目の前に壁やタンスがあるならそれらに焦点を当てて、その場歩きを続けてみてください。周りの景色が広く深く、ハッキリクッキリ見えてくる感じがすれば成功です。

それを味わったら、ふたたび「環境センター法」をやってください。

そして、親指と中指で親中輪をつくって、それを上下に動かしながら中径軸をつくります。また、その場歩きを行ってください。腕や脚をチラッと見ながら、腕振り、脚振りの角度を修正します。

さりげなく、ざっくりと美しいシルバーを描きます。

その場歩きをしながら、「うーごかす……、うーごかす……」「モーター、モーター、モーター」「シルバー、シルバー、美しいシルバー、シルバー」と続けていきます。目は一点を見つめたままです。

いかがですか。正しく行えていれば、先ほどに比べて見え方がハッキリ変わってきているはずです。

これらの効果は人によって大きな差が生まれてきます。人によって能力の差が出てしまうからです。いまの時点ではうまくいっていないという方もガッカリはしないでください。その分大きな伸びしろがあるということですから、あきらめずに続けてください。

■モーター軸分割一本開発法：第一段階

このトレーニングでは「4本の腕脚を動かす」と説明してきたのですが、実際にやってみると、4本の腕脚を一度に動かそうと努力はしたものの、腕だけが、あるいは脚だけが動いていませんでしたか。

腕だけが動いている場合でもさらによく観察してみると、前振りだけになっていたり、脚も前方へ腿上《ももあ》げをしている感じはイメージできても、後ろに向かってグッと体重を支え、接地時に後ろへ向かって押す感じは、まったくイメージできていなかったりしたのではないでしょうか。

4本の腕脚、左右それぞれに前後の振りがありますから、合計で8つの要素があることになり、4本の腕脚を一度に意識すると、一気に難しくなってしまうのです。

中径軸と各腕脚の振りとの連動関係を一度に意識するということは、実は非常に難しいことなのです。

ですから、モーター軸を本格的に鍛えていくために「モーター軸分割一本開発法」(略称「モーター軸一本法」)というメソッドを行います(図22)。

右腕なら右腕、左脚なら左脚と、ターゲットを一本ずつに絞って行います。さらに、前振り、後ろ振りまで分割して別々に行います。

さっそく、まずは右腕の前振りだけでモーター軸を始めてみましょう。

親中輪をつくってモーター軸をなぞります。

環境センターでモーター軸をサモンしてください。前にも述べましたが、「サモン」とは、意識を喚起するという意味の専門用語です。

美しいシルバーのモーター軸を使って、その場歩きを行います。

図22　モーター軸分割一本開発法　第一段階

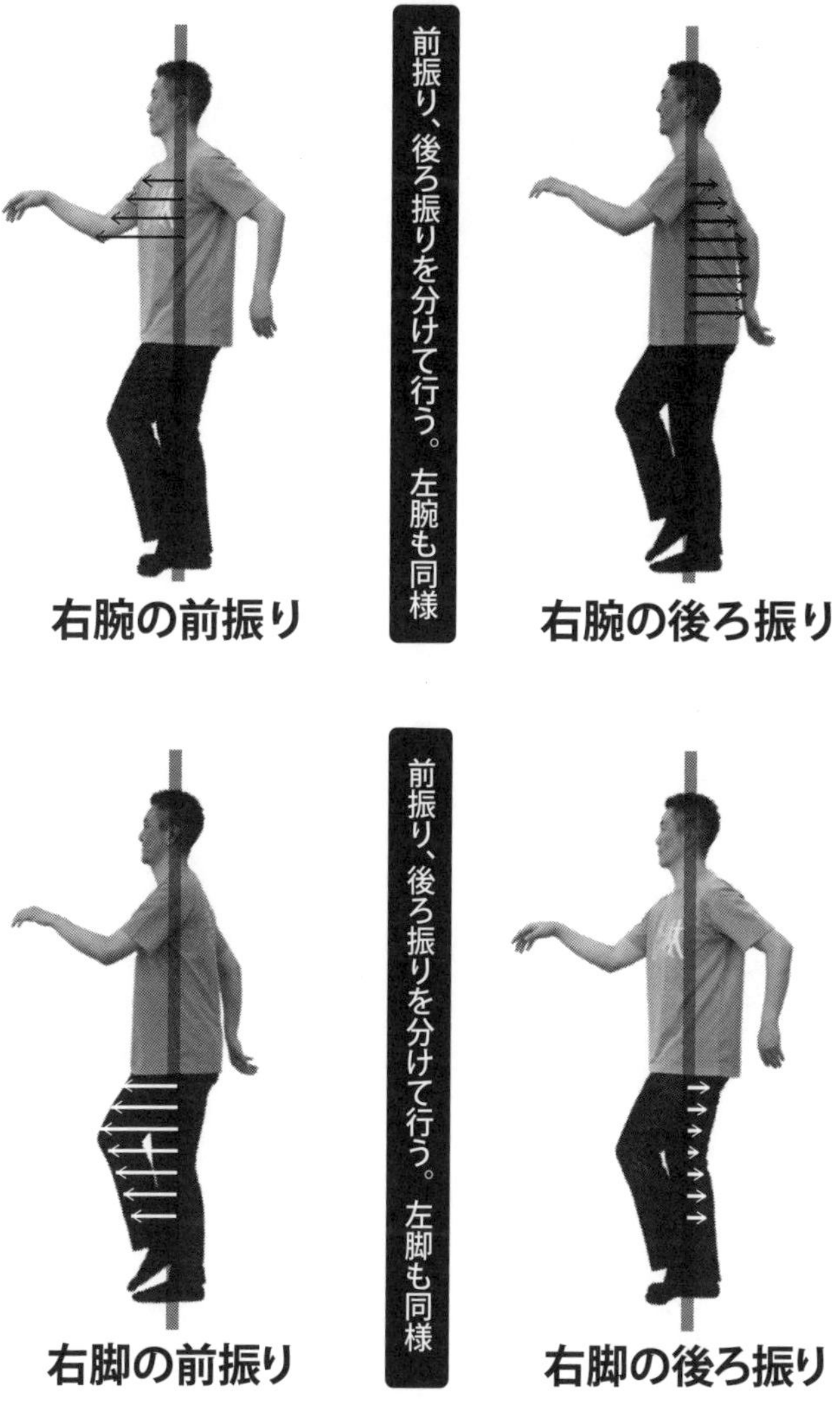

右腕の前振り
右腕の後ろ振り

右脚の前振り
右脚の後ろ振り

このときに、右腕の前振りだけに集中して「うーごかす……、うーごかす……、うーごかす……、うーごかす……」と言いながら行っていきます。頭の少し上から足下まで、長いモーター軸を全部使って行います。

何度かくり返してください。

▒モーター軸の使い方

長いモーター軸の全部を使って動かすのは、なかなか難しいことです。モーター軸のほんの一部しか使っていないことが感じられた人もいるでしょう。

右腕の前振りでいうと、モーター軸の右上の端っこはよく使えているけど、左はあまり使えていない、いわんや胴体や腰、脚のあたりのモーター軸は全然使えていないというような感じです。

長いモーター軸のすべてを使うことは、そう簡単にできるものではありません。しかし、使いやすい部分を手がかりにしながら、徐々に使えるところを増やしていけばいいのです。

もう一度、4本の腕脚を同時にやってみましょう。

モーター軸を親指と中指でサモンしてください。美しいシルバーのモーター軸をつくります。

4本の腕脚をモーター軸で「うーごかす……、うーごかす……、うーごかす……」。

いかがでしょうか。

右腕の前振りが他の腕脚に比べて動きがダントツにいいのが感じられるでしょう。１本の腕の前振りだけに絞って集中して行うと、こんなにも劇的に動きがよくなるのです。

当然のことですが、右腕の後ろ振りや、他の３本の腕脚の前後振りを、それぞれ絞って集中して行い、動きを改善していけば、結果的にあらゆる身体運動がすごくよくなります。

なぜならあらゆるスポーツの運動は、歩行運動の応用版ともいえるものだからです。ですから、高度な身体運動を要求されるスポーツ動作は、歩行運動で変えられるのです。

ところで、右の前振りだけをやっただけなのに、４本の腕脚を同時に行ったときにモーター軸そのものがうまく使えるようになっていませんでしたか。

モーター軸が、モーター軸として存在を主張しはじめてきた証拠です。

■早く上達するには

１本ずつ、しかも前後に分けてやるのが面倒だと思った方もいるかもしれませんが、実は１本ずつトレーニングするほうが上達は圧倒的に早いのです。

次に左腕の前振りを行います。

まずは、モーター軸をつくるようにサモンしてください。

親中輪をつくって中径軸をサモンします。

そして、頭の少し上から足下までの全部のモーター軸を使って、「うーごかす………、うーごかす……、うーごかす……、うーごかす……」と言いながら行っていきます。

さらに「モーター、モーター、モーター、モーター」「シルバー、シルバー、シルバー、シルバー、美しいシルバー、シルバー、シルバー、シルバー」です。

次に脚です。右脚、左脚と順番に前振りで攻めてください。

脚の前振りをやると、たとえばサッカーをやっている方であれば、キックとの関係を強く感じるはずです。モーター軸で脚の前振りをやれば、キックがよくなり、パスやシュートの威力だけでなく精度もグッと増していきます。これまでは、センターを使ってキックをしていなかったのです。

モーター軸で右前振り、左前振りをある程度やったら、キック動作をしてみてください。わずかかもしれませんが、センターとつながった感じがして、軸からのパワーで脚を動かしているのが感じられたのではないでしょうか。

今度は、また右腕に戻って後ろ振りを行ってください。後ろ振りの動きは独特ですから、難度は前振りよりずっと高くなります。

上腕は30度、肘から先の前腕は脱力して垂らし、ほぼ垂直です。

腕を思いきり動かしたいという人も、いまは我慢してください。思いきりブンブン振って動かすと緩解《かんかい》ができなくなり、脱力が失われてきます。固まったらセンターは通りません。

センターを通すトレーニングや、センターと腕脚を連動させるモーター軸のトレーニングも同様です。脱力が失われてしまったら、全部だめになってしまいます。身体をゆるめて脱力を十分に生み出すことが、第一です。

そして、最後に脚の後ろ振りです。いちばん難しいところです。丁寧にジックリ取り組んでください。

■モーター軸分割一本開発法：第二段階

次に「モーター軸分割一本開発法」の第二段階に進みます。右腕の前振りと後ろ振りを連続して行います（図23）。

「前振り、後ろ振り、前振り、後ろ振り」「うーごかす、うーごかす、うーごかす、うーごかす」と言いながら行っていきます。

第二段階では「うーごかす」と「うーごかす」のあいだの「…………」に当たる空白時間がありません。前振りと後ろ振りが連続するからです。

第一段階のように、あいだに空白の時間があると、一つ前の動きを反省し、次の動きを試行錯誤しつつ改善しながら行えるので、非常にやりやすいのですが、第二段階では空白の時間がなくなるため、自分のセンターや、センターと腕の連動を反省的に観察したりする時間はありません。グッと難しくなるので、グチャグチャになりやすいのです。

また、正確にできていないのに、できているつもりにもなりやすい。ですから、気持ちの急《せ》く

図23　モーター軸分割一本開発法　第二段階

前振りと後ろ振りを連続で行う。左腕も同様

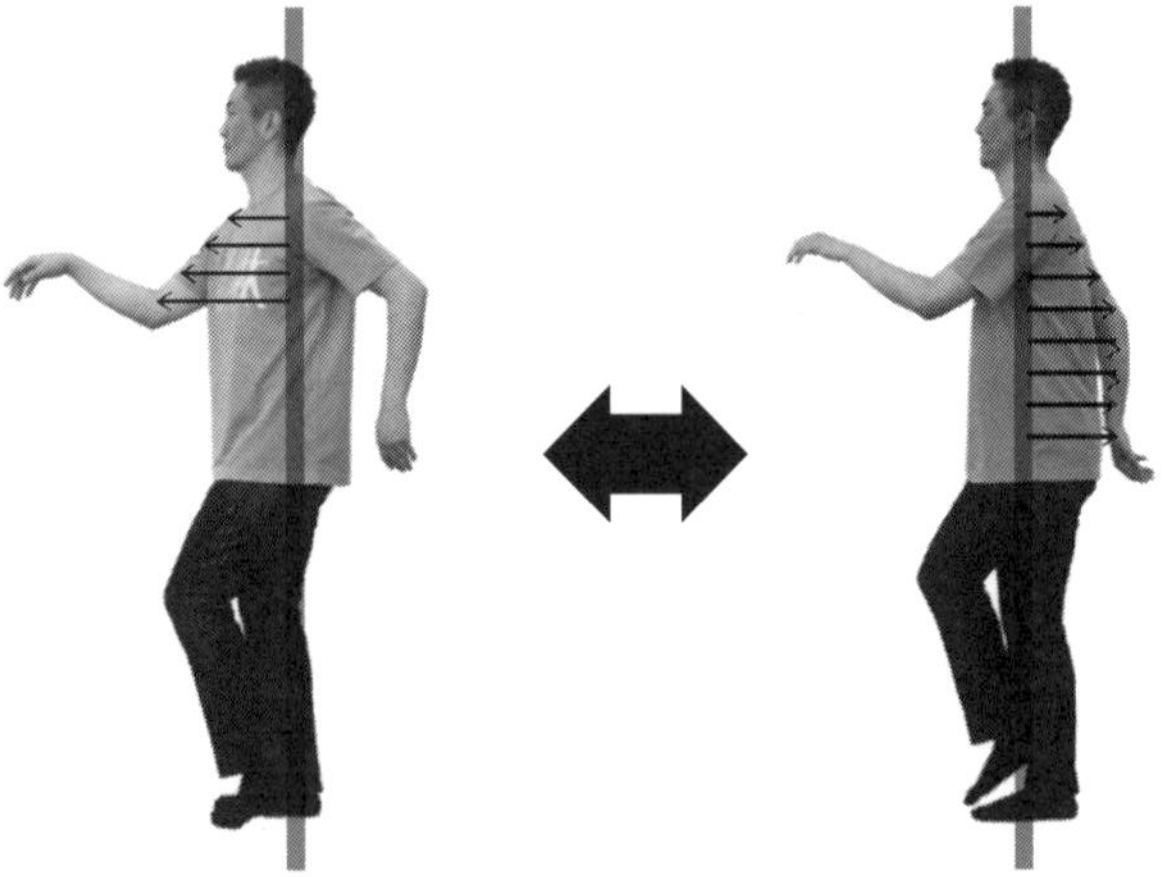

右腕の前振り　　右腕の後ろ振り

前振りと後ろ振りを連続で行う。左脚も同様

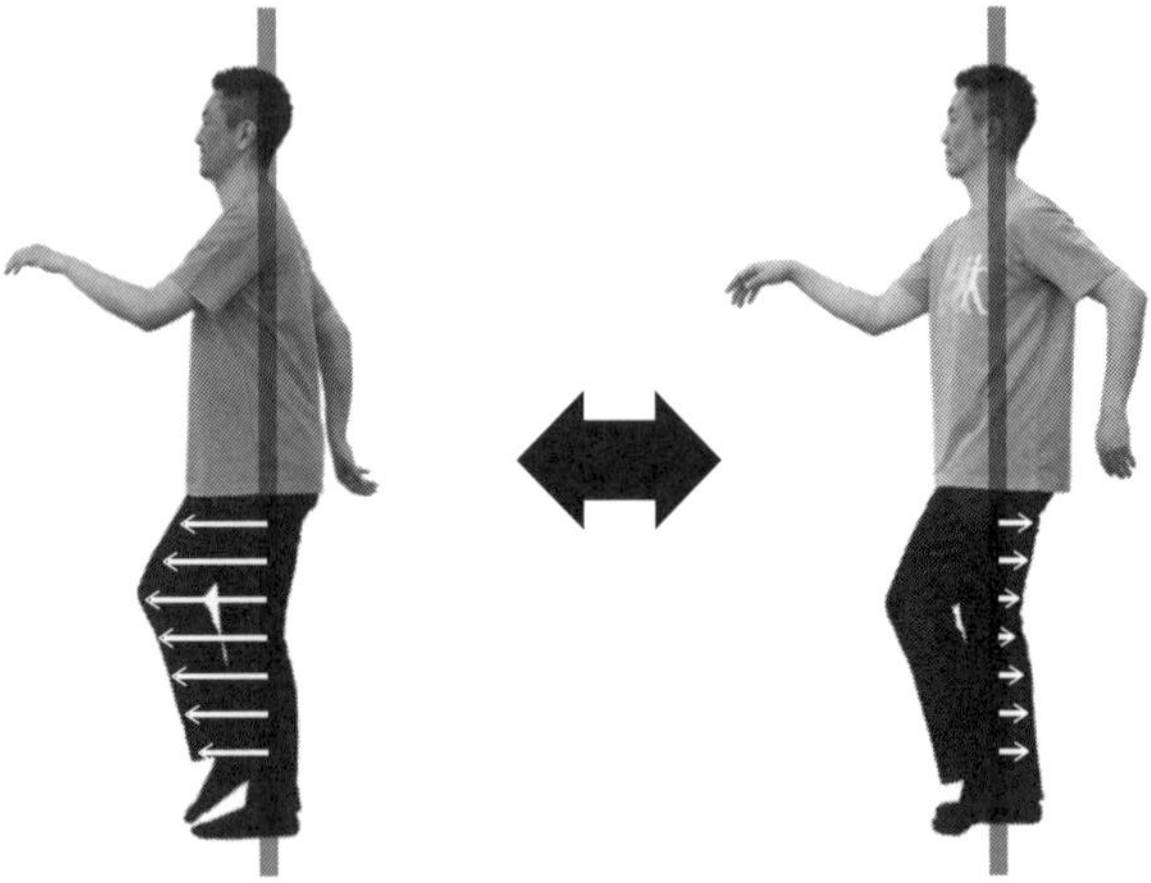

右脚の前振り　　右脚の後ろ振り

人ほど、急がず第一段階を丁寧に行うことがとても重要です。

モーター軸一本法の第一段階と第二段階を行ったり来たりしながら行ってください。第一段階を丁寧にやり、いい感じにできるようになってから第二段階に進むのです。そして、第二段階で乱れてきたと思ったら、また第一段階に戻って丁寧に行います。

実は、「乱れてきたな」とか「うまくいっていないな」と感じることも、上達にとっては極《きわ》めて大事な気づきなのです。

いちばんの攻めどころは、第二段階にあります。前振り、後ろ振りとやると2動作になるのですが、第二段階では1本の腕か脚に絞るので、モーター軸がより正確にできるのです。連動も正確になってきます。

右腕の前後振りをやってから、左腕の前後振り、右脚の前後振り、左脚の前後振りと進めていくと、必ずと言っていいほどグチャグチャになります。乱れてきたなと思ったら、第一段階に戻ってやり直します。

■モーター軸分割二本開発法：第一段階

次に「モーター軸分割二本開発法」（略称「モーター軸二本法」）の第一段階に進みます（図24）。

メソッド名に二本と入っているのは、右腕と左腕の2本を使って行うからです。

まず1番目に右腕、左腕の前振りだけをやります。

図24　モーター軸分割二本開発法　第一段階

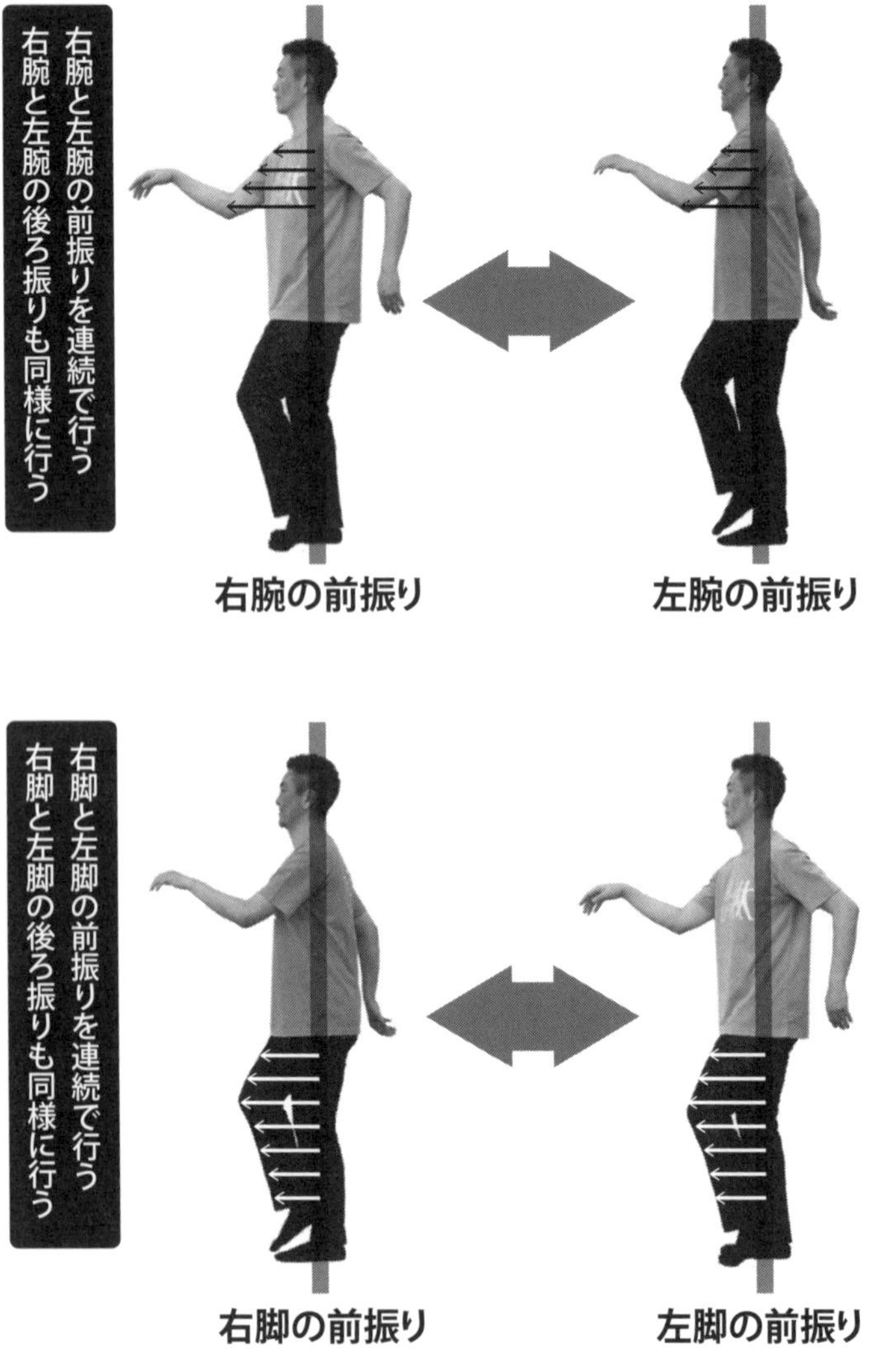
右腕と左腕の前振りを連続で行う
右腕と左腕の後ろ振りも同様に行う
右腕の前振り
左腕の前振り
右脚と左脚の前振りを連続で行う
右脚と左脚の後ろ振りも同様に行う
右脚の前振り
左脚の前振り

すると右腕と左腕の前振りが連続して起きますから「前振り、前振り、前振り、前振り」となります。

これも空白の時間がなく、試行錯誤しながら改善する時間はありません。

2番目は右脚、左脚の前振りです。3番目は右腕、左腕の後ろ振り、4番目は右脚、左脚の後ろ振りと続きます。

脚の後ろ振りは、上がった状態の太腿が落ちるところから接地までです。定止立位から脚の後ろ振りを行うと、右足の1歩目は動きません。すでに床で支えている右足が、より強く床を後ろ下方へ押し出す感じになります。その反対動作として左脚が押し出されるようにして、太腿が上がっていきます。

ここで大切なのは、左脚で太腿上げをするのではなく、右足で後ろ下方の大地深くに向かって押しこむと、結果としてそれに反発して左脚が上がりはじめるのを感じることです。たいへん難しいのですが、何度も試してください。

その場歩きの場合、これができると自然と5〜10センチぐらい体幹が前へ押し出される感じになります。

センター全体がグッと前へ出る。自分では出るつもりはないのに、全身が前へ移動する力が生まれるわけです。

こういう力を「前方前進力《ぜんぽうぜんしんりょく》」と言います。

これは非常に重要なパワーダイナミズムの発生で、これがモーター軸と、大臀筋《だいでんきん》およびハムストリングスからなる裏転子系筋肉の連動運動なのです。

だから、その場歩きをしていても1回やるごとに5〜10センチ前へ押し出されてしまうわけです。

ただし、前へ出るのがいいんだなと思って意図的にやると、非常につまらない前進運動になってしまうので気をつけてください。

モーター軸が使えるようになるということは、脚の後ろ振りでいえば、地面の奥深く下方に向かって突き刺さるように押し出す力が生まれて、センターとともに押し出されるように反対脚の前振りが起きてくるということです。

大事なのはこうしたトータルな運動なのです。

ここまでが第一段階です。

▨モーター軸分割二本開発法：第二段階・第三段階

第二段階の1番目は、右腕の前振りと右脚の前振りの二本法です（図25）。

右腕の前振りと右脚の前振りは、交互に連続的に起きてきます。丁寧にやってください。

次に左腕前振りと左脚前振りです。

図25　モーター軸分割二本開発法　第二段階

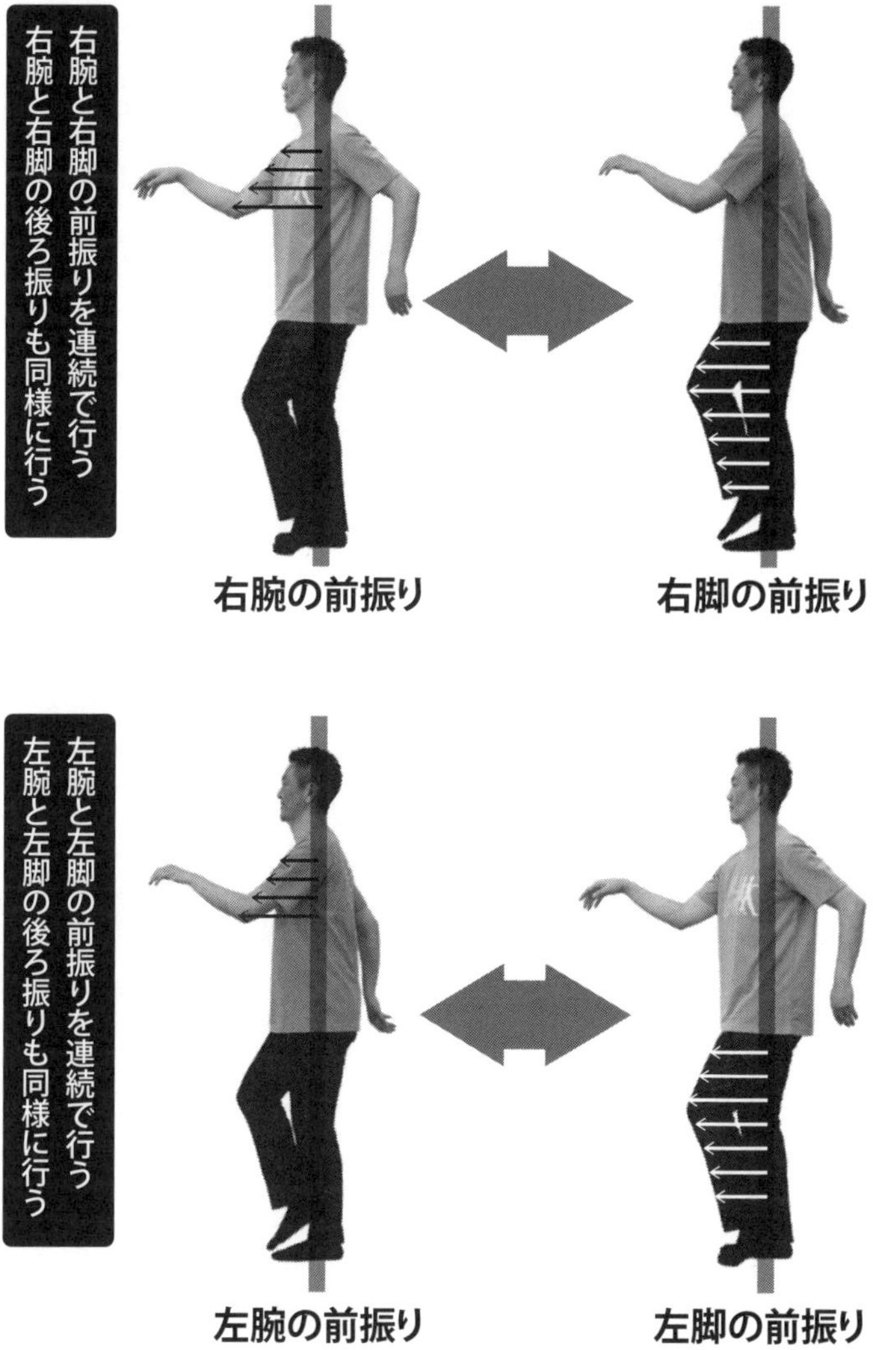
右腕と右脚の前振りを連続で行う
右腕と右脚の後ろ振りも同様に行う
右腕の前振り
右脚の前振り
左腕と左脚の前振りを連続で行う
左腕と左脚の後ろ振りも同様に行う
左腕の前振り
左脚の前振り

そしてそれが終わったら、次は第三段階の右腕の前振りと左脚の後ろ振りです（図26）。まず、その場歩きを行います。

右腕を前振りすると、同時に左脚が上がります。そして、左脚を後ろ振りすると、右腕は後ろ振りになります。後ろ振りは、太腿上げの状態から接地までです。すると、右腕前振り、左脚後ろ振りが連続して起きます。

「右腕前振り、左脚後ろ振り、右腕前振り、左脚後ろ振り」「うーごかす、うーごかす、うーごかす、うーごかす」と言いながら続けます。

第二段階では、右なら右、左なら左の片側同士で、モーター軸の連続動作が起きましたが、第三段階は左右クロスして連続動作が起きてきます。右腕前振りに続いて左脚後ろ振り、左腕前振りに続いて右脚後ろ振りというふうに起きてくるのです。

腕の前振りから始めます。

右腕スタートの場合、「うーごかす」で右腕の前振りが起きると同時に左脚の前振りが起きます。それに続いて左脚の後ろ振りを起こすように「うーごかす」と言いながら行います。すると左脚がより強く後方へ振られながら、次の支持脚として床やグラウンドに接地します。そして、右脚の前振りが自然と起きます。右腕は後ろ振りです。

次に「うーごかす」と言うと、右腕は前振り、左脚の前振りが、そしてさらに次の「うーごかす」では、左脚後ろ振り、右腕後ろ振りが起きてきます。そのとき左腕、右脚については、前振

図26　モーター軸分割二本開発法　第三段階

右腕の前振りと左脚の後ろ振りを連続で行う
右腕の後ろ振りと左脚の前振りも同様に行う

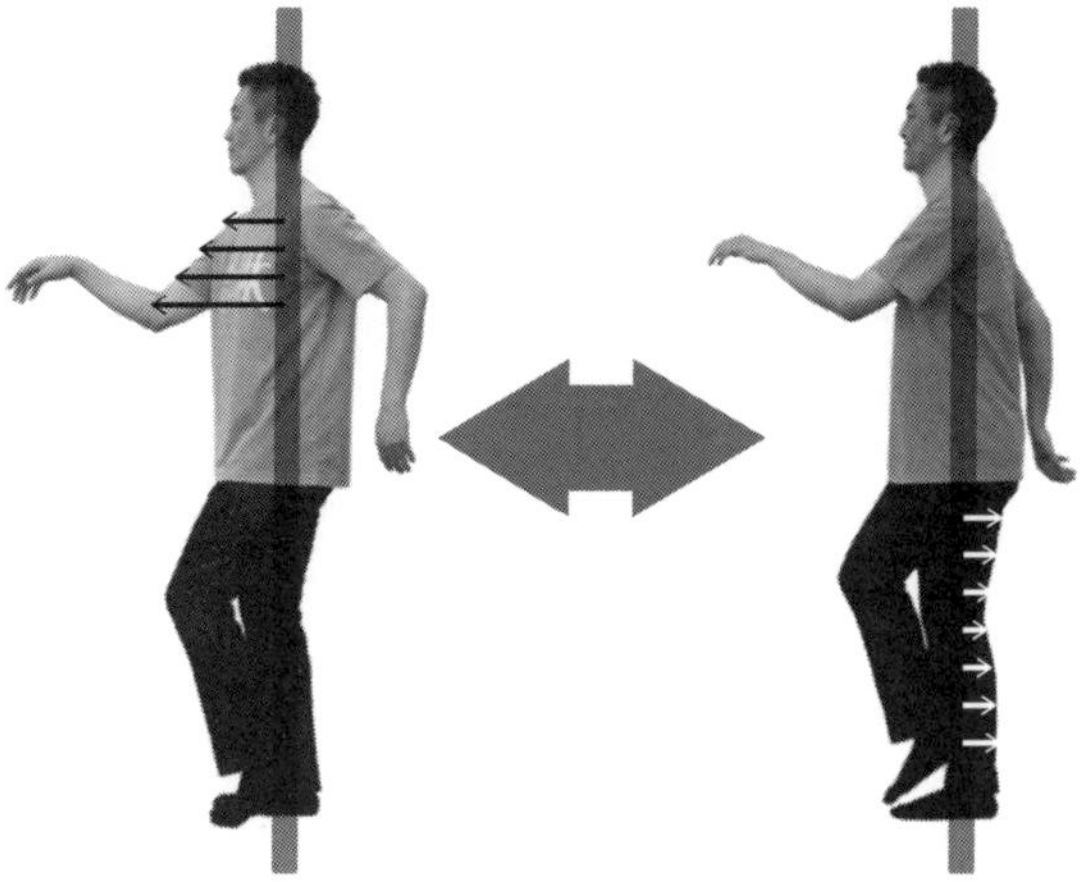

右腕の前振り　　左脚の後ろ振り

左腕の前振りと右脚の後ろ振りを連続で行う
左腕の後ろ振りと右脚の前振りも同様に行う

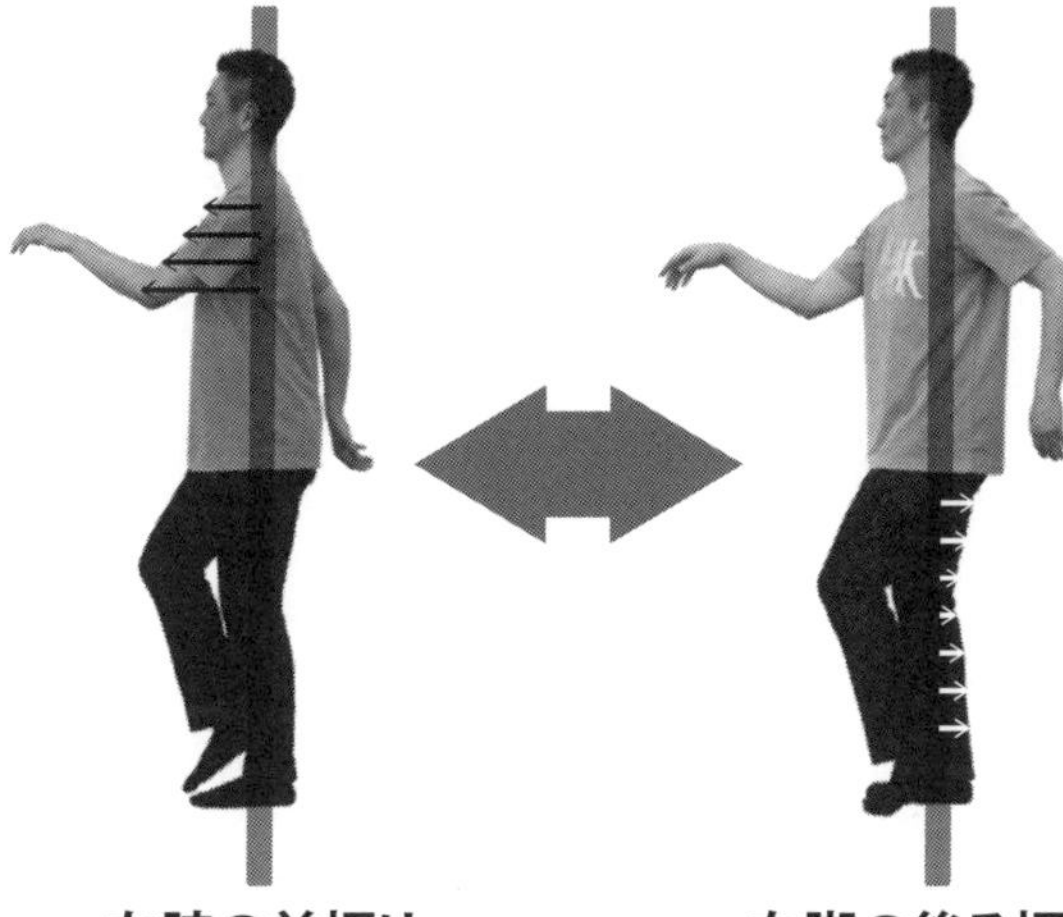

左腕の前振り　　右脚の後ろ振り

りでその反対側のクロスが起きているということです。
第三段階の2番目は、左腕の前振りスタートです。
これがモーター軸開発法の二本法です。

■モーター軸を使った移動歩き

いまやったモーター軸のトレーニングは、すべてその場歩きですが、できるようになってきたと思った方は、加えて移動運動もやってください。6歩ほど移動歩きをしたあとに、またその場歩きに入ります。

モーター軸はパワーを生み出すセンター、軸で、本来歩行運動のパワーは移動運動するためのものですから、移動運動も加われば、さらに発展したいいモーター軸のトレーニングができるようになります。

モーター軸一本法、二本法、移動運動は、必ずこの順番に行ってください。

移動は6歩程度から始めて10歩程度までやるのが最もいいやり方です。

ただし、トレーニングする場所や広さによっては、3歩でも4歩でもかまいません。むしろ10歩以上長く移動するほうがよくないくらいです。

というのは、あまりに長く移してしまうと、一歩一歩うまくいっているかどうかをきちんと確認しにくいからです。身体の状態を確認しながら改善することで、本当の自己改善が行われてくるのです。

６歩行って止まったら、その場歩きをします。

そして、その場歩きをしながら「回軸研磨法《かいじくけんまほう》」で１８０度方向転換します。このとき、センターを全身の軸回り運動のシャフトとして使います。フィギュアスケートでスピンするときや野球選手がバッティングするとき、ゴルファーがスイングするときなどの身体を回すための軸を、この動きでトレーニングできるのです。

そのためにも回軸運動をするときに、センターを研ぎ澄まして磨きあげる意識を持つことが非常に大切です。体幹を回していきながら体幹の内側でセンターをピカピカに研磨します。

移動運動で右腕の前振りをしていたとします。止まってその場歩きで「回軸研磨法」をやるときにも同じように右腕の前振りをし続けます。

そして、その場歩きを続けながら１８０度回ります。１８０度回転するのに適切な歩数は６歩くらいです。２、３歩では、センターを研磨する余裕がなくなってしまいます。

１８０度回転したら、その場歩きにおけるモーター軸の基本に戻ります。

そこから、また６歩移動してください。

そして、またモーター軸を鍛えながらその場歩きをして、６歩くらいかけて１８０度回転しては、軸を研磨します。

次に、左腕の前振りをするなら、左腕の前振りのままその場歩きで「回軸研磨法」を行い、左腕の前振りで移動しながら、モーター軸の鍛錬を続けます。

このように「回軸研磨法」でターンをするところは、二重、三重にいいトレーニングが行えます。

また、移動運動のためのチェック時間やその後の準備時間にもなります。

ぜひこれらの方法を覚えて有効に使いこなし、モーター軸を磨きあげるのに活《い》かしてください。

第4章

緩軸と姿勢軸アタック3

「緩軸」とは

序章の冒頭で歩きというものを通して、人類にとっての根本的な軸には直立軸、移動軸、作動軸という3種類の軸があるということをご説明しました。

皆さんには、そのことを本質論から具体論にわたってご理解いただいたものと考え、この第4章では「緩軸《かんじく》」についての話をします。

緩軸とは、人類にとっての本質的な軸である直立軸、移動軸、作動軸のすべて、あるいはそれぞれの中身の優秀性を担保する、さらに本質的な軸を指します（図27）。

人類にとって本質的な3種類の軸のそれぞれ、あるいはすべての中身を担保するものですから、それらよりさらに本質的なものと言えます。

言い換えるならば、直立軸、移動軸、作動軸は、緩軸から見ると具体的な要素をある程度含んでいる、ということになります。3種類の本質的な軸に共通する要素を含む、さらに深く本質的な軸が存在するという点に興味を持っていただくと同時に、読み進めながら感動していただければと思います。

それでは緩軸が、いま申しあげた直立軸、移動軸、作動軸にとって、どのように中身の優秀性を担保するのか、という話をします。

図27　緩軸とは

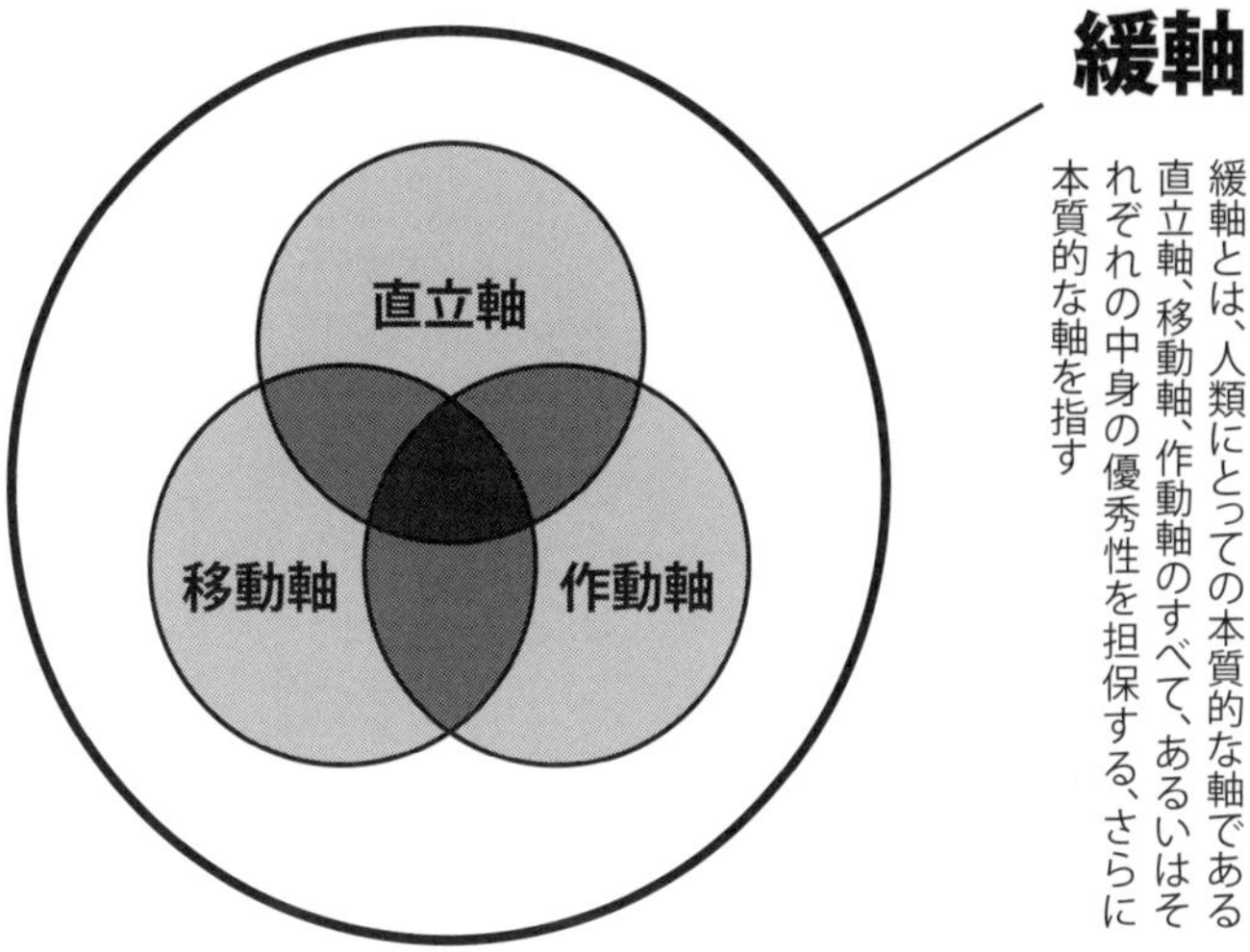
緩軸
緩軸とは、人類にとっての本質的な軸である直立軸、移動軸、作動軸のすべて、あるいはそれぞれの中身の優秀性を担保する、さらに本質的な軸を指す
直立軸
移動軸
作動軸

まず直立軸についてです。直立軸に関しては人類特有の直立二足姿勢が挙げられます。これの応用としての座位、椅子に座った姿勢については直立位に内容が含まれるとご理解ください。つまりは立ち方です。

いまから30年以上前になりますが、私は合気道の達人の名を欲しいままにした塩田《しおだ》剛三《ごうぞう》先生と、公式での最後の対談者としてお会いして、いろいろとお話をうかがわせていただきました。

その中で塩田先生が、「武道家といっても皆さん、ちゃんと立てていないですよね」という話をされたのです。つまり、立つことにおいても優れた立ち方と、そうでない立ち方がある、ということですが、その優劣を決定する最も本質的な要因が、緩軸であると運動科学では考えます。

つまり緩軸があることにより、その立ち方で武術・武道の達人であり、スポーツなら超一流のトップ・オブ・トップのアスリートであることが担保されるわけです。

緩軸ができている武蔵とイチロー

優れた立ち方をするためには、全身の500の筋肉の張力センサーである筋紡錘《きんぼうすい》と全身の200の骨にある圧力センサーからの膨大《ぼうだい》な力学的な情報を、大脳基底核や小脳を駆使することで地球の重心を捉え、そこに身体意識としての地芯を形成し、その結果、見事なセンター、軸を立ちあげ、それを自分の背骨の前端に通し、天芯（センター、軸の最下端の中心である地芯に対して、最上端の中心のことであり、真垂直上の星を仮の天芯と想定するとわかりやすい）へ抜けていくことが重要です。

そのためにはまず、全身をゆるゆるにゆるめて、全身の力学的なセンサーと脳を十分に駆使できる状態にすることが必要です。これはたいへん複雑にして超難解な作業ですから、途方もない個人差が生まれます。そこに、塩田剛三先生のような達人に「武道家といっても、立つことができていない」と言わしめる基盤が存在すると言えるでしょう。

一方、緩軸の正反対の立位の構造を、「スティフルクラム」と言います（図28）。

私が『意識のかたち』（講談社）［1995年刊行］で、世界ではじめて発表した考え方で、日本語に訳すならば「拘束的支柱」という意味となります。

忘れもしない、イチローが事実上のデビューの年で、いきなり２００本安打という日本新記録を達成して大騒ぎになったときに、イチローの話も含めて書きあげ、翌年発表したのが『意識のかたち』です。その中で、宮本武蔵とイチローを分析すると、極《きわ》めて共通性が高い、したがってイチローの記録はフロックではなく、本物の天才だということを書いたのですが、その天才性を一言で表すならば、緩軸が成立している、ということです。

緩軸ができていない典型的な状態では、身体の外周にあるアウターマッスルを頼りにした立ち方となり、身体意識的には拘束し、身体的には硬縮し、力んで、固まります。およそ軸とは言い難いものですが、厳密に科学的には硬縮した身体を支える構造の意味で「スティフルクラム（拘束的支柱）」と概念化したのです。

図28　スティフルクラム

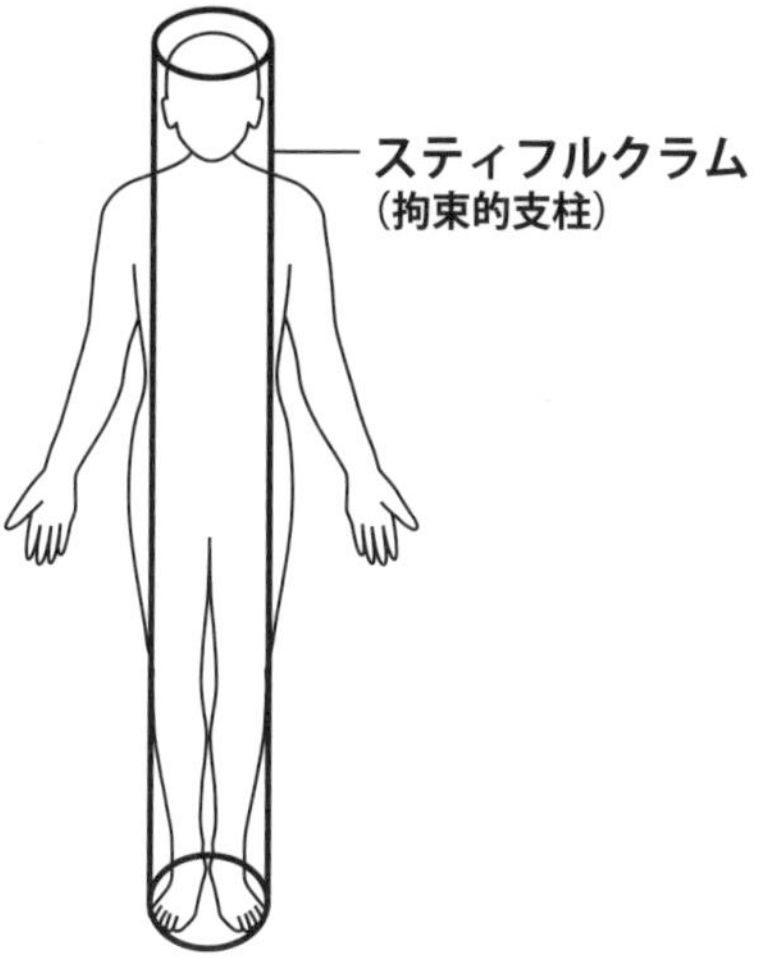

塩田剛三先生は、多くの武道家と言われる人たちの立ち方を、おそらく緩軸という観点でご覧になっていたのだろうと思います。その観点で見れば、武道家の多くが、拘束が残っている、緩解《かんかい》しきれずにいる、ということになってしまうのです。

■移動軸、作動軸との関係

次に移動軸についてです。

チーターやトラ、そして一見、凄《すさ》まじい印象ではないシロクマなども、本当にゆるみきった、軸の通った移動運動を行います。

では、緩軸という観点で見たときに、そこまでゆるんで移動運動をしていた人類は存在したのでしょうか。人類学では人類が繁栄できたのは火を使用したからだ、武器を発明したからだなどと、さまざまなことが言われています。

私は、それだけでは決して人類が他の動物たちの中で生き抜くことはできなかったと考えています。

少なくとも歴史上の優れた武術家たちは皆、優れた緩軸による移動ができていました。静止直立位で向かい合ったところから、最初のわずかな間詰め、1センチどころかわずか1ミリの移動に命を削るほどの修錬を積んだわけです。

武術の世界には、そのわずか1ミリにも満たないような動きの中に、移動軸が磨きあげられ、極め尽くされてきた歴史があります。

また一方、現代の陸上100メートル走においてオリンピックで金メダルを取った人たち、世界記録をつくった選手たちは、たいへん素晴らしい移動軸の持ち主のはずですが、ウサイン・ボルトと比べると、固く、ぎごちないのです。

そのウサイン・ボルトでさえ、9秒58の世界記録をつくったときの、ゆるゆるにゆるんだ身体に立ちあがる移動軸に比べると、それ以外のすべての試合においての彼の移動軸は、固くぎごちなく抵抗が大きいのです。身体の中に自ら抵抗成分を生み、それと闘っているような走りになっているのです。

さらに言えば、チーターをはじめとした優れた走りを見せる野生動物から見れば、あの9秒58のウサイン・ボルトでさえ、固く、ぎごちないのです。

これは、移動軸における緩軸が、現代人は劣っているからなのです。

では、武術家的存在が活躍するはるか以前の時代はどうだったのかというと、緩軸が優れた人類の存在が、当然なくてはなりません。もちろん記録としては残っていません。なにしろストップウォッチで100メートルの速さを測るような時代ではありません。

しかしおそらくは、100メートルを9秒58どころか、8秒、7秒、6秒台で走る人類がいたはずです。

これは私の科学者としての推測的な見立てで、こうした観点から執筆したのが『ヒトは地上最速の動物だった』（講談社）［2011年刊行］です。

人類は、最高度の身体運動能力を持っていたはずであり、しかもそれは走りにおいて短距離ではわずかにチーターには負けたかもしれませんが、それでも優れた部類に入り、長距離ではダントツに、あらゆる地上の動物の中で最も優れた部類に入っていたでしょう。

そういう意味では、短距離が得意なだけのチーターに比べたら、走り全般において人類は圧倒的に優れていたと言えます。なおかつ、人類はその特徴として、チーターに比べて圧倒的に多種多様な運動性を持っています。それが人の作動軸の優秀性です。

作動軸については、以下同文と言ってもいいと思いますが、特に四肢《しし》、手足のさまざまな動きを支えるものです。

特に二足直立姿勢を取るようになって、腕の可動域も広がりました。それによって、極めてゆるんで、しなやかで、最高の巧緻性《こうちせい》をもって、無抵抗に多彩な動きをすることが可能になりました。俊敏華麗にして、しかも持久力もあります。

このようなことが、進化の歴史の中で、大脳新皮質の発達を促し、その働きと連動しながら作動性の創造力が高まってきたのです。これが、作動軸における緩軸の優秀性です。

その逆、作動軸の非優秀性については、もはや語る必要はないでしょう。

緩軸とはこういうものです。

■緩軸法のバリエーション

さて、緩軸を鍛えることを目的として取り組むものが「緩軸法」です。方法化していくには必然的に何らかの具体的な運動の手段が必要です。

その代表的な一つが「緩軸歩法」です。

歩行運動によって緩軸を鍛える、または緩軸によって歩行運動を変えることにもなりますが、緩軸を鍛えることによって歩行運動を変える、という方向でお話ししていきます。


緩軸法には、私が開発してきた方法だけでも実にさまざまなものがあります。

たとえば「横波《よこは》動揺解法《どうようかいほう》」は、いかめしい名称ですが、これには直立位、座位、寝た状態での仰臥位《ぎょうがい》、伏臥位《ふくがい》といったバリエーションがあります。

「寝た状態で軸が通せるのか!?」私の寝臥位における軸の理論やメソッドの体系をご存じない方は驚かれるかと思います。

ここでは直立位を中心に話を進めるので詳細には触れませんが、寝た状態だからこそできる軸の鍛錬法が実際に存在し、成果を上げています。


直立位のトレーニング（座位も含む）にはどのようなものがあるのかというと、ゆる体操の中にさりげなく入れておいた、「魚クネクネ体操（魚クネ）」です（図29）。

魚が立った状態で泳ぐように、身体を横に波動させる運動です。それによって、全身をゆるゆるにゆるみきることを徹底しますが、緩軸を育てていくようにしないと正しい上達は決してできません。

図29　緩軸を鍛えるための体操

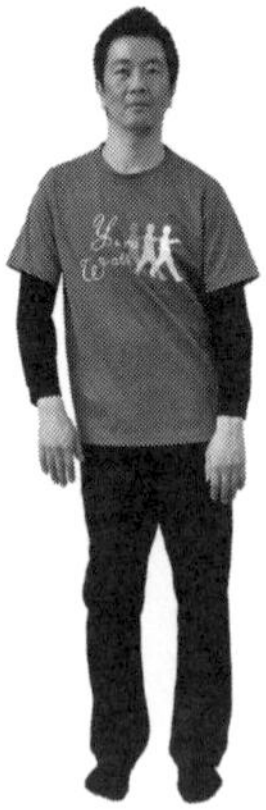

①魚クネ

ＮＰＳ（ナチュラル・パラレル・スタンス、両足を足の幅一つ分開き、足の内法を平行にして脛骨直下点で立つ）で、「クネクネ」と言いながら、魚が海を泳ぐように、背骨を中心に全身を左右にクネクネさせて波動運動により緩解しつつ、脚でも波動運動を行う

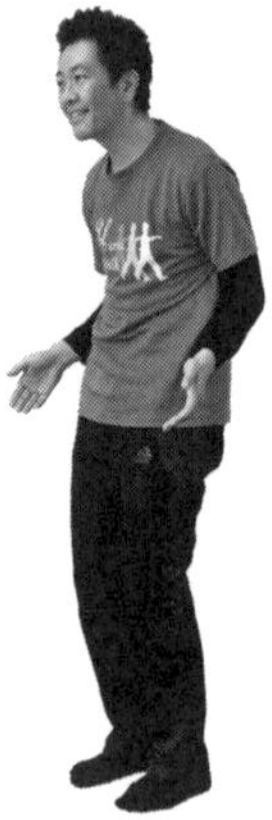

②いるかクネ

ＮＰＳで、「クネクネ」と言いながら、イルカが海を泳ぐように全身を前後にクネクネさせて緩解させていく。下半身は足首、膝、股関節の屈曲運動を伴うが、膝と股関節は水平を保ちながら、無理のない範囲で十分に前後させ、腰から背中へと波動を伝えていく。膝・股関節の屈伸運動にならないように注意する

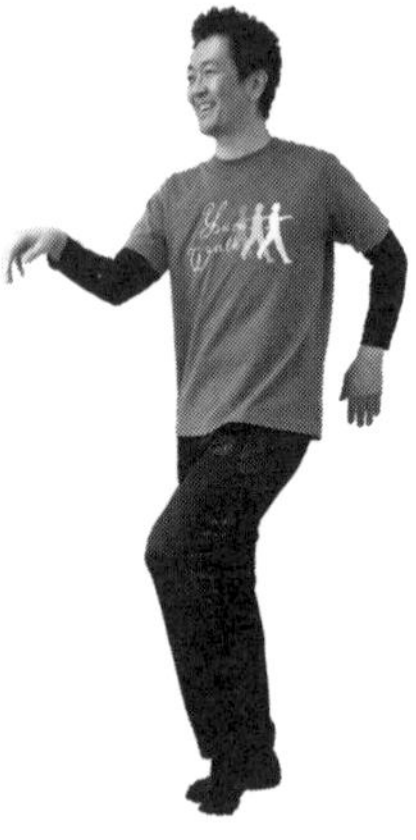

③足ネバ（溶粘歩動法）

ＣＰＳ（クローズド・パラレル・スタンス、両足の内法を揃え脛骨直下点で立つ）で立ち、まずその場歩きを行う（腕振り、脚振りは姿勢軸の方法に準じる）。次につま先を床につけたまま「ネバネバ」と言いながら、踵だけを交互に上げ、全身を粘らせながらゆるめていく。歩行運動を基にした体操なので、左の踵を上げるときには右手、右の踵を上げるときには左手が前に振れるようにし、特に体幹を深く溶粘化するように行う。腕振りは、姿勢軸を維持する

④まといフワリ

足を腰幅くらいに開いて立ち、「フワーリ、フワーリ」と言いながら、センターを中心に身体をゆっくりと緩解しつつ回し、それに伴ってしだいに腕がまといのように回るように行う。徐々に足幅を広く取り、腕〜脇下に風をはらんで気持ちよく空を飛んでいるようなつもりで腕を回していく。腰や膝をひねりすぎないように注意する

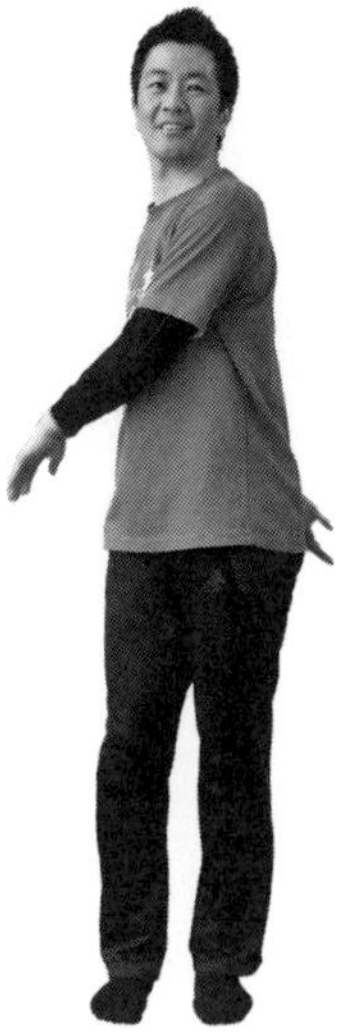

⑤長座腕支え

立位で肘抜き擦法を行う。左の外肘を右手で「（力みが）抜けるように」と言いながらさすり、内肘を「通るように、（支えるのは）ここだよ、頼むよ」と言いながらさする。右の肘関節も同様に行う。各箇所を約20回、十分にさすったら、床に脚を伸ばして座り、体幹を後ろに傾けつつ、「ダラーッ」と溶解させながら長座腕支えの姿勢を取る

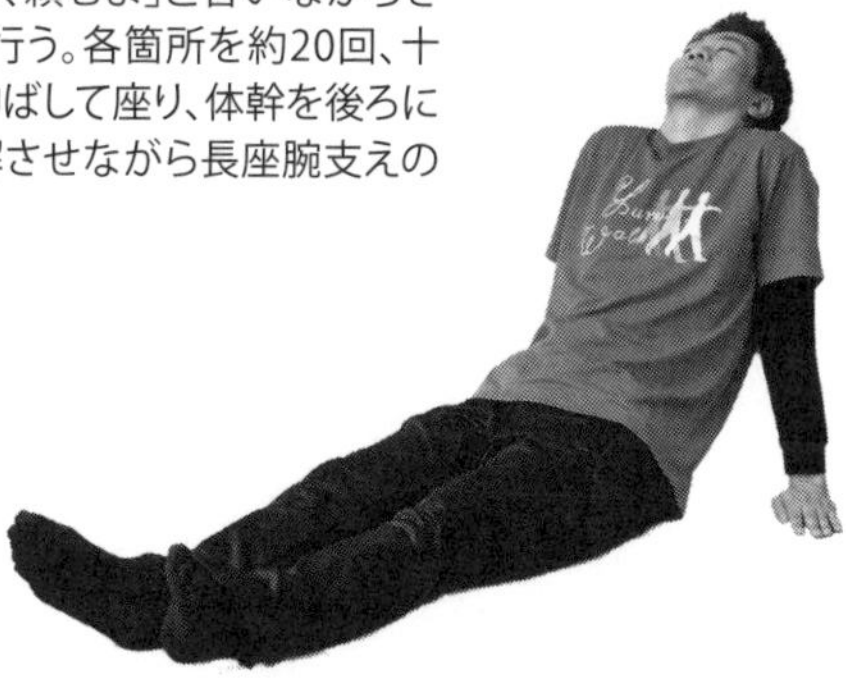

しかし、緩軸が育ってくればくるほど横波動運動がうまくなり、より優れた横波動ができるようになると、またさらに緩軸が育ってくるというように、トルネード状にどんどんうまくなっていきます。これは典型的な横波動系です。

横があれば縦の「縦波動揺解法《たてはどうようかいほう》」もあります。

これは身体を前後にクネクネさせるもので、具体的なイメージとしてはイルカがこのような運動をします。

体高が高く、体幅が狭い側扁形《そくへんけい》の魚はあまりこの方向の運動をしません。イルカは哺乳類です。

「先生、ヒラメやカレイは？」という声が聞こえてきそうです。ヒラメ、カレイは両目が頭の左または右に偏《かたよ》ってついているのです。

日本では「左ヒラメに右カレイ」と言ったりします。骨格の構造からすると、彼らも側扁形なのです。

ちなみにエイや鯒《こち》のように体高が低く、体幅が広いものを縦扁形《じゅうへんけい》と言いますが、人間以上に幅があり厚みが少ない魚もいます。

いずれにしても、魚類は脊椎《せきつい》動物の祖先であり、脊椎動物の基本的な運動構造は魚類の時代に完成した、ということは、ぜひ覚えておいてください。

縦波動系のトレーニングの中で最も高度なバージョンが、私が中央軸（トップ・センター）のトレーニング法として、研究開発の当初から世の中に向けて「最も軸の運動の根幹にあたる基礎

図30　軸タンブリング

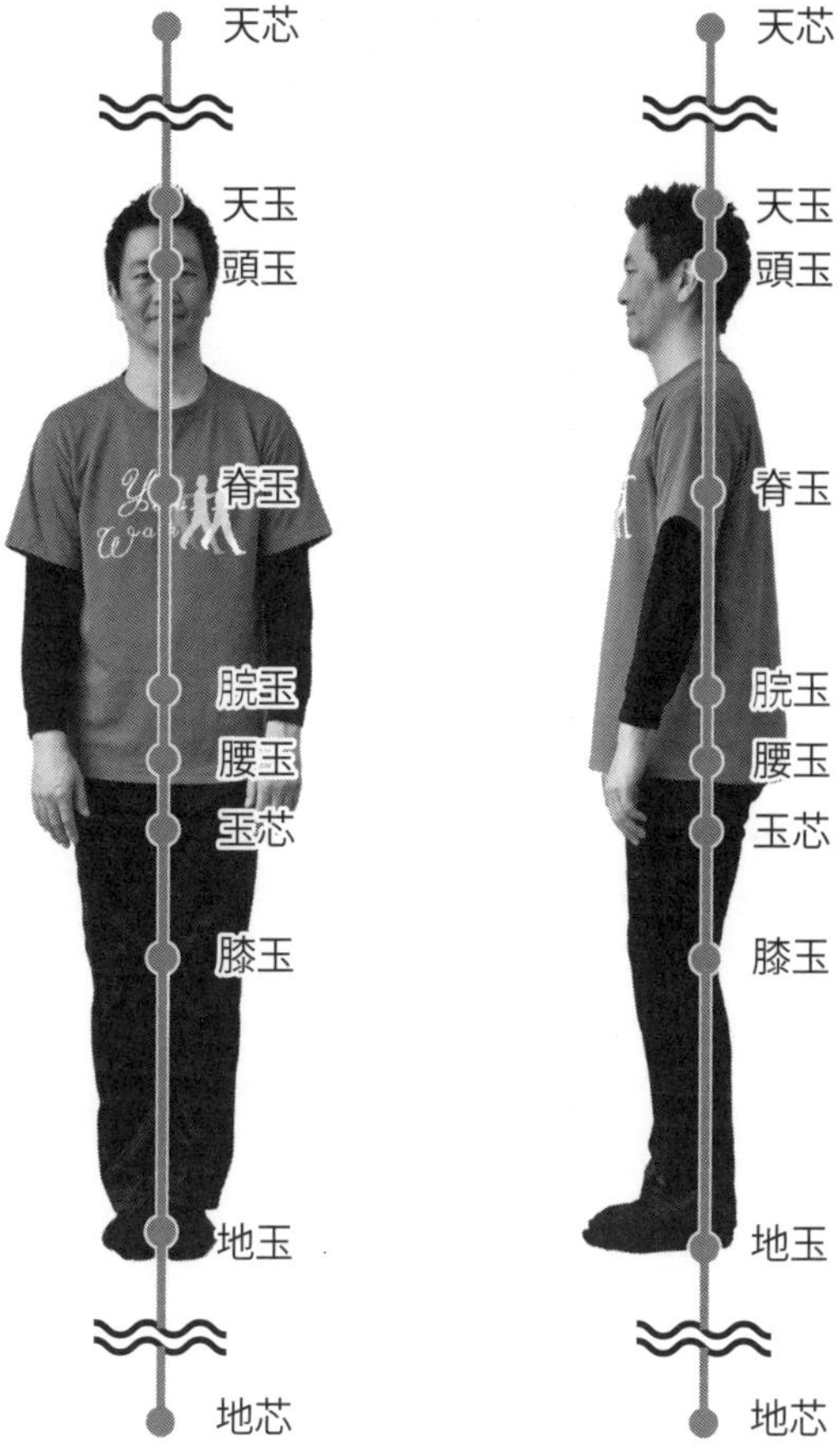

縦波動系のトレーニングの中で最も高度なバージョンが、最も軸の運動の根幹にあたる基礎トレーニングとして、最も優れた、最も難しい運動として開発された「軸タンブリング」である

トレーニングとして、最も優れた、最も難しい方法」として紹介してきた「軸タンブリング」です（図30）。

「軸タンブリング」を指導するときに、私が必ず「これは縦軸の揺解法、縦系のゆるなんだよ」と教えるように、これも縦波動系なのです。

縦波動系のトレーニング法をわかりやすく展開をした前述の「いるかクネクネ体操（いるかクネ）」とは、あまりにも動きが違うので、つながりが掴めないかもしれませんが、「軸タンブリング」は縦波動系の最たるトレーニング法です。

歩きならぬ歩きと回軸系

ほかにも緩軸法には、ゆる体操では「足ネバネバ歩き（足ネバ）」といい、漢語由流《ゆる》体操法としては「溶粘歩動法《ようねんほどうほう》」があります。これは足を床からまったく離しませんので、歩きとはいうものの正確には歩行運動ではありません。

ではこうした正確には〝歩き〟ではない「溶粘歩動法」のような運動を、何故にトレーニング法として重視するのでしょうか。それは足の離地と移動という2要因を取り除くことで、緩軸を歩きに即使える形で分析的、多次元的、合理的に開発することが可能になるからです。

また「回軸揺解法《かいじくようかいほう》」というのもあります。これは、いわゆる太極拳《たいきょくけん》の基礎稽古法になっているスワイショウに代表されるものです。日本でも、纏《まとい》、でんでん太鼓という概念で、いろいろなところで行われていますが、これらが「回軸揺解法」です。

野球のバッティングのトレーニングでは、この「回軸揺解法」に似た方法が取り入れられていますし、フィギュアスケートでも回軸系は欠かせません。さらに、一見まったく緩軸法には見えませんが、「長座腕支え膝立転子回解法」の中で紹介した「長座腕支え」など、多彩なトレーニング法がありますが、これらはすべて、「緩軸法」なのです。

■姿勢軸アタック3【A3】

「緩軸法」で緩軸を鍛えていただいたところで姿勢軸の【A3】に取り組んでいただきます。

【A3】は、第1章で紹介した【A1】と【A2】に比べると非常に課題が高く設定されています。【A1】と【A2】のトレーニングを積みながら様子を見て、【A1】と【A2】がある程度のみこめてから【A3】に進むようにしてください。

全身運動の中で、腕や脚を動かす角度を45度とか30度とか具体的に細かく指定されると、記号脳が働きやすくなります。すると、動物としての本来の脳が自由に働かなくなり、動きが硬くなってしまうのです。

また、緊張して筋肉や骨格を柔軟に使うことができなくなり、心理的にも余裕がなくなります。心身ともに拘束されて脳機能がガクッと落ちてきてしまうのです。

第1章で【A1】と【A2】をやってから、わざわざあいだを空けて第4章に【A3】を持っ

図31　薬小線の位置

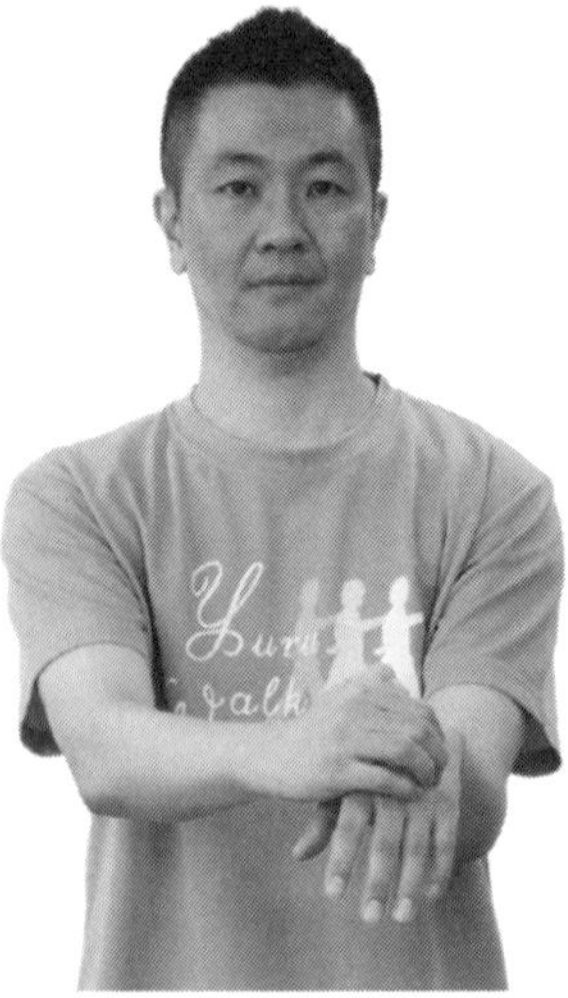

薬小線は、薬指と小指の中手骨のあいだの溝

てきたのは、このような背景があったからです。

「リード軸ウォーク」や「モーター軸ウォーク」「緩軸」などのトレーニングに取り組んでいただいたあとなら、だいぶ取り組みやすくなっているはずです。

では、姿勢軸【A3】を始めます。

まず、前振りです。両手で一面手同士をピタッと合わせる「一面手《いちめんしゅ》接合法《せつごうほう》」と、接合した状態で擦り合う「一面手《いちめんしゅ》擦合法《さつごうほう》」を丁寧にやってください。

そのうえで「環境センター法」を行います。

次に、一面手化した右手の4本指の爪を一直線に揃うように立て（これを「ヘラ手」と言う）、左手の「薬小線《やくしょうせん》」（薬指と小指の中手骨のあいだの溝）を10～20回ほどなぞ

図32　肩胸線の位置

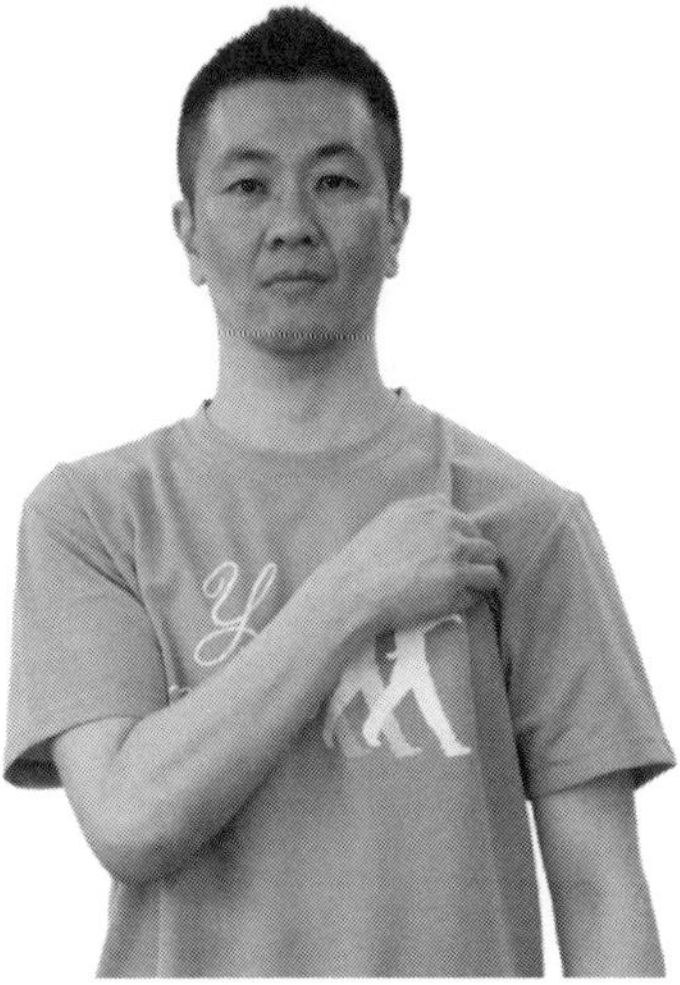

肩胸線は、肩関節と胸の境界の線

ります（図31）。

目をつぶっても、そこに線があると思えるほど意識を込めて行ってください。

こうしたなぞり方、こすり方に慣れてくるとこれを「切る」と表現することがあります。

もちろん「切る」といっても、皮膚とその下の骨のあいだをずらし動かすような感じで行うと皮膚を傷つけません。

そして、左の肩関節と胸の境界になっている「肩胸線《けんきょうせん》」（肩関節と胸のあいだにある溝）を、やはり一直線に揃えた右の「ヘラ手」で上下になぞってください。20回程度行います（図32）。

服の上から爪で皮膚をこすり動かしながら、皮膚と下の筋肉がずれるような感じで、見なくても位置がわかるくらいまで行って

図33　薬小肩胸線一致

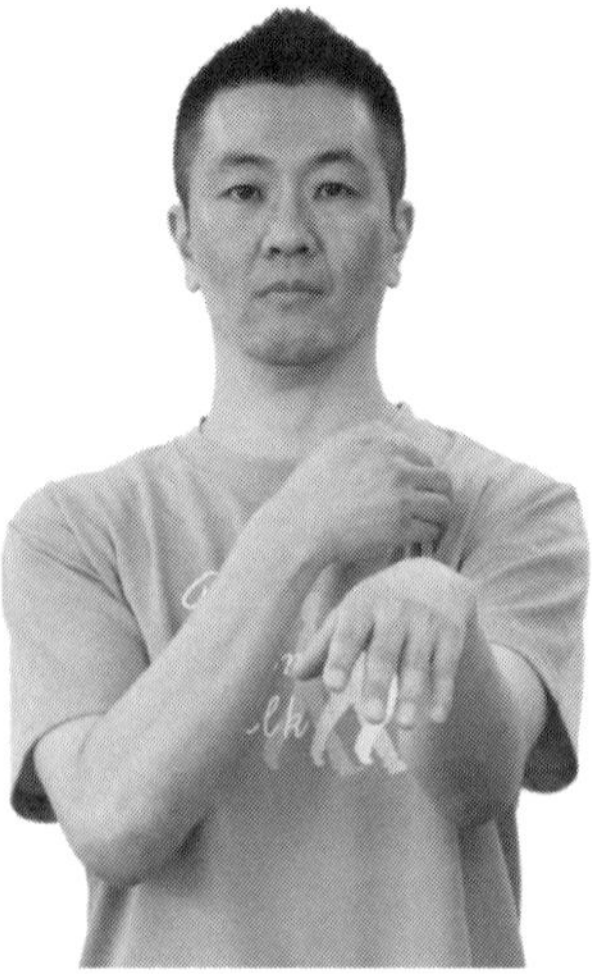

肩胸線と薬小線の位置がピタッと合うように何度かくり返す。誤差が1センチ以内ならOK

ください。

なぞり終わったら、左の肩胸線からX軸（前後）方向へ面を出した「肩胸面《けんきょうめん》」に、腕振りをする左の「薬小線」を合わせます。

上腕は垂直に対して45度、前腕は水平方向に対して25度、手の回軸度は垂直に対して70度です。

いったん左腕をその位置で止め、右の「ヘラ手」で左手の「薬小線」を2、3回なぞります。

そして、「薬小線」と「肩胸線」の位置が合っているかどうかを確認してください。「薬小線」が「肩胸線」の内側に入りすぎていたり外側に行きすぎないようにします。最初は誤差が1センチ以内ならばＯＫです。

図34　人中線の位置

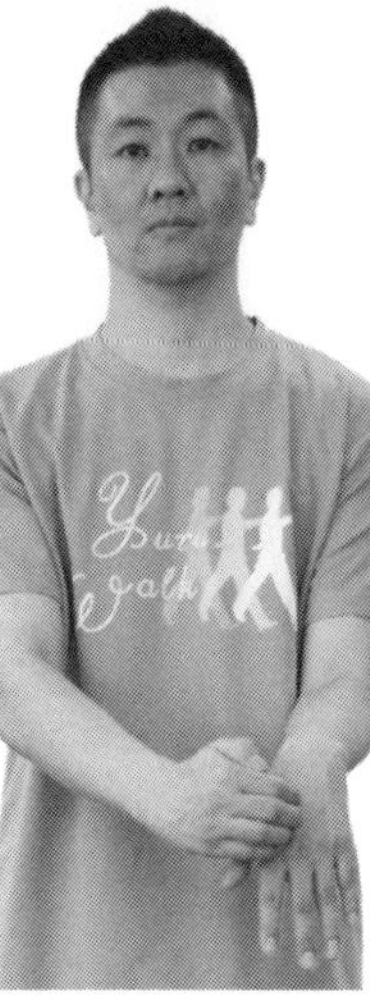

人中線は、人差し指と
中指の中手骨のあいだの溝の
ところにある

これをくり返し、誤差がほとんどなくなるまで、ピタッと合うように何度もやってみてください。これを「薬小肩胸線一致《やくしょうけんきょうせんいっち》」と言います（図33）。

今度は、右手も左手と同様に行います。その場歩きしながら、左右それぞれ15〜20回ほどやって、ある程度「薬小肩胸線一致」ができるようになったら後ろ振りに進みます。

まず、前振りのときと同様に「一面手接合法」と「一面手擦合法」、「環境センター法」を丁寧に行います。

次に、右の「ヘラ手」で左手の人差し指と中指の中手骨の間の「人中線《じんちゅうせん》」を、皮膚と骨のあいだがずれ動くように20回ほどこ

図35　腰幅線と腰幅面の位置

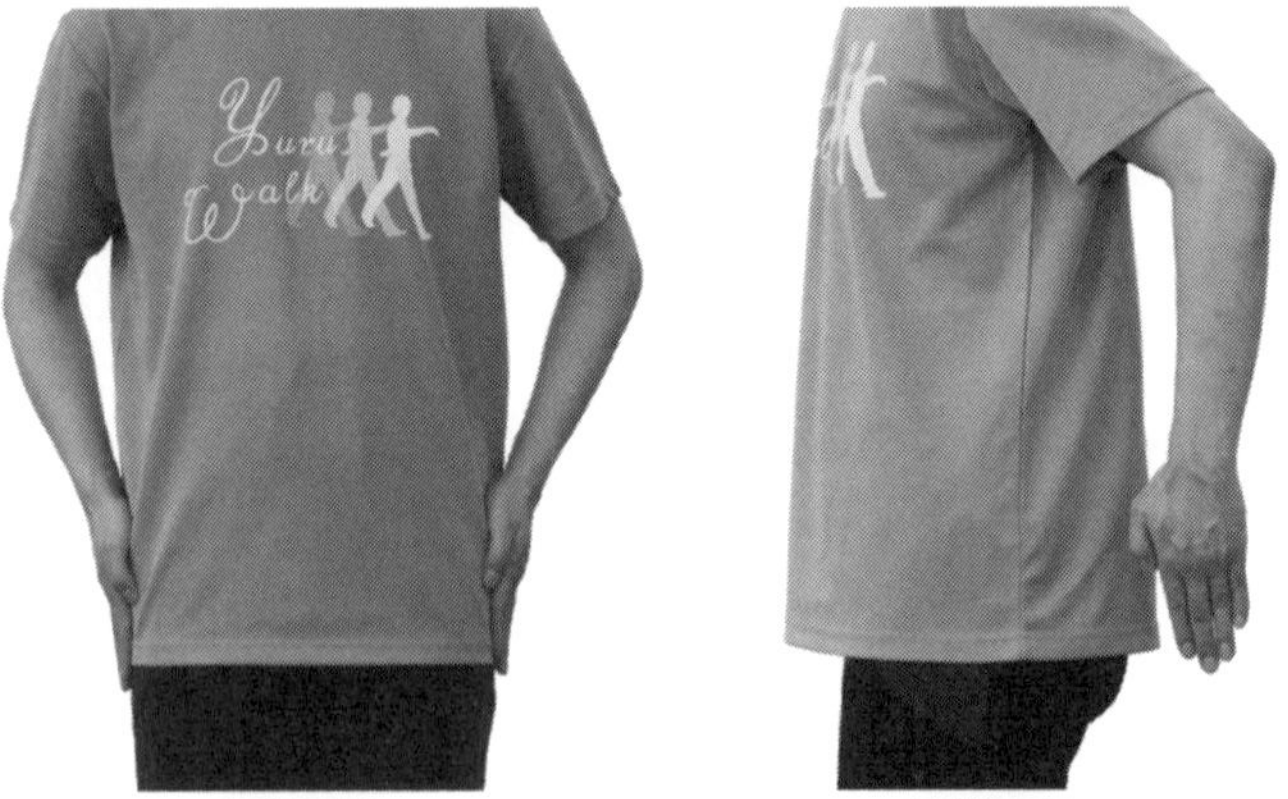

腰幅線
正面から見たときに腰幅にできるライン

腰幅面
腰幅線を真後ろに向かって伸ばしていったもの

すって切ってください（図34）。

そして、左の腰を左の一面手で何度もさすります。

ここを「腰幅線《ようふくせん》」と言います。ここを通って面をX軸（前後）方向、真後ろに向かって伸ばしていったものが「腰幅面《ようふくめん》」です。「腰幅線（面）」も20回ほどこすります（「腰幅面」上では空間を切る）（図35）。

左手を後ろへ振ります。上腕30度、前腕は脱力して垂直、手の回軸度は30～45度です。左手の「人中線」が「腰幅面」上にくるように振ってください。

そのときに、視線を後ろへチラッと向けて、「人中線」が「腰幅面」をきちんと捉えられているかを確認します。

視線を戻して前を向き、後ろ側が見えな

図36 人中腰幅線一致

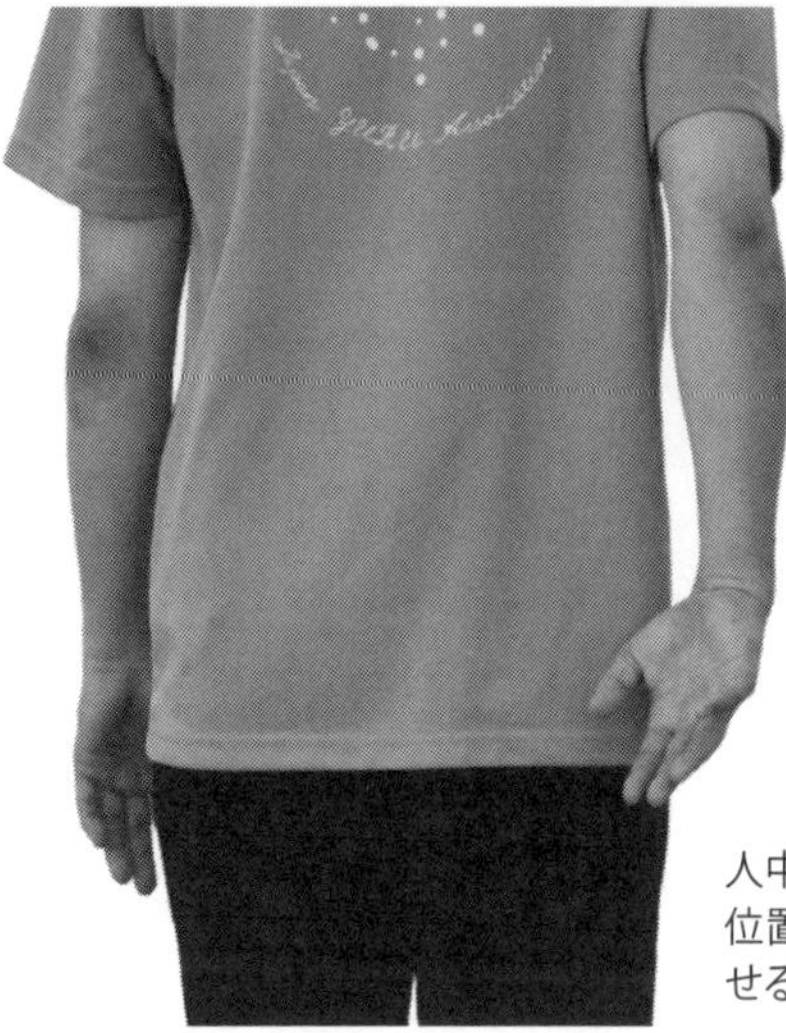

人中線と腰幅線（面）の位置をできるだけ一致させる

い状態でもやります。前を見たまま何度もやってみてください。身体を動かしているときの自分の身体と空間の感覚を頼りにしなければいけないので、非常に難しい作業です。

「人中線」と「腰幅線（面）」が一致する「人中《じんちゅう》腰幅線《ようふくせん》一致《いっち》」がある程度できてきたら、今度は反対の右側でも同様に行います（図36）。

左右両方ともできたら、その場歩きをします。

このとき、上腕の前振りは45度、後ろ振りは30度、前腕は前振りが水平方向に25度、後ろ振りは垂直に対して0度。回軸度は前が70度、後ろは30～45度です。

さりげなく、前振りで薬小線を肩胸面に

合わせます。「薬小肩胸線一致」です。

そして、前振りよりも難しいのですが、後ろ振りでも人中線を腰幅線（面）に合うようにします。「人中腰幅線一致」です。

肩支点がなく、肩甲骨が肋骨から剝《は》がれていないと、人中線は腰幅面になかなかはまっていきません。肩支点や肩甲骨、人中線、腰幅面などは、それぞれの要素が連動することが必要です。そして次に「薬小肩胸線一致」と「人中腰幅線一致」を連続的に行うのですが、左、右、左、右と同時かつ連続で行うのは難しいので、左だけで4、5回ほどやってみてください。そのとき右のことは忘れます。

ある程度できるようになったら、右で4、5回ほど行います。

左右別で何度かくり返してください。慣れて面白くなってきたら、左右の同時かつ連続に挑戦してください。はじめは動きの操作も視認もなかなか追いつかず、時に混乱してしまうほど難しいかもしれませんが、何度も挑戦するうちに次第に慣れてきます。さらに何度も挑戦するうちに、まるで何かに吸いこまれるようにこの複雑で難しい運動がまさに面白いようにはまるときが来るはずです。

左右別操作での「面白くなったら」というこの感覚、さらに左右同時操作での「何かに吸いこまれるように……面白いようにはまる」という感覚がとても大事です。脳が深く、豊かに働き出すと面白くなるのです。全身が軸を中心に圧倒的に深く連動を始めます。

これが、四足動物のメカニズムを人間の歩行動作で再現した腕振りである「猛獣腕振《もうじゅうわんしん》」といわれる能力のメカニズムなのです。

コラム：「猛獣腕振」とは

私は、科学の力を使って動物の中でも身体運動能力がひときわ高い猛獣の運動メカニズムを解明し、人間の動きに適用する体系的方法を構築しました。それが本書で紹介している「理想の歩きのためのウォーキングにおける腕振＝猛獣腕振」です（図37－1）。

猛獣の身体運動のメカニズムを人間の身体で体現した動きが「猛獣腕振」ですが、それには姿勢軸【A1】【A2】【A3】で示したゆるんだ脱力状態で腕や脚の角度の度数を正確に守らなくてはなりません。

このゆるみと度数を守れた分だけ、全身がより深く緩解し、美しいシルバーの地芯がより深く正確に取れ、それに乗ってセンターが立ちあがるようになります。そして、ゆるんでセンターが立ちあがればあがるほど、度数がますますより正確に取りやすくなってくるという関係があるのです。

猛獣腕振でこのゆるみと度数をきちんと体現できるようになれば、必ず通常とは次元の異なる脳―身体運動能力が具現化されるようになります。

図37-1　猛獣腕振

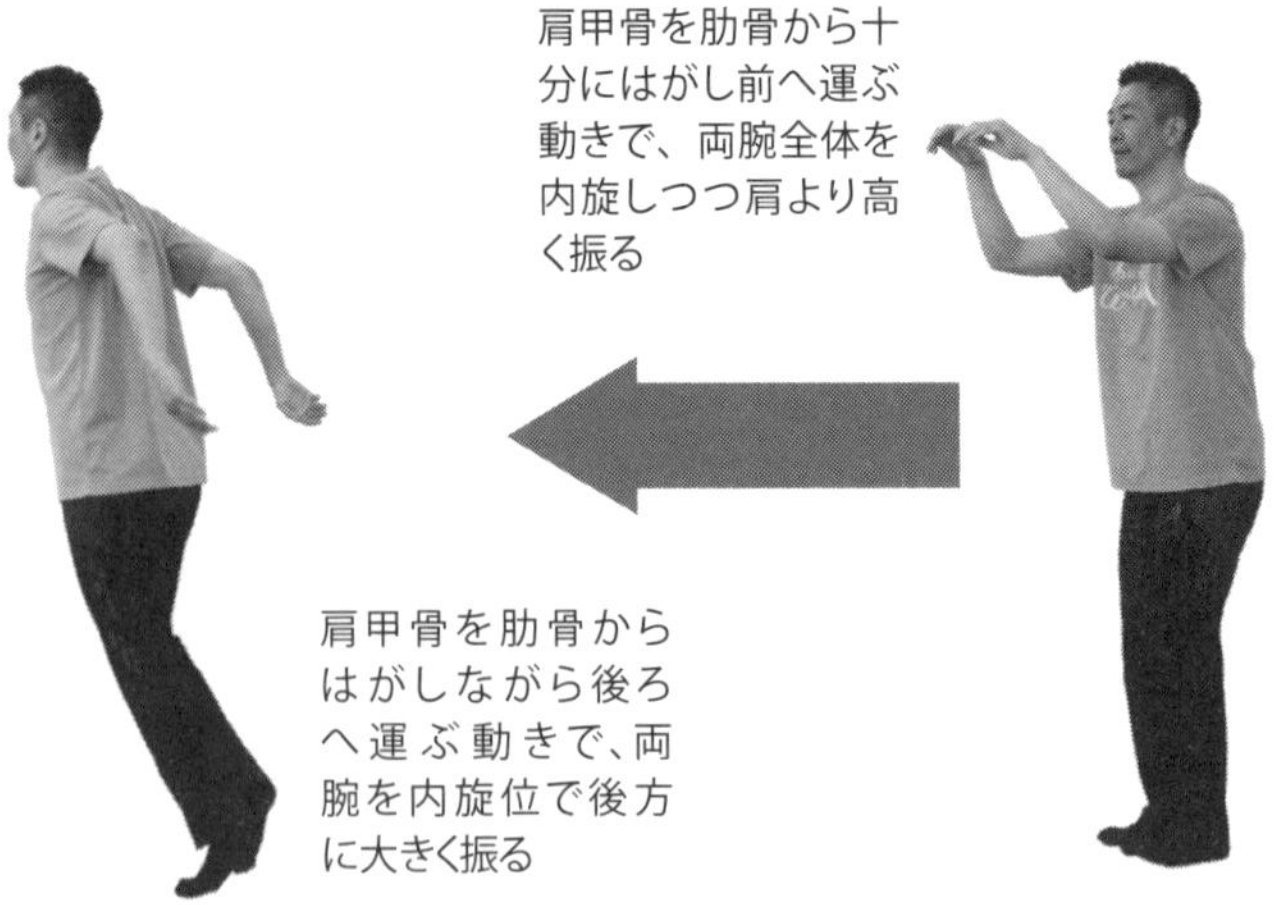

肩甲骨を肋骨から十分にはがし前へ運ぶ動きで、両腕全体を内旋しつつ肩より高く振る
肩甲骨を肋骨からはがしながら後ろへ運ぶ動きで、両腕を内旋位で後方に大きく振る

人間の遺伝子の中に組みこまれている猛獣と質的に同じ運動能力が開化し、腕脚だけでなく脳と全身の動きが一気によくなるのです。空間認知力をはじめとした多様な認識力も上がります。

2022FIFAワールドカップ・カタール大会で、キャプテンとしてチームを牽引しアルゼンチン代表を36年ぶり、3度目の優勝に導き、MVPを受賞したリオネル・メッシや、準優勝のフランス代表のエースとして活躍し、得点王に輝いたキリアン・エムバペは、猛獣腕振が見事に使えていました（**図37-2**）。

惜しくもノックアウトステージのラウンド16でPK戦の末、今大会で3位となったクロアチア代表に敗れた日本代表ですが、試合を通して卓越したパフォーマンスを見

図37-2　2022FIFAワールドカップ・カタール大会で猛獣腕振を使ってドリブルするメッシとエムバペ

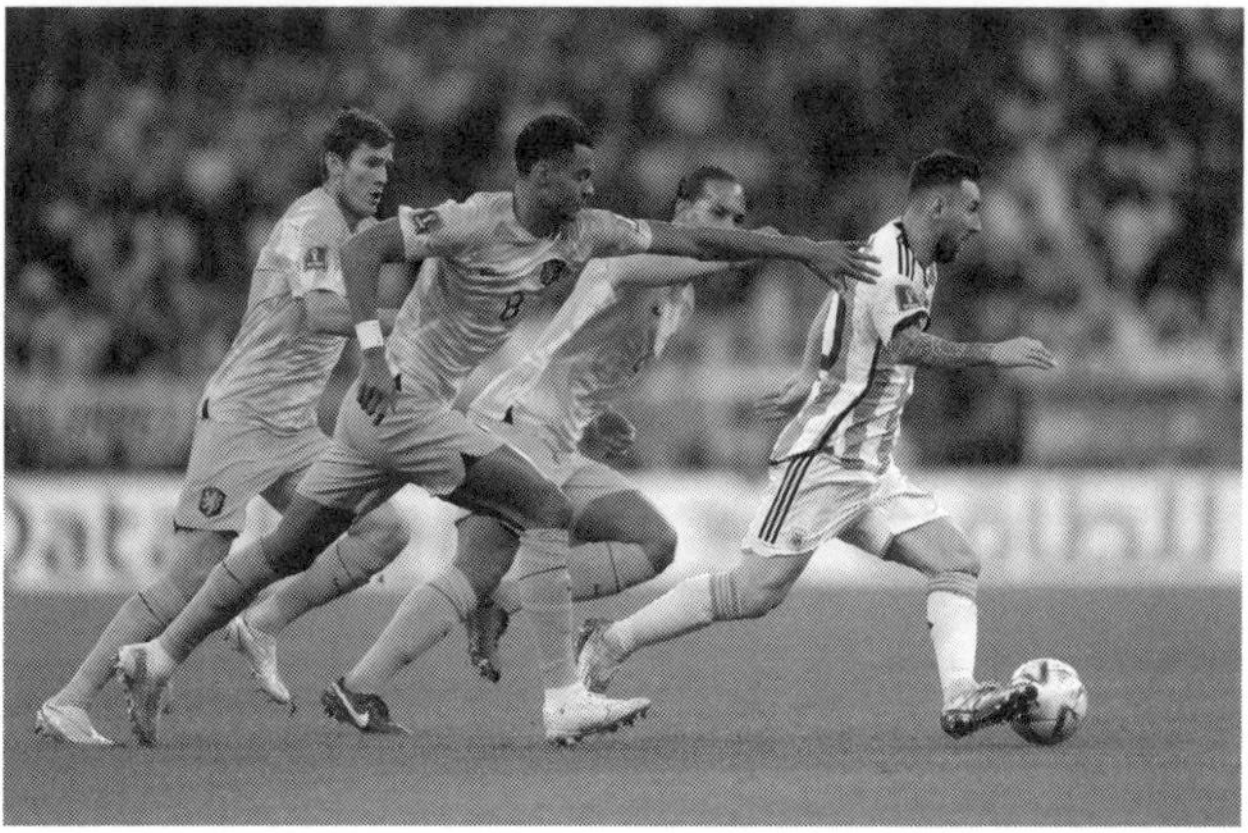

リオネル・メッシ（右）　　　（写真：PAImages／アフロ）

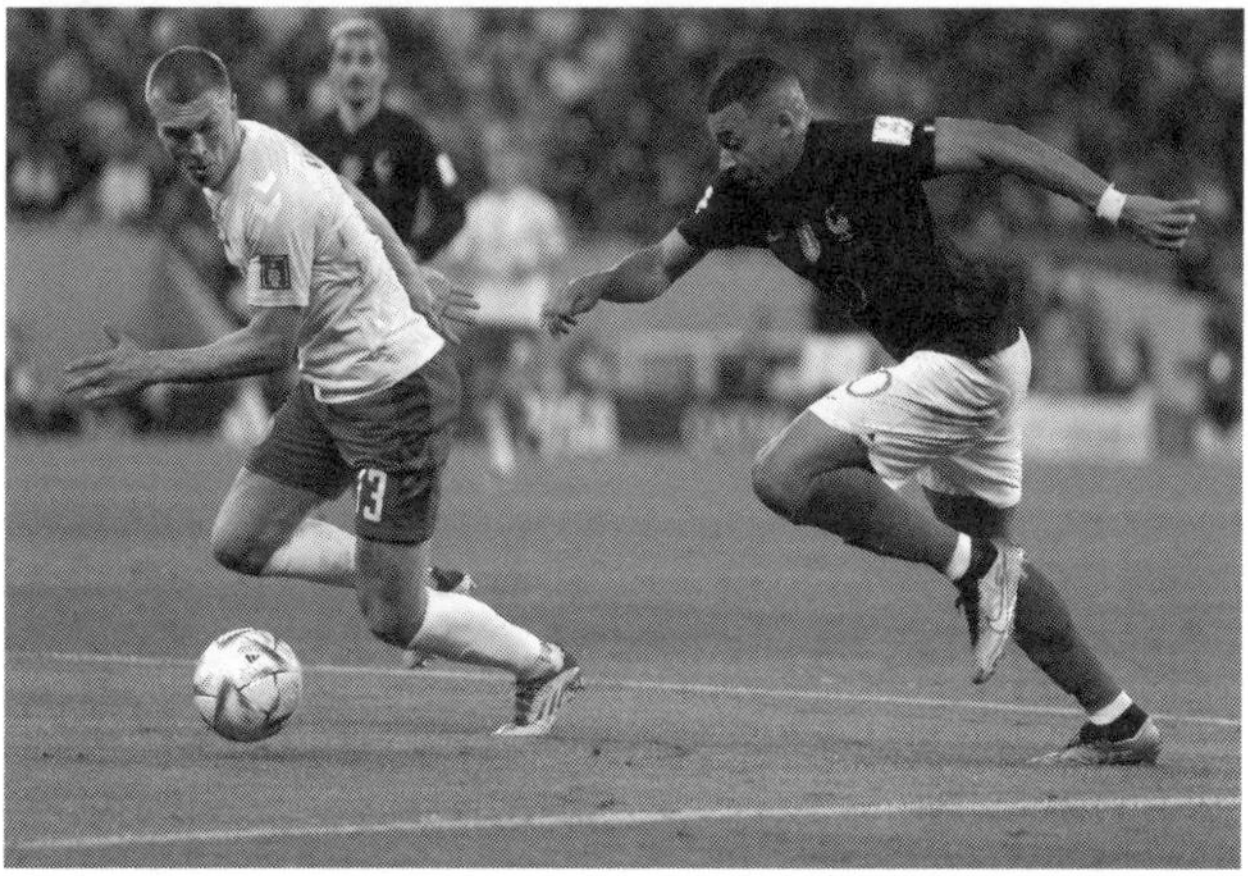

キリアン・エムバペ（右）　　　（写真：AP／アフロ）

せていた三笘薫《みとまかおる》や伊東純也《いとうじゅんや》、遠藤航《えんどうわたる》、堂安律《どうあんりつ》、浅野拓磨《あさのたくま》などは、猛獣腕振が使えはじめていました し、ほかにも使えつつある選手が数多く見られました。

日本代表レベルの選手であっても、姿勢軸【A1】【A2】【A3】に正しく取り組めば、さらに深く猛獣腕振が使えるようになり、メッシやエムバペのようなトップ・オブ・トップのプレーに近づき追いつけることが、科学的に明確に推測できるのです。

第5章

前進する筋力と
メンタル力・リーダー力をつける
「ドライブ軸」

▒「ドライブ軸」とは

第5章で取りあげるのは「ドライブ軸」です。

この軸を中心装置とする「ドライブ軸ウォーク」は、抵抗に打ち克ち前進する駆動筋肉とメンタル力・リーダー力をつける役割を担う軸ウォークです。

このドライブ軸は、格闘技やラグビーなどぶつかり合うスポーツにはなくてはならない軸です。サッカーやバスケットボールなどの競技でも代表レベルの試合になると、強いリーダーシップを発揮する選手には必ず備わっているものです。

かつてサッカーのフランス代表だったジネディーヌ・ジダンはドライブ軸が非常に強く、相手チームのメンタル、フィジカル一体の抵抗力を打ち壊していくような選手でした。

ドライブ軸に習熟すると、スポーツだけでなく日常の仕事や生活においても、強い前方前進力で抵抗勢力となる困難や障害を乗り越え、時に打ち砕き、ゆるぎない精神力と確固たるリーダーシップを発揮できるようになります。

ドライブ軸は、第2章で学んだリード軸とは正反対の性質を持っているので、この2つの軸が両方とも使えるようになると、局面に応じて自由自在に対応できるようになります。

それでは移動軸の新しい展開となるドライブ軸に入っていきたいと思います。さっそくドライ

図38　ドライブ軸の前に行う環境センター法

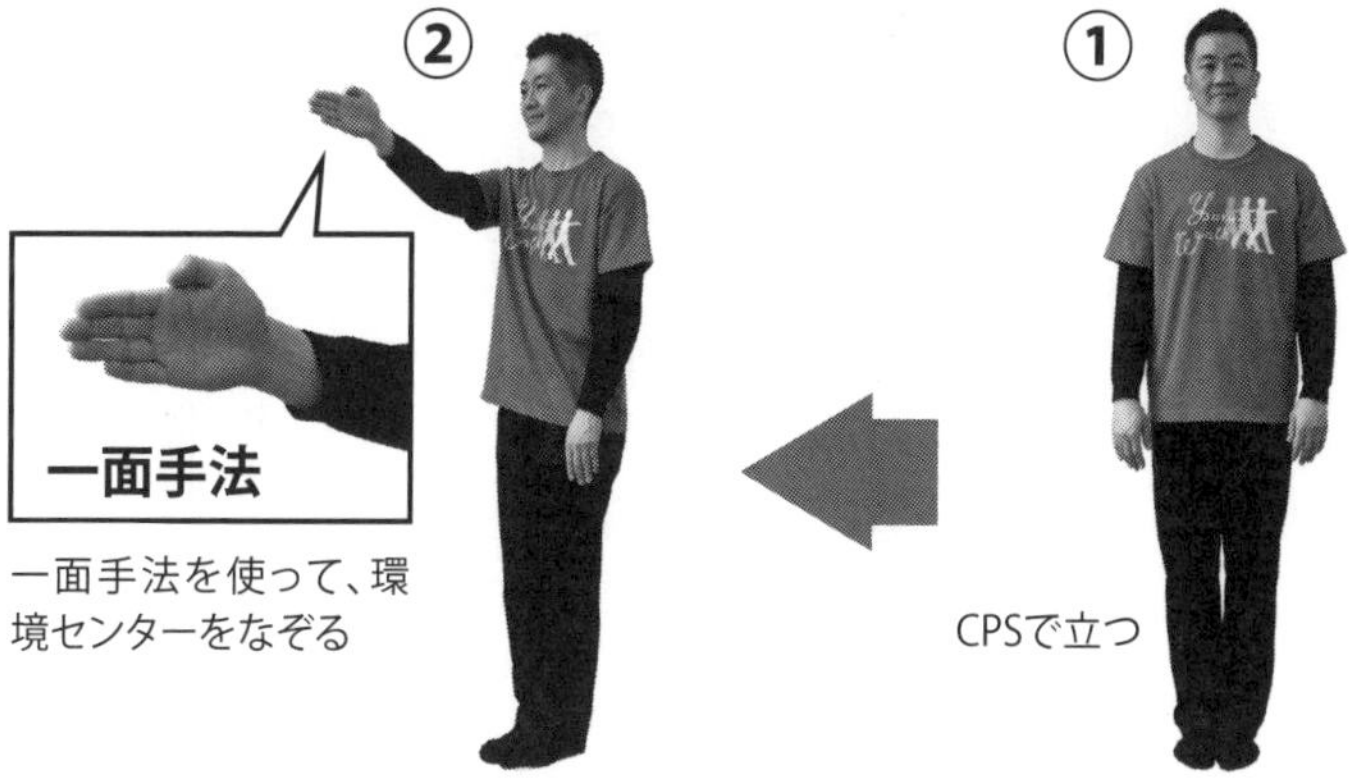
①
CPSで立つ
②
一面手法
一面手法を使って、環境センターをなぞる

「美しいシルバーのセンター」と３回言ったあと、「スパーッ」とつぶやくのは２、３回にとどめておく。さらに「スパーッ」と言うたびに「なぞってなぞってコースコス」と、ちょっと笑う感じで言うと、センターが固くなりすぎるのを防ぐことが期待できる

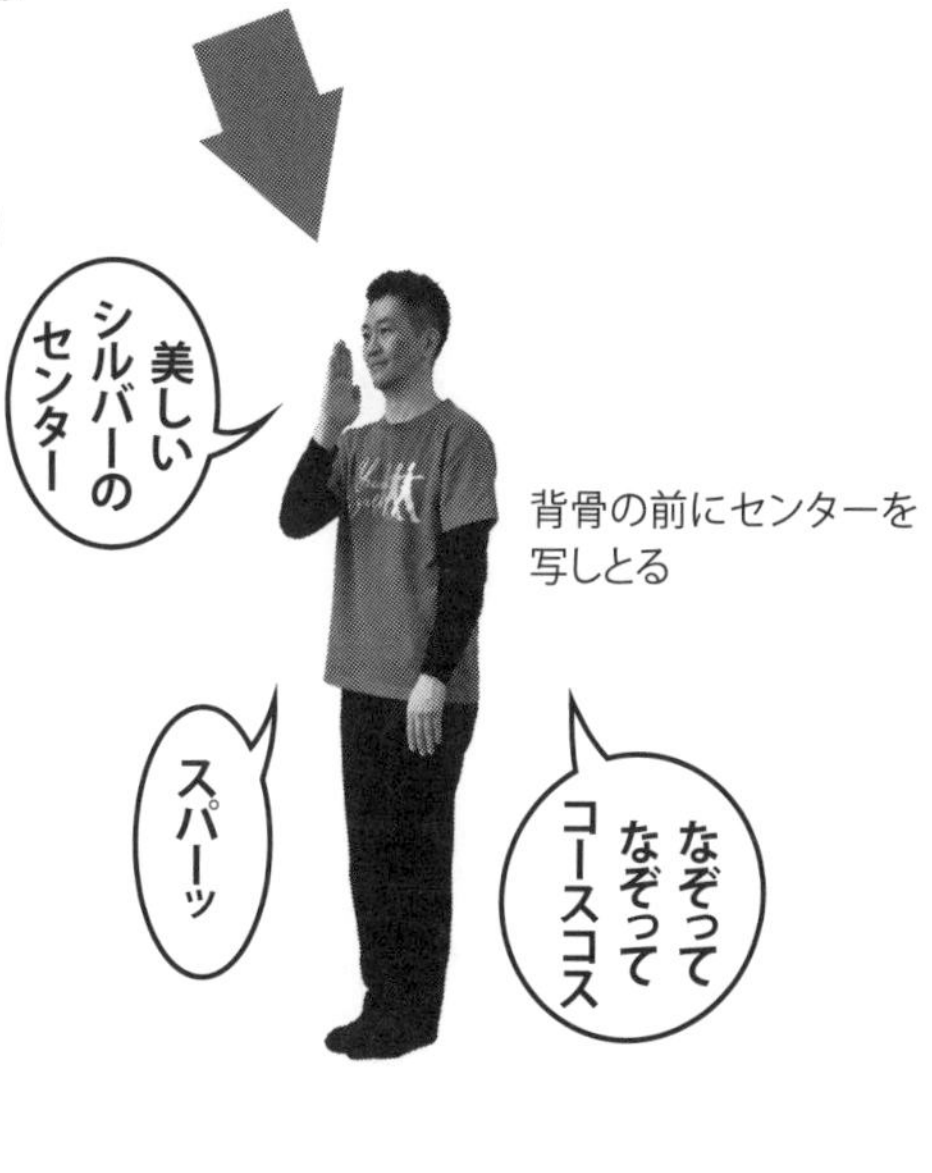
③
美しいシルバーのセンター
背骨の前にセンターを写しとる
スパーッ
なぞってなぞってコースコス

ブ軸のトレーニング方法を紹介します。

まず「環境センター法」を極《きわ》めて正確に行い、強く、しっかりしたセンターをつくります。なぜならドライブ軸は、抵抗を生み出しながらその抵抗に打ち克っていくためのセンターだからです。正確さにおいて大事なのは「一面手法《いちめんしゅほう》」です（図38）。

「一面手法」では、手のひらを真っ平らにするだけでなく、四指も手のひらの延長にまっすぐ伸ばして揃え、そこへ親指を沿わせて、手全体をまるで一枚の板のような面にします。

まっすぐな環境センターに匹敵する真っ平らな面を手につくるためには、壁やテーブルに手を置いて、環境センターを写しとるときと同じように「なんて真っ平らなんだろう」と感動をもってつぶやき、その一面性を手に写しとるように、両手を合わせたり、さすり合ったりするとよいでしょう。

伝家の宝刀「擬態語」の使用法

それからこの「一面手法」を使って「なんてまっすぐなんだろう」と感動をもってなぞるわけですが、「一面手法」がきちんとできていればいるほど、その感動は深くなるはずです。

そして背骨の前にセンターを写しとります。「美しいシルバーのセンター」と何度もつぶやきながらなぞりますが、ここで「スパーッ」という擬態語の使用法について注意があります。

姿勢軸やリード軸の場合、「スパーッ」とつぶやくのは、「美しいシルバーのセンター」が３回に対して1回以下、というのが基本原則でしたが、それは「スパーッ」と言うことによって、センターが強くしっかりする半面、固くなりすぎる傾向があるからです。

しかしドライブ軸は、抵抗を生み出し、その抵抗に打ち克っていくためのものですので、力強いセンターをつくる必要があります。そうかといって、5回も10回も「スパーッ」を使うのは、やりすぎです。「美しいシルバーのセンター」と3回言ったあとの「スパーッ」は2、3回にとどめるのが適切です。

それに加えて「スパーッ」と言うたびに「なぞってなぞってコースコス」と、ちょっと笑う感じで言いながら、背骨の前のセンターをなぞります。

この運動科学独自の擬態語「なぞってなぞってコースコス」は、長年「歩道」に取り組んでいる者にとってはまさに伝家《でんか》の宝刀《ほうとう》です。

これを使わないと、力強いセンターのマイナスの効果が如実に出てきます。身体意識的には拘束が生まれ、身体的には、たとえば体幹を固めた状態で腕脚《わんきゃく》だけが関節で動く、クランク運動の傾向が出てきたりします。

また第4章の「緩軸《かんじく》」では、直立軸、移動軸、作動軸の優秀性を担保するさらに本質的なものが緩軸であるとお話ししました。覚えている方は、これでは緩軸も育たないことがおわかりいただけるでしょう。

このようなことを防ぐためにも、必ず「スパーッ」と1回言ったら「なぞってなぞってコースコス」を楽しんで取り入れてください。

次に姿勢軸です。日々取り組んでいけば、姿勢軸に習熟してくるはずなので、【A1】【A2】【A3】をさらに磨きをかけて正確に行ってください。

ここまでの過程すべてがドライブ軸のトレーニングです。

ドライブ軸のメイントレーニング

姿勢軸が終わったところで、いよいよドライブ軸のメインです（図39）。

あらためて美しいシルバーのセンターを「一面手法」でなぞりながら、少し長めのセンターをつくります。

頭の上は50センチ以内、足下《そっか》（床あるいは地面の下）は20センチ以内です。

そして、たとえば「頭の上を30センチ、足下を10センチ」などとつぶやきながら、「少し長め」という部分の精度をある程度高めていきます。

さらにその場歩きをしながら、この少し長めのセンターを、「一面手法」で「美しいシルバーのセンター」と言ってなぞります。

もう一方の手は、姿勢軸の腕振りを続けます。姿勢軸の腕振りが正確にできていることを前提にお話ししますが、姿勢軸への意識の向け方は、どうぞさりげなく行ってください。

ちなみにこの「さりげなく」とは、運動科学のトレーニングにおける専門用語としての「さりげなく」です。「意識はするけどさりげなく」を、さりげなく意識できるようにしてください。

いよいよ少し長めのセンターを運びながら歩きます。その場歩きをしながら「少し長めのセンターを運びながら歩く」とつぶやいてください。

そして、たとえば上空30センチ、足下10センチの、少し長めの美しいシルバーのセンターを運びながら歩きます。

ではスタートしましょう。「運ぶ〜、運ぶ〜、運ぶ〜」とつぶやきつつ3歩進んだら、「回軸研《かいじくけん》磨法《まほう》」で左回りをします。ここでいったんその場歩きをやめるか、可能な方はその場歩きを続けながら、もう一度少し長めのセンターをつくります。

そして、その場歩きを再開あるいは続けながら「少し長めのセンターを運びながら歩く」とつぶやいて、スタートします。「運ぶ〜、運ぶ〜、運ぶ〜」とつぶやきつつ3歩進んだら「回軸研磨法」で左回りです。

今度は、その場歩きを続けながら美しいシルバーのセンターをなぞります。「一面手法」を忘れないように、そしてもう片方の手は、腕振りをさりげなく続けます。

そして「少し長めのセンターを運びながら歩く」とつぶやいてスタートします。「運ぶ〜、運ぶ〜、運ぶ〜」で3歩進んだら、今度は右回りで「回軸研磨法」です。

さらに続けてその場歩きをしながら、先ほど右手を使った人は左手で、左手を使った人は右手

図39　ドライブ軸のメイントレーニング

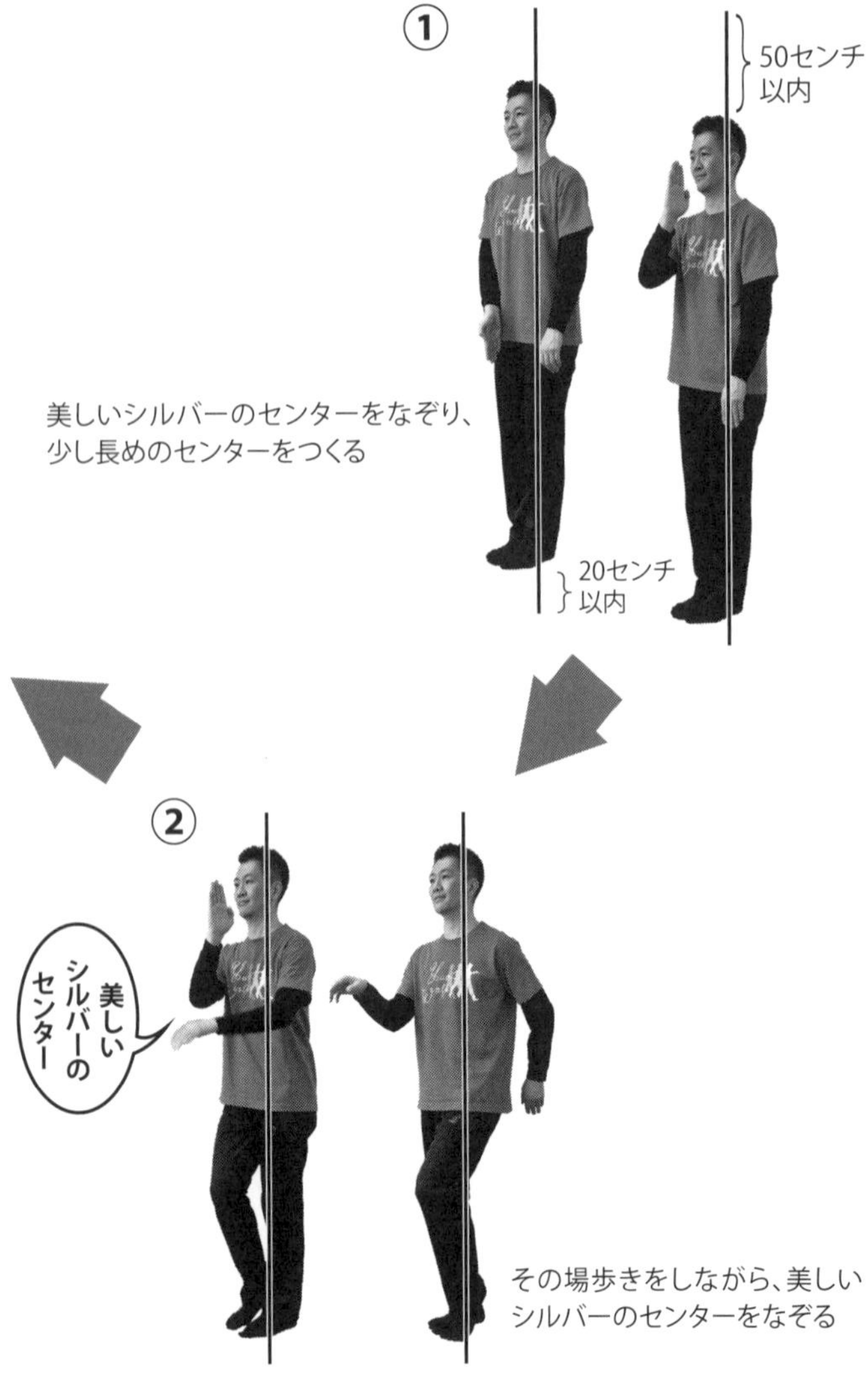
①
50センチ以内
20センチ以内
美しいシルバーのセンターをなぞり、
少し長めのセンターをつくる
②
美しいシルバーのセンター
その場歩きをしながら、美しい
シルバーのセンターをなぞる

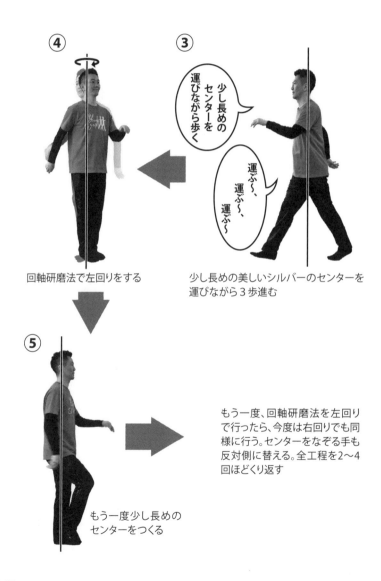

③

少し長めの美しいシルバーのセンターを運びながら３歩進む

④

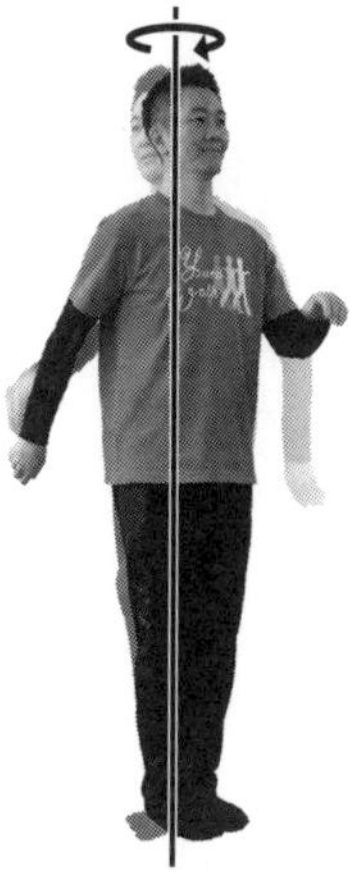

回軸研磨法で左回りをする

⑤

もう一度少し長めのセンターをつくる

もう一度、回軸研磨法を左回りで行ったら、今度は右回りでも同様に行う。センターをなぞる手も反対側に替える。全工程を2〜4回ほどくり返す

でセンターをなぞります。

センターをサモンしながらその場歩きをすると、どうもちぐはぐになって歩きが乱れてしまう、センターがうまくサモンできないという人は無理をせず、その場歩きをやめて静止直立位で行ったほうがよいでしょう。そして機会をあらためて、その場歩きをしながら上手に片手でセンターをなぞれるようにトレーニングをしてください。

ではその場歩きを続けながら、そしてさりげなく正確に姿勢軸の腕振りもしながら「少し長めのセンターを運びながら歩く」と言ってスタートです。「運ぶ〜、運ぶ〜、運ぶ〜」で3歩進んだら、右回りで「回軸研磨法」を行って全工程を1回終了です。

ドライブ軸∨姿勢軸∨リード軸

いかがでしょうか。リード軸と比べると、抵抗感に歴然たる違いを感じられたと思います（図40）。

姿勢軸を平均とすると、リード軸ではより抵抗が減ります。より楽に、気持ちよく、スピーディーに、何か他のものの力で動かされているように、より無抵抗に近づく方向で歩けるようになります。

それに比べると、姿勢軸でも抵抗感に打ち克ちながら歩いていることがわかります。人間が移動運動をするということは、物理学的にも仕事量が生まれているということです。人間の身体と

図40　ドライブ軸とリード軸における内的抵抗の増大と減少

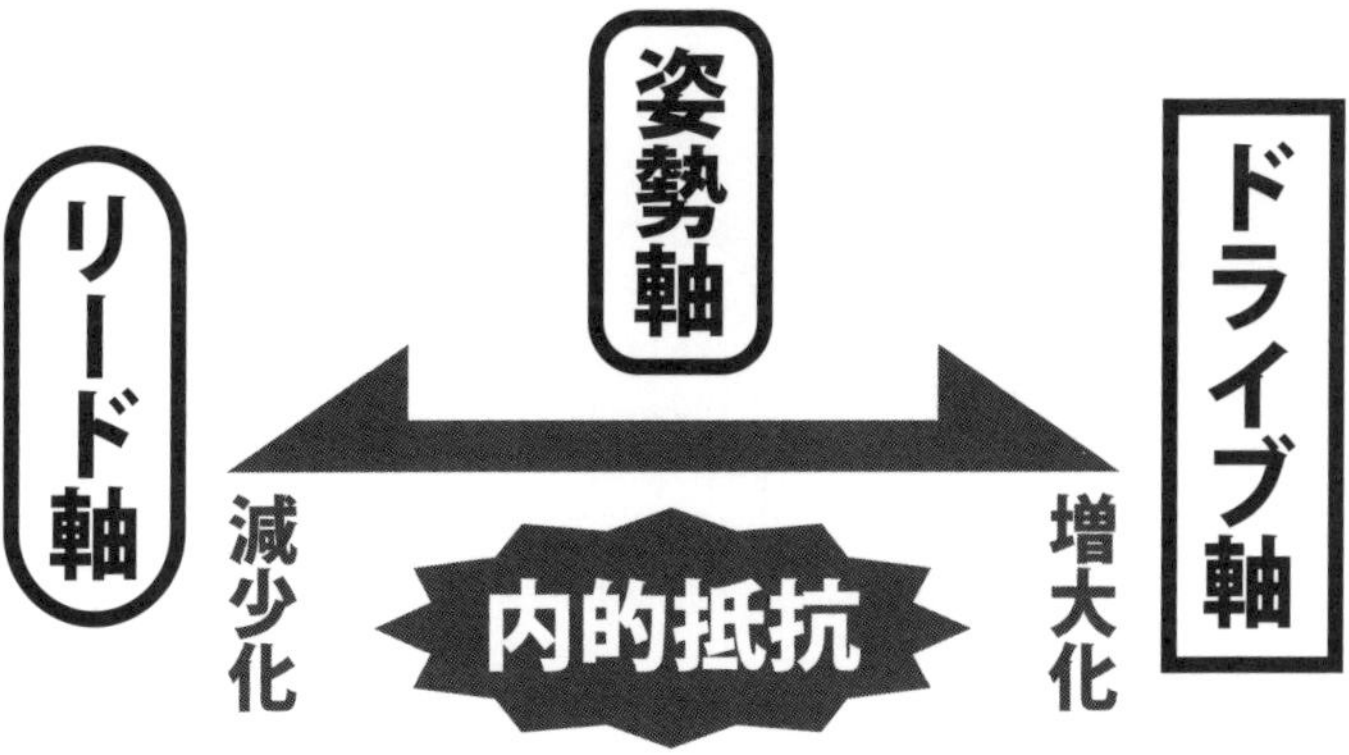

いう質量のある物体の位置を変えるわけですから、質量の分だけ仕事量が生まれますので、抵抗感が生まれるのはある意味当然のことです。

そうしてみると、リード軸で抵抗感がなくなるというのは、実はたいへんなことなのです。実際には同じ質量の自分の身体という物体を運んでいるから仕事量は同じはずなのに、努力感なく速く歩ける、つまり抵抗感が減るのです。

この努力感なく速く歩けるということは、力学的、生理学的、心理学的にも、実に重要な指標になります。このような優れた身体運動の条件は、科学的な定義といってもよく、リード軸はまさにこの条件に当てはまります。

一方、ドライブ軸は姿勢軸を挟んでリー

ド軸とは正反対のところに位置します。より大きな抵抗感が生まれ、それに打ち克ちながら歩くので、努力感があります。歩く速度もリード軸に比べると、遅く感じます。その遅さに打ち克ちながらなんとか速く歩こうと努力する、といった感じです。

抵抗に打ち克ちながら歩くと、いかにも仕事をしている、歩いているという実感があるだけでなく、いかにも筋肉を使っている感じも生まれます（どこの筋肉かはここではあえて言いません）。これがドライブ軸の非常に重要な部分です。

抵抗に打ち克つために筋肉を使いこなすことも小さな目的の一つではありますが、ドライブ軸は、抵抗、仕事量を増大させるためにあるといっても過言ではありません。

そこで次のような疑問が生まれます。「自分の身体の質量が変わらないのだから、その質量を運ぶ仕事量は変わらないのではないか？」

これは、人間が動かない物体だとすると、その通りなのです。

たとえば70キロの岩だとか鉄の塊を、岩や鉄の塊自身ではない他物が5メートル先まで運ぶとすれば、そこに生まれる仕事量は、その物体の質量が一定ならば変わりません。

人間の場合、それ自身が運動をして運ぶのであり、他物が運ぶのではありません。そこに大きく深い意味があります。

その物体とは、心があり、生理学的現象があり、物理学的現象を持ち、さらには心と身体の境界領域に存在する身体意識を伴う人間という極めて複雑な運動体なのです。自分自身の中に存在する複雑に層をなした機能によって自分自身を運ぶというとんでもない仕事をしているのです。

そこに生まれるのは内的抵抗、外部からではなく自分自身の中に存在する抵抗です。その抵抗が可変的なものであることは、皆さんもすでにご自身が取り組まれているさまざまな身体運動の中でも経験されていることでしょう。

「歩道」では、すでに姿勢軸とリード軸で経験しました。リード軸は内的抵抗を減少化する軸であり、ドライブ軸は、内的抵抗を増大化する軸なのです。どちらも軸、センターであることには変わりなく、軸、センターの働きに違いがあるということなのです。

リード軸では無抵抗感が生まれるほど、別の力で動かされているのではと思うくらいより楽に、より努力感なく、より速《すみ》やかに歩け、垂腕・垂脚のような現象が生まれてくることが、指標の一つになります（リード軸には作動軸化という課題がありますが、ここでは置いておきます）。

一方、ドライブ軸は抵抗が生まれれば生まれるほどいいのです。

ここでまた、こう思う人がいないとも限りません。「肩周り、股関節周りをガチガチに固めて、高岡先生がサッカートレーニングの本で紹介してよく知られるようになったブレーキ筋の最たるもの、前腿《まえもも》をバキバキに使ったらよいのでは？」

はっきり申しあげて、これはまったく意味がないどころか、非常に大きなマイナスです。

ドライブ軸のトレーニングとは、「環境センター法」と、それによってつくられた内的環境センター（自分のものになった環境センター）を前提にして、肩支や転子開発による振子体も含めた姿勢軸や、さらにこれまで紹介した身体をゆるめるための専門的トレーニングを含んだものなのです。

■抵抗に打ち克つために

そうすると、ドライブ軸より先に出てくるリード軸も、ドライブ軸の前提になっていることがおわかりいただけるはずです。

抵抗成分をつくり出して、抵抗にわざわざ打ち克つようなドライブ軸をつくり上げるトレーニングをするためには、その前に、抵抗成分を減らして垂腕・垂脚化するリード軸に取り組む必要があるのです。必ずドライブ軸より先に、リード軸を学び、トレーニングをしておくことが、「歩道」の体系の鉄則、金科玉条《きんかぎょくじょう》です。

「歩道」の体系が、だんだんわかってきたと思いますが、ドライブ軸で使うのは、けっして肩周りや股関節周りの力み、大腿四頭筋《だいたいしとうきん》に代表されるブレーキ筋の力みなどによる抵抗成分ではありません。

むしろ逆に、そういった力はどんどん排除し、可能な限りゼロに近づけるのが望ましいのです。ゼロに近づけながら、なおかつ抵抗成分を生み出していくのがドライブ軸なのです。

そんなことができるのか、いったいどこからその抵抗が生まれるのか、どこに抵抗成分は存在し得るのか、ということについて、これからお話しします。

さて、ドライブ軸の抵抗成分はどこから生まれるのでしょうか。勘のいい方はお気づきになったことでしょう。それは「少し長めのセンターを運びながら歩く」ところにあります（図41）。リード軸ではセンターに連れられて気持ちよく歩きますが、これはセンターが自分を運ぶという観点です。

それに対してドライブ軸では自分がセンターを運びます。

図41　少し長めのセンターを運びながら歩く

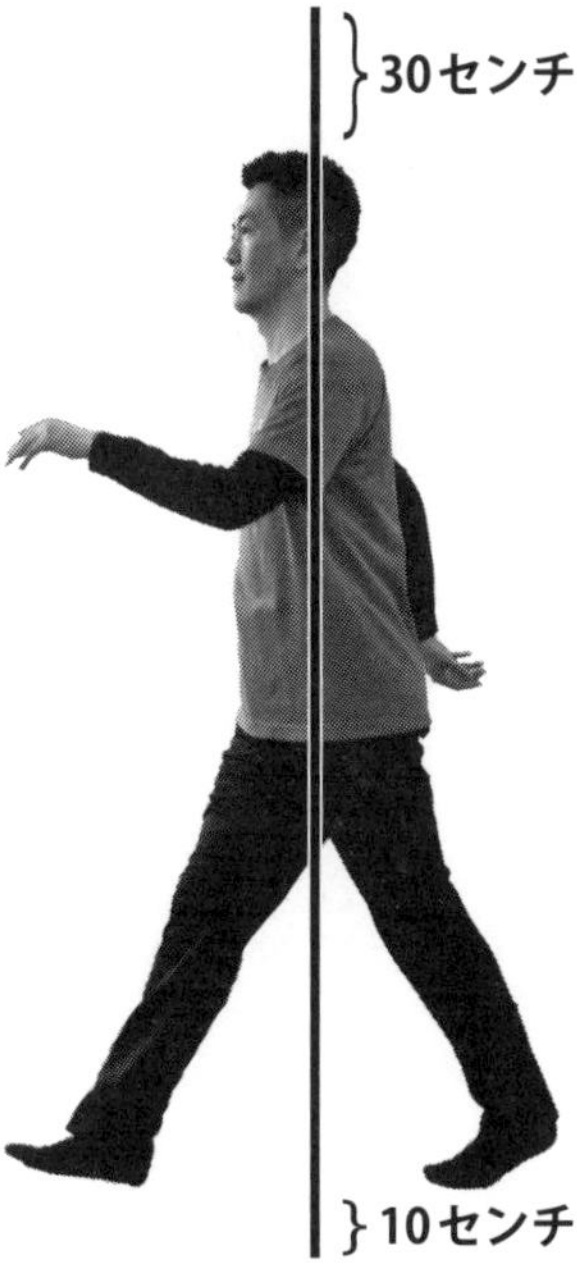

ドライブ軸の抵抗成分を増すために、センターを少し長め（頭上30センチ、足下10センチ）に取り、そのセンターを運びながら歩く

まず基本的に、センターを運びながら歩くことによって抵抗成分が生まれます。さらにその抵抗成分を増やすために、センターを少し長めに取ります。センターを頭の上30センチから足下10センチまでとすると、その長さ全体が抵抗成分になります。特に床や地面の下の10センチの影響は大きいはずです。

ところで、歩いているときにセンターの長さのことを忘れてしまったという人がいるかもしれませんが、それでは効果はまったくのゼロではないにしても、ドライブ軸は弱くなります。

リード軸で感じられたように、抵抗感なく気持ちよく歩けることはとても快適です。人が誰しも快感原則に従うとするならば、せっかくセンターを長めに取って抵抗成分をつくっても、いざそれを運ぼうと歩き出したとたん、センターが短くなってしまうことは十分にあり得ることです。

しかし、そこで打ち克つだけの抵抗成分がなければドライブ軸のトレーニングにならないので、ここはなんとしても長めのセンターをきっちり取ることです。

より正確かつ強いセンターとは、歩き出しても消えない強さで正しい位置にきれいに通るセンターという意味でもあります。

頭の上のセンターには、風を切るように空気抵抗に克つ強さが、足下のセンターには、床下や地面の中を切っていくような力強さが必要です。その間の体幹では、背骨のすぐ前に、背骨とくっつき合うようにセンターが通っていて、空間を切り分けて押し通すように空間に打ち克っていきます。

■センターを運ぶ「背骨」

では、センターを運びながら歩く主体は何かというと、それが〝背骨〟です。

思い出していただきたいのですが、これまでに「環境センター法」で背骨の前をこするようにセンターを写しとり、姿勢軸でもセンターをこすり、リード軸でも、ドライブ軸でもセンターをこすりました。これはある意味、センターをするとともに背骨をこすっていることにもなるわけです。

こすることによって、身体意識としての美しいシルバーのセンターができると同時に、そこに〝背骨〟というものができてくることにもなるので、同じ位置を二重にサモンしていることになります。

あえて言うならば、背骨のすぐ前の部分に成立するのは身体意識としてのセンターであり、センターと触れ合う背骨の前端部分に成立するのは、センターを成立させ、それを支える〝背骨〟という身体意識です。

これを日常的な言葉で表すならば、「背骨の感覚」「背骨の感じ」と表現することのできる身体意識です。

ドライブ軸においてはこれらの身体意識が押し合うことになります。

つまり、美しいシルバーのセンターを〝背骨〟が押して歩き、センターは〝背骨〟に押されて運ばれます。そしてさらには頭上30センチ、足下10センチのセンターは空と地面や床下や空間そのものを切って進みます。もちろん〝背骨〟は、背骨を中心として存在している体幹、腕、脚、頭をひっくるめた全身体が運んでいるのです。センターだけを運んで移動するわけではありません。

センターを運びながら歩くその主体とは、センターを押し運ぶ背骨を中心装置とした全身体である、ということです。

これらの全体構造が正しく成立することが、このドライブ軸の重要な論理です。

ちなみに、いまお話しした「美しいシルバーのセンターを〝背骨〟が押して歩き、センターは〝背骨〟に押されて運ばれる」「頭上30センチ、足下10センチのセンターが、空と地面や床下や空間そのものを切って進む」というドライブ軸のトレーニングは、背骨とセンターを別のものとして明確に意識化し使い分けるという難しい内容です。

まだ取り組みはじめたばかりの入門レベルの方からすると、かなり難しく感じられるかもしれません。

そのような方は、とりあえずいまはサーッと読み進めていただき、姿勢軸やリード軸、モーター軸などのトレーニングがある程度進んできたところで、あらためて取り組んでいただくことをおすすめします。

■歩き出しが肝心

すでにご説明したようにそれらの関係全体がセンターの抵抗感を重みとして成立させているのであって、美しいシルバーのセンターそのものには重みはありません。

したがって、その場歩きをしているときにはまったく重みを感じません。そこからひとたびセンターをズルッと運びながら歩こうとすると、はじめてグッと重みとして感じられる抵抗が生まれるのです。

たとえばエンストした自動車を押して動かすときに、屈強な人たちであったとしても最初は「ウウッ」と相当な抵抗感を感じるでしょう。慣性の法則が働いているので車が動き出せば抵抗はだいぶ減りますが、これに似た抵抗感を、身体意識としての重みとして成立させるのです。

ドライブ軸ができているか、どれほど優れているか、あるいはトレーニングが上達しているかどうかは、歩き出すとき、歩いているときに、どれだけ重みを発生させられるかで決まります（図42）。

別の言い方をすれば、ドライブ軸とは、進行方向とは反対方向へ重みを発生させる軸だということです。限りなく抵抗成分をなくしていけるのが優れたリード軸だとすると、限りなく抵抗成分を増やしていけるのが優れたドライブ軸だと言えるでしょう。

図42　ドライブ軸は進行方向とは反対方向へ重みを生む軸

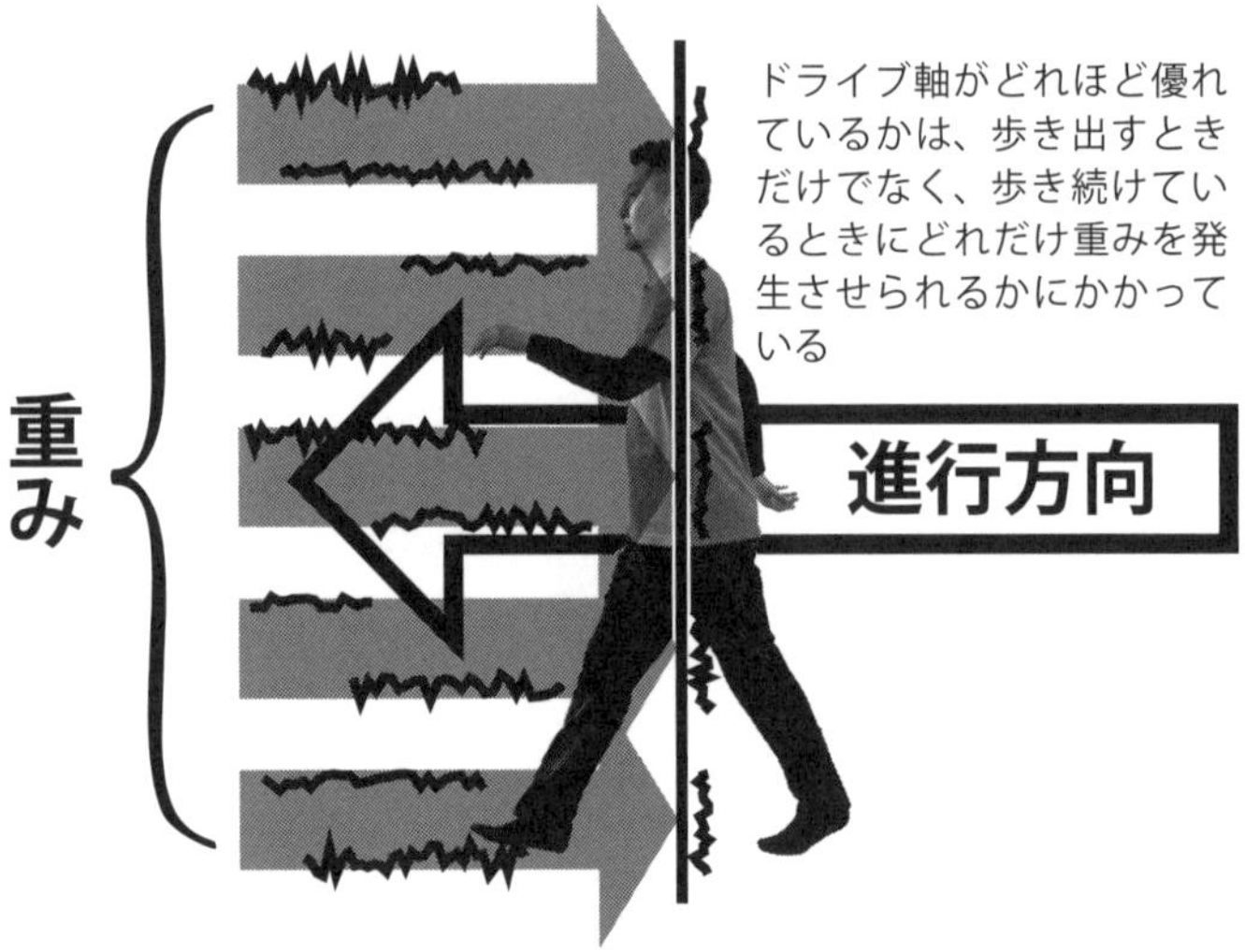
ドライブ軸がどれほど優れているかは、歩き出すときだけでなく、歩き続けているときにどれだけ重みを発生させられるかにかかっている
重み
進行方向

これで、少し長めのセンターを運ぼうと歩き出す瞬間に抵抗成分が生まれる論理が、おわかりいただけたと思います。

少し長めのセンターができて、歩き出しでは重み、抵抗成分を感じられるようになったけれども、3、4歩と足を進めていくうちにだんだん重みが減ってくる、センターも短くなってくるという人もいるでしょう。

まず、このような実感を持てたということ、気がつけたということが、すなわち上達の第一歩です。気がつかずにそのままドライブ軸を使って歩いているつもりでいると、上達落下線を転げ落ちていきます。そこで落下することなく、そこにとどまることなく、さらに上達を続けていく方法が三つあります。

まず一つ目は、歩けば歩くほど重みが感じられなくなっていく場合、より長く重みが感じ続けられるようなドライブ軸をしっかりとつくることです。

この段階の人は、その場歩きで少し長めのドライブ軸をある程度は強く正確につくることはできているはずです。そこでさらに精度を高めて、強く正確なドライブ軸に育てていきます。

これまでの内容を振り返り、「環境センター法」や姿勢軸などを含めたドライブ軸トレーニングのあらゆる要素を見直してください。

「一面手法」のつくり方、センターのなぞり方、緩重垂《かんじゅうすい》の理解、その場歩きで片腕を正しく振りながらセンターを効果的になぞれるか、「回軸研磨法」など、上達の余地がいくらでも見つかるはずです。その一つ一つをつぶさに確認し、それぞれの技に磨きをかけていきます。

このようにしながら、３歩、４歩、５歩、６歩と、より長く重みを生み続けられるドライブ軸をつくっていきます。

二つ目は、止まることです。

少し長めのセンターが弱くなったと思ったらすぐにその場歩きで止まる。止まってその場歩きを数回しては、1、2歩進んで重みを発生させ、重みが薄れてきたと感じたら、またすぐに止まってその場歩きに変える。なんとかこれでいけると感じたら歩き出す。これをくり返していきます。

つまり、歩き出しを何度もくり返すことによって、ドライブ軸を塗り重ねるように強くしていく方法です。

三つ目は、センターの規模、スケールという観点から取り組む方法です。センターを上空30センチから40センチ、50センチに、床下を10センチから12センチ、15センチ、20センチにと長くしていきます。「少し長め」を「もう少し長め」に、「さらにもう少し長め」にしていきます。ただしこれには実力が要るので少しずつ増やしていく必要があります。

何度もくり返しますが、伸ばしたセンターは力強く正確でなくてはなりません。頭上は空気の抵抗に耐えて突ききるように、足下は床下あるいは地面の中の抵抗を感じながら切り進むことができなくてはなりません。長いだけで「スパスパスパーッ」と上空にも地面にも何もないかのように切れてしまうのは、むしろ抵抗成分を減らす身体意識のあり方です。やみくもに上下に長く伸ばしてもまったく役に立ちません。

より長めのセンターを使い、歩き出しで抵抗成分を目いっぱいつくり、3歩、4歩、5歩、10歩、20歩、そして1分、2分、3分と歩き続けても、抵抗成分が一歩ごとにしっかりと生まれる状態をつくり出すのは非常に難しいことですが、上達すれば必ずできるようになります。

これを実践している私が言うのですから、間違いありません。

トレーニングの指標は裏転子

では、ここまで上達してくるとどうなるかという話をします。

図43　裏転子の位置

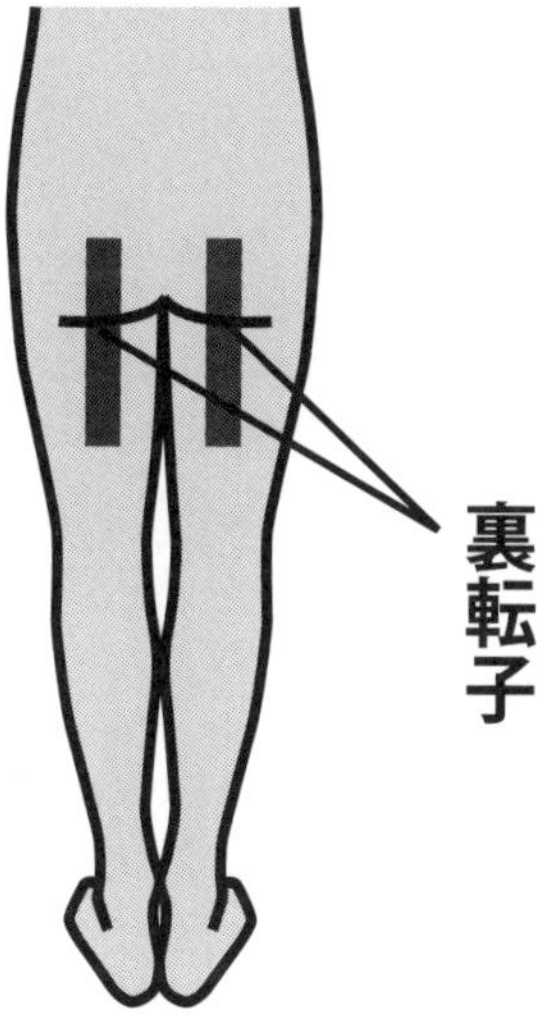

裏転子は、お尻の下半分から、腿裏の上半分にかけてできる帯状の身体意識。大臀筋とハムストリングスを活性化し、前進前方力を圧倒的に強化する働きを持つ

歩くという運動にとって最も重要な駆動筋、体重70キロの人だったらその70キロの質量を運ぶ仕事をするのに最も重要な筋肉が使えるようになります。

具体的には大臀筋《だいでんきん》とハムストリングスといった、私が「裏転子《うらてんし》」という概念でまとめた筋肉群です。これらは身体を前へ向かって運ぶ仕事をする典型的かつ最大の駆動筋です（図43）。

転子（股《こ》関節《かんせつ》中心）の裏側にあるので裏転子と名づけましたが、ブレーキ筋の最たるものである前腿に対して、腿裏《ももうら》とも言います。

この裏転子系の筋肉が使われるようになってくると、大腰筋《だいようきん》と腸骨筋《ちょうこつきん》（あわせて腸腰筋《ちょうようきん》）が使われるようになってきます。

実際にドライブ軸のトレーニングをする

ことで、裏転子系の筋肉である大臀筋とハムストリングスが肥大化、増大化することが、科学的な実験によって明らかにされています。これらは外側から見ても、触れてもわかる筋肉ですので、指標としても非常にありがたい筋肉です。

皆さんもドライブ軸のトレーニングの前に、ハムストリングスから大臀筋にかけて、どのくらい筋肉があるかをよく触って覚えておいてください。

そしてドライブ軸のトレーニングを始めて1カ月、2カ月、3カ月と経っていくにつれて、自分の筋肉がどうなっていくのかを楽しみに測定されていくといいでしょう。

トレーニングを正しく、しかも適切な時間（一日に5～20分くらい）を割いて行えば、確実に成果としてこれらの筋肉が増大して強くなっていきます。

そしてうれしいことに、これらの拮抗筋として非常に密接な関わりのある大腰筋と腸骨筋（腸腰筋）も働くようになります。

しかしこれらは表面からは見ることも触ることもなかなかできないので、やはり裏転子系の筋肉を指標とします。ただ生理学的には、先に大腰筋が働き、腸骨筋がそれに従い、その結果として拮抗筋である大臀筋とハムストリングスが働くというメカニズムになっています。

次に、なぜドライブ軸のトレーニングによって裏転子系の筋肉が鍛えられるのか、という話をしたいと思います。

コラム：身体の力みをゼロにして抵抗成分を増やすことは可能か？

先ほど身体中の力みを限りなくゼロにした状態で抵抗成分を増やしていくことは可能なのか、という設問があったと思いますが、これは実際に可能です。

ドライブ軸のトレーニングで実感された人もいるかと思いますが、ポイントは、やはり歩き出しです。車の例でも話したように、ものを動かそうとするときは、ものが動きはじめる瞬間がいちばん重いのです。この運動条件では実体である車の停止慣性力に打ち克つために、自分の身体内での力みは限りなくゼロに近づけなければなりません。そこで生まれた重みと力みゼロの同時共存の経験を、自分のドライブ軸の論理構造の形成に応用するのです。

つまりは昔日の実戦武術における「突進力」と同じ論理構造です。「正中線の本旨でもある空間を切り裂く果ての突進力」ということです。

ドライブ軸はこの論理の鍛錬法として「歩道」の中にそっと位置づけておいたものです。

ブレーキ筋をめぐって

これまでドライブ軸の論理についてご理解いただきましたが、ここからはドライブ軸を使った実践をさらに進めていく段階についてお話しします。

ドライブ軸は、抵抗をあえてつくり、その抵抗に打ち克つことによって鍛錬を進める軸です。すでにお話ししたように、抵抗に打ち克つためにブレーキ筋を働かせ、抵抗成分をつくり出すこともあり得るわけですが、それではドライブ軸の真価を得ることができません。これは皆さんと私の共通の理解だと思います。

したがってブレーキ筋をどのように処理し、克服していくかが、ドライブ軸上達の重要な課題になることは明らかです。

ドライブ軸のトレーニングをするようになって、少し長めのセンターを運ぼうとすることで抵抗感が生まれ、駆動筋である腿裏、裏転子系の筋肉に負荷がかかり、実際に裏転子系の筋肉が発達してきました。

そして、ドライブ軸で歩くことでたしかに裏転子系の筋肉が使われているという実感が得られたならば、まず初期過程としてはドライブ軸のトレーニングが成功していると言えます。

したがって、この兆候がまったくなければ、この初期過程が順調に進んでいないことになります。

ではドライブ軸トレーニングの初期過程においてブレーキ筋と抵抗成分はどうなっているのか。また、軸とはどのような関係にあるのか。この点について確認をしておく必要があります。

実は、この段階ではブレーキ筋もある程度は使われます。ブレーキ筋の代表が大腿四頭筋ですが、その中のさらに代表格が、前腿の中央付近を通る大腿直筋《だいたいちょっきん》です（図44）。リード軸や、リード軸よりは抵抗感の増える姿勢軸と比べて、より強く大腿直筋が使われることが、ドライブ軸トレーニングの初期過程では成功している状態なのです。

ドライブ軸では、たとえば頭の上30センチから足下10センチといった、少なくとも身長プラスαの長さの軸が意識化されています。身長とほぼ同じ長さのリード軸、姿勢軸、そしてこのドライブ軸の中では、ドライブ軸のときに最も大腿直筋が使われます。

別の言い方をすると、2つの軸に比べて大腿直筋が使えていれば、ドライブ軸の初期過程はうまくいっているということになります。

図44　ブレーキ筋の代表 大腿直筋

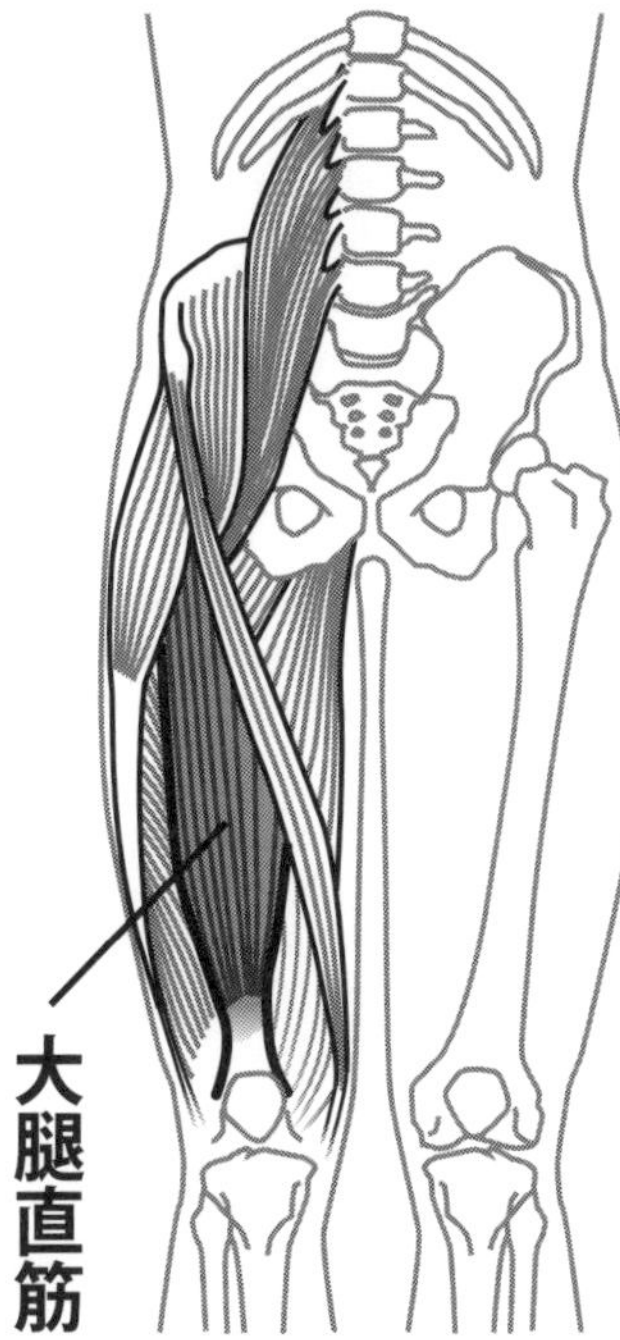

ここが非常に重要なところです。皆さんの中には「えっ、そうなの？　それならドライブ軸をやったらまずいんじゃないの？」と思われる人もいるでしょう。そのために確認作業をしているのです。

この大腿直筋の使われ方を、より大きな視野で考える必要があります。

大腿直筋以外のブレーキ筋はどうなっているのか。ドライブ軸トレーニングの初期過程がうまくいっているならば、大腿直筋が使われることで、全身の他のさまざまなブレーキ筋がかなりの範囲で整理され、ブレーキとしてあまり働かなくなります。

つまり大腿直筋が元締めとなって、他の筋肉が抵抗成分となることを抑えるように働くのです。

皆さんは、軸をまず姿勢軸として錬磨し、リード軸でさらに錬磨してきました。それを受けてのドライブ軸ですから、軸というもののおよそ優れた働きが、抵抗成分を生み出すドライブ軸の機能の裏側で、無駄な抵抗成分をつくらないという働きをすでにしているのです。

したがってこれは、軸を使った抵抗成分のつくり方であるとご理解ください。重ねて注意しておきますが、ただ単に抵抗成分をたくさんつくって歩けと言っているわけではありません。

ただ非常に残念なことに、実際にそうすることが可能なのは事実です。

私も時々講座の中でＮＧとして演じてみせることがあります。こう言っては申しわけありませんが、中年を過ぎた男性が肩肘張って、脚をガニ股に開いて、汗をかきながらグイグイ歩くようなフォームになります。抵抗成分だらけの見るからに疲れそうな歩きです。

生徒さんから「さすがに先生はNG歩きもうまい」と感心されても、演じる私にとって、決して快適ではありません。あえて全身にたくさんの抵抗成分をつくり出して、それに打ち克つように歩いていますが、これではドライブ軸とは言えません。

要するに、あえてと言うかわざわざと言うかはさておいて、何らかの形で抵抗成分をつくることが人間には可能であり、そのようなことはすでに至るところで行われているという話です。

しかしここで大事なことは、軸でそれを行うということです。軸で行うことで全身のたくさんの筋肉から生まれてくる抵抗成分が整理され、取捨選択され、大腿直筋に集約されてくるのです。

これがドライブ軸の初期過程を成功しながら進む人が見る、上達の坂道の風景です。ちなみに初期過程とは、そこに入ろうとした、あるいは1歩か2歩入ったくらいのところから、中期過程に入っていく全過程を意味します。

■大腿直筋の正しい使い方

ドライブ軸の初期過程では、大腿直筋がより強く正しい使われ方がされることが大事です。「大腿直筋は使ったらだめ、できるだけ使わないほうがいい」と、このように理解していた方も多いのではないかと思いますが、ドライブ軸の初期過程において、全身の他のブレーキ筋が整理され、そこから生まれる抵抗成分が減るように大腿直筋が使われることは、間違いなく上達、進

図45　ブレーキ筋から生まれる抵抗成分による裏転子系筋肉の強化

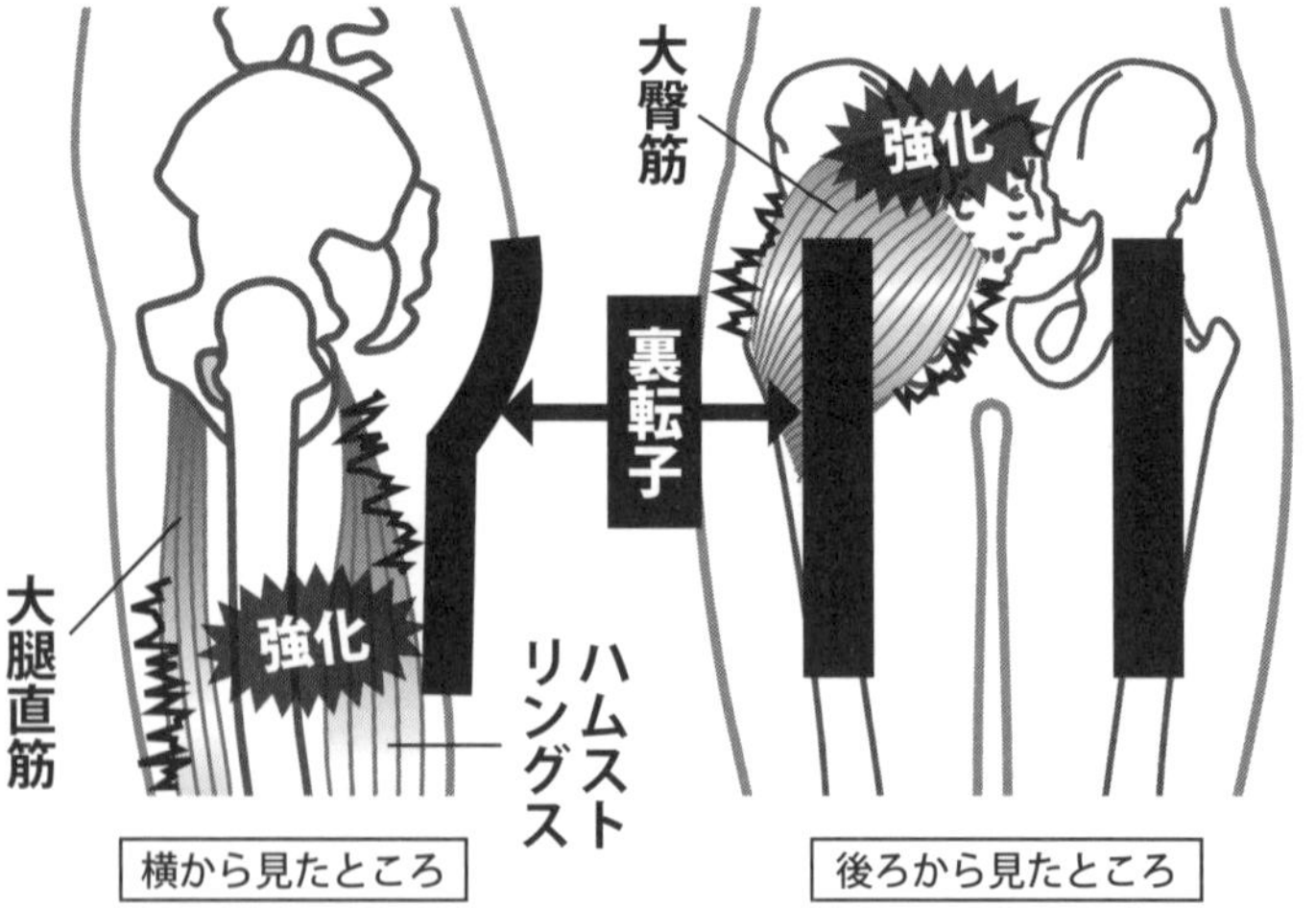

化の証《あかし》なのです。

これは、おそらく皆さんにとって新しい視点ではないでしょうか。

大腿直筋自体が必要な水準に達していないのは絶対によくありません。特に身体の鍛錬をする習慣のない人は、大腿直筋が必要な水準よりも弱い可能性があります。

一方で必要な水準以上に強いのはどうかというと、これは相対的な問題で、全身のブレーキ筋がどのくらい整理されているかによります。

かなり整理されていれば、大腿直筋が必要な水準より強くてもマイナスは少ないでしょう。むしろプラスのほうが多いかもしれません。

くり返しますが、ドライブ軸で大腿直筋が強く働くことは、初期過程としてはＯＫ

です。なぜならそのブレーキ筋から生まれる抵抗成分によって、前進前方力を生み出す裏転子が強化されることになるからです（図45）。

ドライブ軸のトレーニングによって、裏転子系の筋肉である大臀筋およびハムストリングスが、実際に筋肥大を起こすほど強くなるのです。そのために大腿直筋が働いてくれるのですから、たいへん結構なことです。

問題はここから先です。

これまでずっと「初期過程では」と限定的な言い方をしてきたことからもおわかりのように、その先があるわけです。その先、中期過程の成功の道筋は、ここを抜け出すことにあります。

つまり大腿直筋をより使わずに抵抗成分を増やしていくのが中期過程です。

その中期過程に入れるようになるために必要なことは、引き続きドライブ軸のトレーニングをしながら大臀筋からハムストリングスにかけての筋肉を触って測定評価することが重要なことは言うまでもありませんが、歩いている最中の、リアルタイムでの測定評価も重要になってきます。

そこで、そのための方法をお届けします。

椅子に座ってください。両太腿を水平、すねを垂直にすると、膝関節が直角に曲がります。この状態で体幹をまっすぐにしたまま両太腿の付け根に触ると、下腹部両側端から両太腿にかけても直角に曲がっています。そこを太腿の直角屈曲部《くっきょくぶ》と呼びます（図46）。

図46　大腿直筋評価点の位置

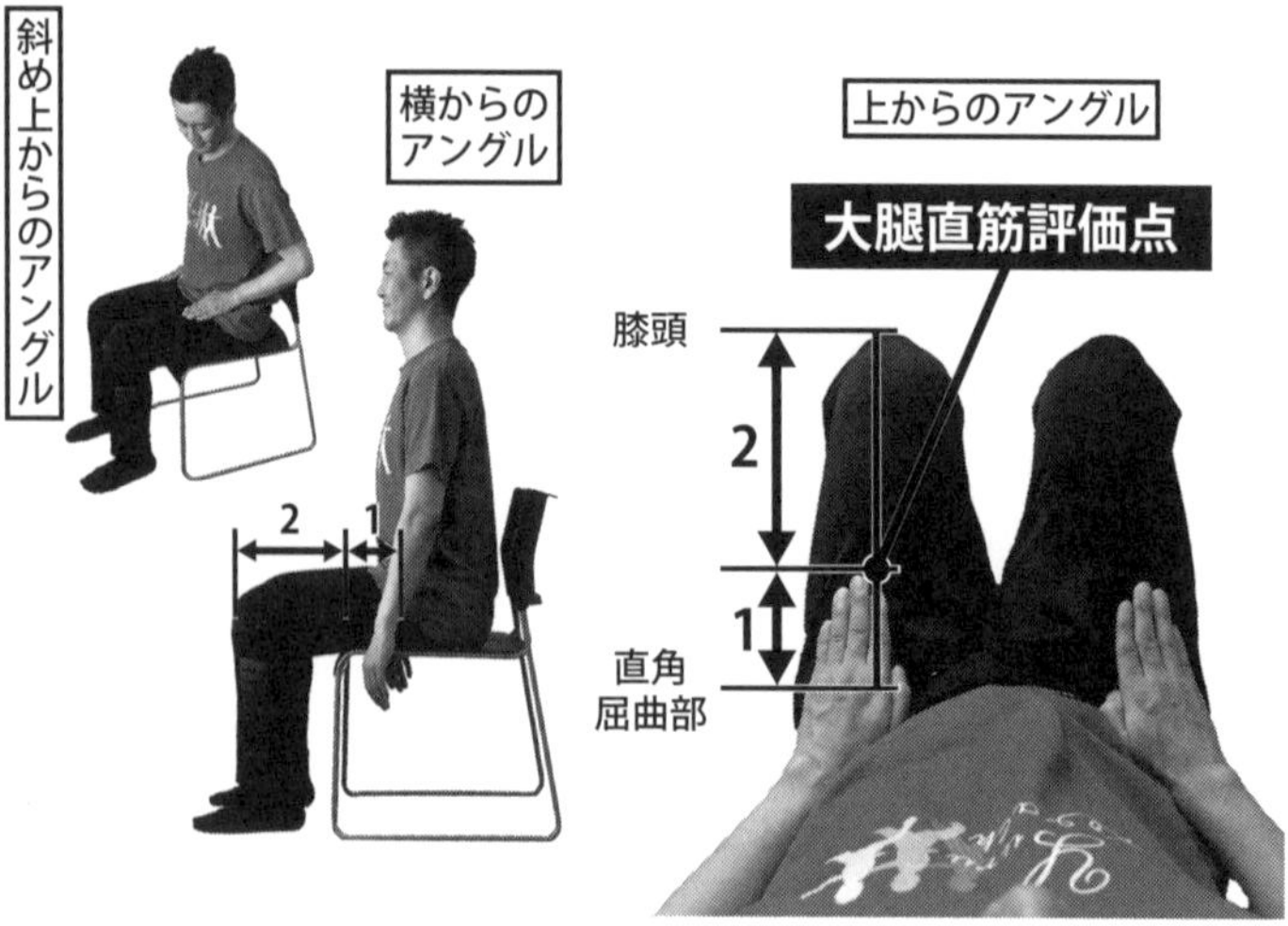

太腿の直角屈曲部から膝頭までの長さを3等分し、太腿の直角屈曲部から1対2の位置を、大腿直筋の評価点とします。この位置を左右ともよく指先でしっかりと刻印します。ただし傷つけないように、身体で覚えるようにしてください。膝から見ると2対1ですから、太腿の前面の真ん中より少し付け根に近い部分です。

次に、太腿全体の中心線（中線《ちゅうせん》）を手の小指側でなぞってみてください。この中線と、先ほど大腿直筋の評価点と言った場所の交点が、真の大腿直筋評価点となります。

ここに人差し指を、指の軸が中線に沿うように置き、その隣に中指、薬指、小指を並べます。親指は人差し指の横に添えておきます。つまり指は開かないということです。

図47　立ちながら大腿直筋の評価を行う

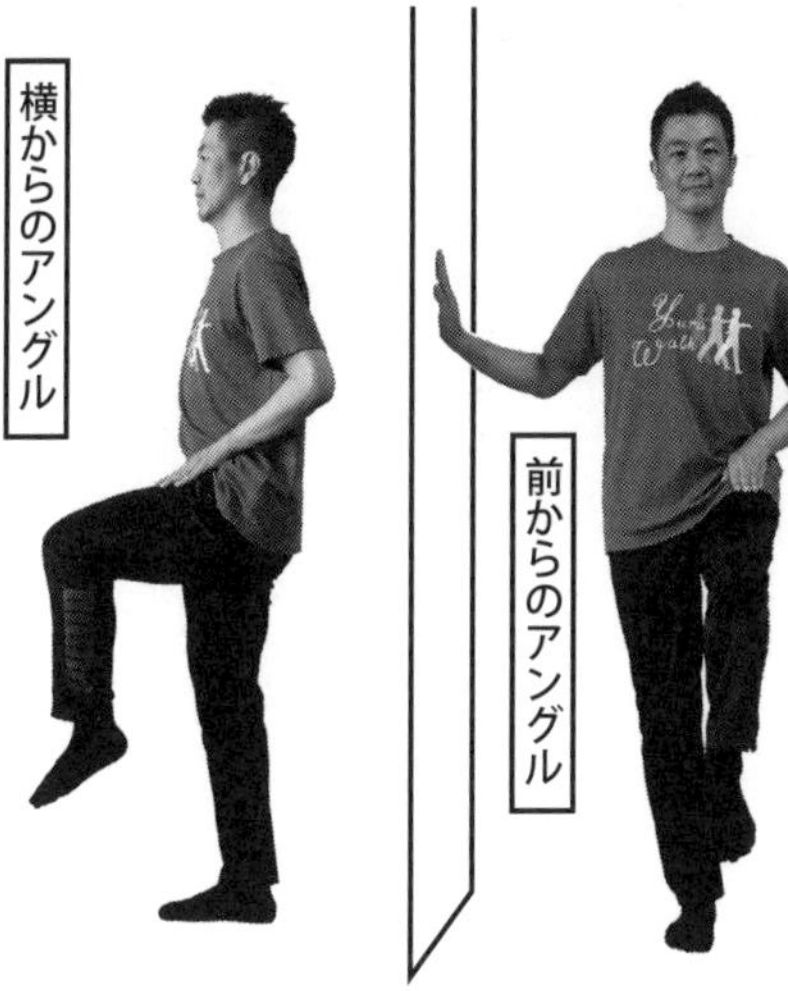

立ちながら大腿直筋の評価を行う。壁または柱に右手をつき、左の太腿を水平になるまで上げて、左手の３本指を大腿直筋評価点に当てる。何度か水平まで上げたり下ろしたりをくり返す。反対側も同様に行う

この状態で人差し指、中指、薬指、小指で太腿の筋肉を前後にさすってみてください。主に人差し指、中指、薬指が触れているのが大腿直筋です。

大腿直筋は、太腿《ふともも》の真ん中より少し外側にあると考えていただいて構いません。ご存じの方もいると思いますが、大腿骨は下半身全体の中でもかなり外側にあり、その内側に内転筋や、腿裏の半腱様筋《はんけんようきん》、半膜様《はんまくよう》筋《きん》などが収まるようにできています。そういう意味でも大腿直筋は、太腿の中心から外側に位置しています。

大腿直筋の真の評価点が確認できたところで立っていただきます。

壁または柱に右手をついて、それを支えにしながら左の太腿を、座っていたときと同じように水平（垂直に対して90度）にな

るまで上げて、左手の3本の指（人差し指、中指、薬指）を大腿直筋評価点に当ててみてください。明らかに大腿直筋に力が入っているのがわかると思います（**図47**）。

何度か水平まで上げたり下ろしたりをくり返して確認してください。もちろん、下腿《かたい》は脱力して自然に垂れるようにしておきます。同じように左手を壁または柱について、右の大腿直筋についても確認してください。

▩3種の軸で大腿直筋を比較

図48を見てください。

まず「環境センター法」を右手、左手ともに行います。

そして左手で左の大腿直筋評価点に触りながらその場歩きをします。姿勢軸が基本ですから太腿は垂直に対して30度です。そうすると、ある程度、大腿直筋が使われているのがわかると思います。右側も同様に行ってください。

ここからは、3、4歩歩けるだけの場所が必要です。まず左手を左の大腿直筋評価点に当て、姿勢軸で歩きます。これを2往復行ってください（これ以降すべて片道を3、4歩とします）。向きを変えるときはもちろん「回軸研磨法」です。

次はリード軸で2往復行います。左手は大腿直筋評価点に触れたまま、右手は姿勢軸をさりげなく使った腕振りです。ある程度リード軸が上達してきている方なら、明らかに大腿直筋評価点

図48　３種の軸で大腿直筋を比較する

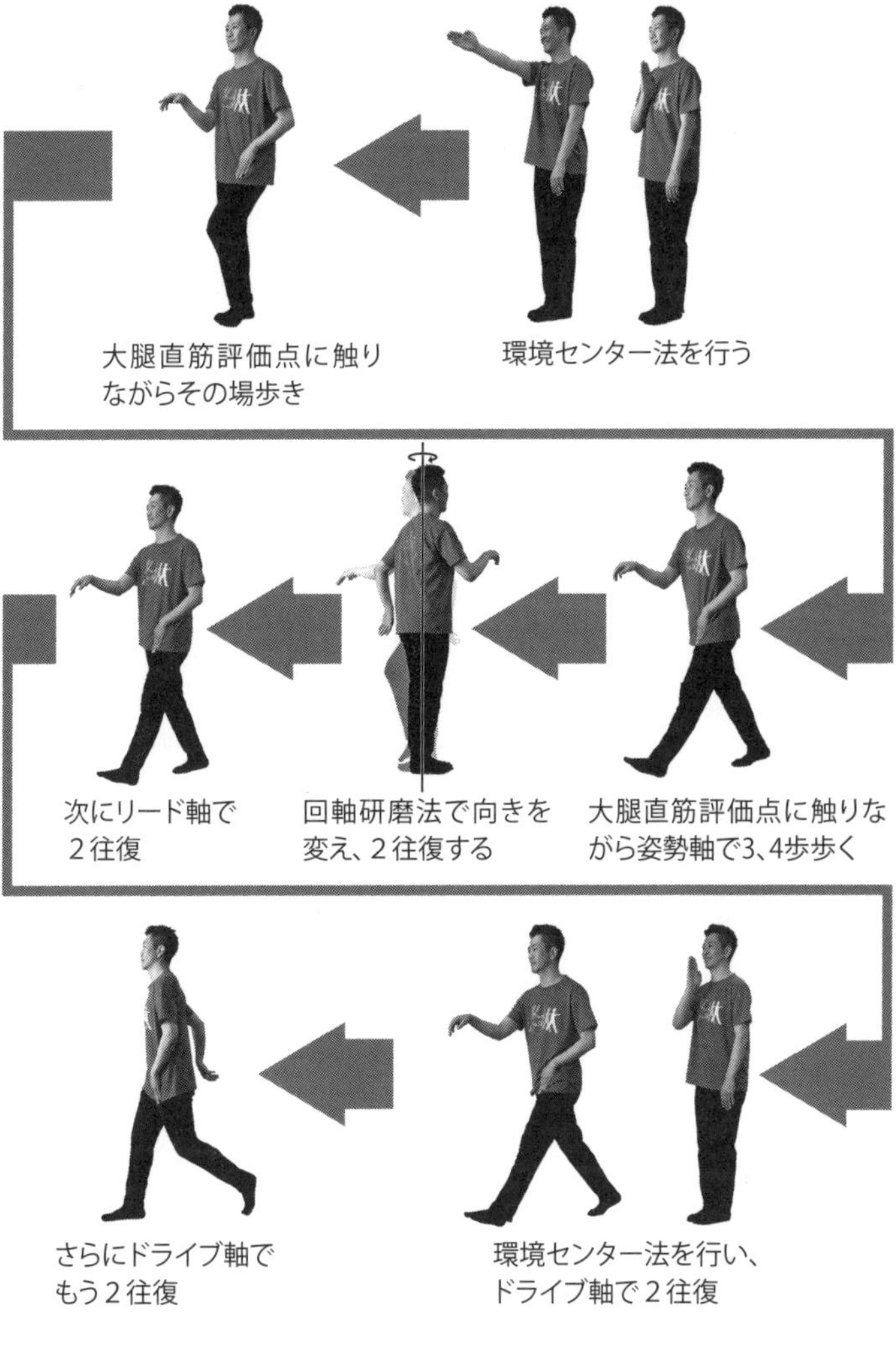

の筋収縮は少ないはずです。

そしてドライブ軸です。

もう一度「環境センター法」を行い、少し長めのセンターをつくったら、センターを運ぼうとするときに生まれる重み、初動のときの抵抗感をよく予測的に摑んでおいてください。

それから左手を大腿直筋評価点に当ててその場歩きを行い、重みがなくならないように努力しながら歩きます。

これを2往復くり返します。


いかがでしょうか。大腿直筋はドライブ軸で明らかに強く働いていたでしょうか。ここまで来た皆さんは、3、4歩くらいまでならセンターが短くなったり、抵抗感が弱くなってしまったりすることはないと思います。

くり返しますが、初期過程では大腿直筋が強く働くことが大事です。

また裏転子系を感じてみてください。裏転子系の筋肉を使っている感じが強ければ、大腿直筋の筋収縮も強いはずです。ここでさらにドライブ軸を2往復行って確認してください。

それができたら右側でも同じように、姿勢軸、リード軸、ドライブ軸による大腿直筋の評価を行ってください。

ドライブ軸トレーニングの初期過程では姿勢軸、リード軸に比べて明らかに大腿直筋が強く正確に使われると同時に、裏転子系の筋肉がしっかりと使われることが大事です。これらがより鮮明であればあるほど、初期過程としては成功しています。

正直なところあまり変わらない、はっきりとした違いがないと思われた人は、姿勢軸、リード軸のトレーニングをより正確に行い、その上でドライブ軸に再挑戦していくことが必要です。

初期過程から中期過程へ

いよいよドライブ軸の中期過程について話を進めていきます。

「環境センター法」、姿勢軸、リード軸については、ドライブ軸より長くトレーニングしているはずですが、「ドライブ軸、なるほど。これに取り組んでから明らかに裏転子系の筋肉が発達してきた。歩いているときも裏転子系の筋肉が働いているのがわかる」となってきていれば、ドライブ軸は成功しつつあるわけです。

それに伴い、歩くことがますます好きになっているでしょう。

歩く姿勢はどうですか。4本の腕脚の動的なバランス、もう少し専門的に言うと、肩支、転子が発達して、そこから腕脚が緩重垂をしながら振られて振子体がどんどんうまくなっているでしょうか。

そして、ここからは感動していただきたいところです。普段でも、ときおりドライブ軸を使って歩きを楽しまれていることを期待しての話ですが、さりげなくドライブ軸を使いながら歩いているときに、ふと「いまは急いでいるから、あるいは今日は疲れてきたのでドライブ軸はこのくらいにして」と、リード軸にサッと切り替えることができ、リード軸でスーッとセンターに気持ちよく連れられるように歩き、ますます元気になっていく、そんな歩きになっているでしょうか。

リード軸をうまく使えている人は、周りの人たちをどんどん追い抜いて、疲れるどころか元気になって目的地に着くこともあるかもしれません。

すでにこのような歩きを体現しつつある方は、このドライブ軸をさらに進めて中期過程に入っていくことにも挑戦していただきましょう。

その前に復習です。まずドライブ軸の大腿直筋測定評価を行ってください。「環境センター法」をきっちりと行い、より正確かつ強い、少し長めのセンターを通すことが必要です。

そして、さらにさらに、センターを運ぼうとするときに生まれる重み、初動のときの抵抗感が生まれるように努力してください。

それができたら左手を大腿直筋評価点に置いて、その場歩きをします。ここまでしっかり取り組んできた方は「ああ、感じるね」というところでしょう。

そして1往復歩いてください（片道3、4歩。「回軸研磨法」で向きを変える）。いままでいちばん強く、そしてクッキリと大腿直筋が働いていると同時に裏転子系の筋肉も働いているはずです。

中期過程では、同じように抵抗感が生まれるように努力しながらその場歩きを行い、初動のところを何度か練習してから歩き出します。

歩き出すところまでは初期過程と同じですが、これまでと同じように抵抗に打ち克ちながら、それでいて大腿直筋評価点の筋収縮が減るように、弱くなるように、つまり左手の奥の大腿直筋がよりゆるむように努力して歩いてください。

これを2往復、3往復とくり返します。


歩いている最中に大腿直筋の筋収縮が減るように努力した結果はいかがでしょうか。抵抗成分が減り、リード軸と変わらない歩きになってしまっては、リード軸のトレーニングができるという点で意味があるかもしれませんが、ドライブ軸の上達にはつながりません。

ここは、リード軸に逃げないようにしながら、抵抗成分をいままでと同じか、さらに増すように努力しながら大腿直筋の筋収縮を減らしていかなくてはなりません。

これはたいへん難しいことですが、努力していけば必ず克服し、ものにしていくことができるものです。これによってドライブ軸が、軸としても機能が大きく成長していくことが期待され、それを狙いとして行うのがこの中期過程です。

リード軸への逃げ道を封じるために大事なことがいくつか挙げられます。

一つは、ドライブ軸をさらにいいドライブ軸に成長させること、より抵抗が強くなるための基本的な努力を怠らないことです。

つまり、これまでのドライブ軸のトレーニングの中でお伝えしてきたことです。センターを長くすること、長さだけでなく、たとえば頭の上のセンターには風を切るように空気抵抗に克つ強さ、足下のセンターには床下や地面の中を切っていくような力強さ、そして背骨の前ではセンターが身体意識としての〝背骨〟と押し合いながら、空間を切り分けて押し通すように打ち克っていく強さも必要です。

こういったことを、さらに正確なものとしてつくりあげていくことです。

頭の上30センチ、足下10センチの軸といってもかなりの長さです。当然のことながら、ある部分はクッキリしていても他の部分が弱いということがあるでしょう。日によっても違いがあるでしょう。

初期過程や中期過程へ入りはじめた頃には、こういうことがいくらでも起きます。そこで気落ちしたりせず、日々、ドライブ軸全体をより均等に、強く正確にしていくことが大事です。

ドライブ軸に磨きをかける

このようにドライブ軸に磨きがかかっていけばいくほど、この初期過程から中期過程に入るにあたって重要になってくるのが、それら自身を支える根本、「美しいシルバーの地芯上空6000キロ」という操作言語です。

そこに立つ、立とうという思いを強くすることによって、さりげなくもドライブ軸が美しいシルバーの地芯とつながってくることが期待されます。

美しいシルバーの地芯上空６０００キロに立とうとすることが、ドライブ軸の機能をより洗練された質の高い、高度なものに変えていくことになり、ひいては抵抗成分における大腿直筋の筋収縮のパーセンテージを減らすことになるのです。

ではここで、右側でも挑戦してください。より高度なドライブ軸を試行錯誤しながら育て、上達していくためには美しいシルバーの地芯、その上空６０００キロに立つこと、そこで「環境センター法」を行ったり、軸を上に30センチ、下に10センチ伸ばす作業をしたり、背骨と軸の関係を意識したり、初動の操作をくり返したりすることが大事なんだ、いまこそ美しいシルバーの地芯上空６０００キロでやらなくては、という気持ちになっていたら、成功の兆しは見えています。上達し、進化していくということは、このようなことなのです。

最初はどうしても「美しいシルバーの地芯上空６０００キロって言われればそうだし、そう言われるからやるか」という思いが生まれるものです。それがだんだん習慣としてできるようになったとしても、いまひとつ本気になれていない、「いまこそこれをやらなくては」という気持ちには、なかなかなれないと思います。

美しいシルバーの地芯上空６０００キロに立つことに本気になれること、「ドライブ軸の能力をつけるため、ドライブ軸を理想的に使えるようになるために、いまこそ美しいシルバーの地芯上空６０００キロに立ちたい！」と本気で思えることが、極めて重要な上達の階梯《かいてい》の一つになります。

最初の目標に到達したら、今度はその到達地点を土台にしてさらに梯子《はしご》をかけていくのです。上達するにしたがって、梯子がエスカレーターにもなっていくことでしょう。美しいシルバーの地芯上空6000キロが、なんだかピンとこない、言われるからやっているといった段階から、本当にそうなりたいと思うようになり、そうすることで真の上達の存在がわかってくる、といったことが重要です。

ですから右側で行うときはぜひ「そうか、そうか」と思いながら取り組んでください。そこで効果が少しでも実感できると姿勢軸、リード軸、ドライブ軸、どれも美しいシルバーの地芯上空6000キロで取り組みたくなるはずです。


なぜ最初に、左側から始める前に言ってくれないのか、とおっしゃる方がいるかもしれません。しかしどうでしょう。ドライブ軸を始めてから着実に取り組んできた人ならば、結果はそれほど悪くなかったはずです。そこで私の話を聞いて、これまでも決して「美しいシルバーの地芯上空6000キロ」をないがしろにしていたわけではなくとも、いままで以上に地芯に立つことに本気になって取り組んだ右側に、感動を覚えるほどの差が感じられたら、それこそが大成功なのです。

意識の持ち方一つで結果が大きく違うことがわかれば、ますます本気になって地芯に立ちたい

図49　大腿直筋から腸腰筋へのシフト

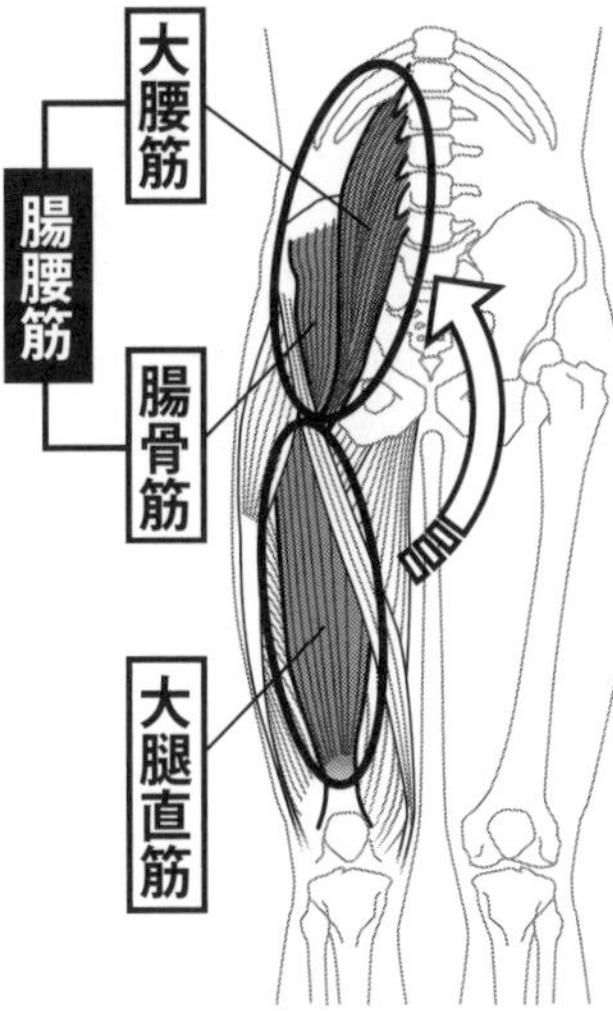

大腿直筋の筋収縮のパーセンテージを減らしながら抵抗成分を減らさないためには、大腿直筋で減らした筋収縮を腸腰筋（大腰筋＋腸骨筋）にシフトすることが必要

と思い、左でも右でも、何度でもドライブ軸のトレーニングをしようという気になりませんか。

さて、先ほどチラッと申しあげましたが、大腿直筋の筋収縮のパーセンテージを減らしながらも抵抗成分を減らさないためには、大腿直筋で減らした筋収縮を他へシフトさせる必要があります。それが腸腰筋です（図49）。

腸腰筋へのシフトを成功させるには、ドライブ軸がさらに上達することが必要です。これは、その前の姿勢軸、リード軸が、より正確に、より質のよいものとしてできていることとも直結しています。姿勢軸、リード軸が脇役として役立つのではなく、主役として役立つのです。

ここが「歩道」における軸のトレーニン

グの面白いところであり、この面白さに気づいた人は確実に上達します。

■腸腰筋などを使いこなすためにも

ここで、大腿直筋と腸腰筋（大腰筋と腸骨筋）について整理をしておきたいと思います。復習となりますが、大腿直筋は、正面から見た身体の中心からかなり離れたところにあります。あらためて大腿直筋の評価点に、太腿の中線に人差し指が来るように手を置いてください。なるほど身体の真ん中よりかなり外側にあるでしょう。左半分、右半分のそれぞれ7割か8割は外側にあるでしょうか。

それに比べて大腰筋と腸骨筋は、ほとんど見ることも触れることもできないのが残念ですが、まず腸骨筋はその名の通り、腸骨の内側に扇を半分広げたような形で始まり、大腿骨の小転子に付着しています。扇形の部分は身体の中心からは離れていますが、小転子へ向かうに従って身体の中心にだいぶ近くなります。

大腰筋は、主として胸椎12番と腰椎1～5番に始まり、腸骨筋と同様に大腿骨の小転子に付着しています。大腰筋については全体が、身体の中心に極めて近いところを通っています。

ドライブ軸、その前提である姿勢軸やリード軸がなぜ必要か。あるいはそれらが使えるようになることの意味は何なのか。

実はそれは、軸に沿った骨格としての背骨の機能が増し、背骨とつながっている筋肉、その代表が大腰筋であり、背骨同士をつなぐ深層筋としては多裂筋《たれつきん》や回旋筋《かいせんきん》といった筋肉ですが、これらの筋肉を活性化させ、持てる機能、可能性を次々と発揮させ、最大限に使いこなしていくところにあります。

姿勢軸やリード軸、モーター軸、ドライブ軸、さらにこの先にフォアフット軸があるわけですが、軸がなぜそんなにたくさんあるのかというと、いま言ったような筋肉が何通りもの働き、機能を持っているからなのです。

したがって、ドライブ軸の初期過程では、いきなり背骨に直結する筋肉が働き出すのではなく、まず離れている大腿直筋が働くことで、それ以外の全身のたくさんの抵抗成分、大腿直筋の近くの代表的なものだけでも大腿筋膜張筋、中臀筋といった外側の筋肉がありますが、これらを取捨選択して整理していきます。

こうして抵抗成分を大腿直筋に集めることが非常に重要な整理の仕方であり、これまでにお教えした内容は、中期過程に進むために必須不可欠な取り組みであることをよくご理解ください。

このように大腿直筋をさきがけとして、ドライブ軸の初期過程を着実に上達進化して、中期過程へ向かっていっていただきたいと思います。

第6章

リード軸ウォークと呼吸法モーション

■重要な「呼吸法モーション」

本章では、第2章で学んでいただいた「リード軸ウォーク」に「呼吸法モーション」を加えた方法を紹介します。

「呼吸法モーション」は、総合呼吸法の一つに位置づけられます。ここでは、その位置づけや基本的な内容をお話しすることから始めます。

総合呼吸法の体系は、第一教程から第十教程まであり、各教程は6講座で構成されています。つまり、全60講座です。

呼吸法モーションは、第一教程の第4講座、運動制御呼吸法といういささかいかめしいタイトルで登場します。運動制御呼吸法ではいかにもいかめしいので、モーションと言い習わされています。

その呼吸法モーションの中身は非常に重要で、その奥行きや深さはたいへんに深く、広がりもたいへん広大なものがあります。

そのようなわけで、総合呼吸法全体の第4番目という重要なポジションに置かれていると理解してください。

では、なぜ「歩道」で呼吸法なのかという話をしていきます。

図50　身体意識は身体をベースに成立する潜在下の意識

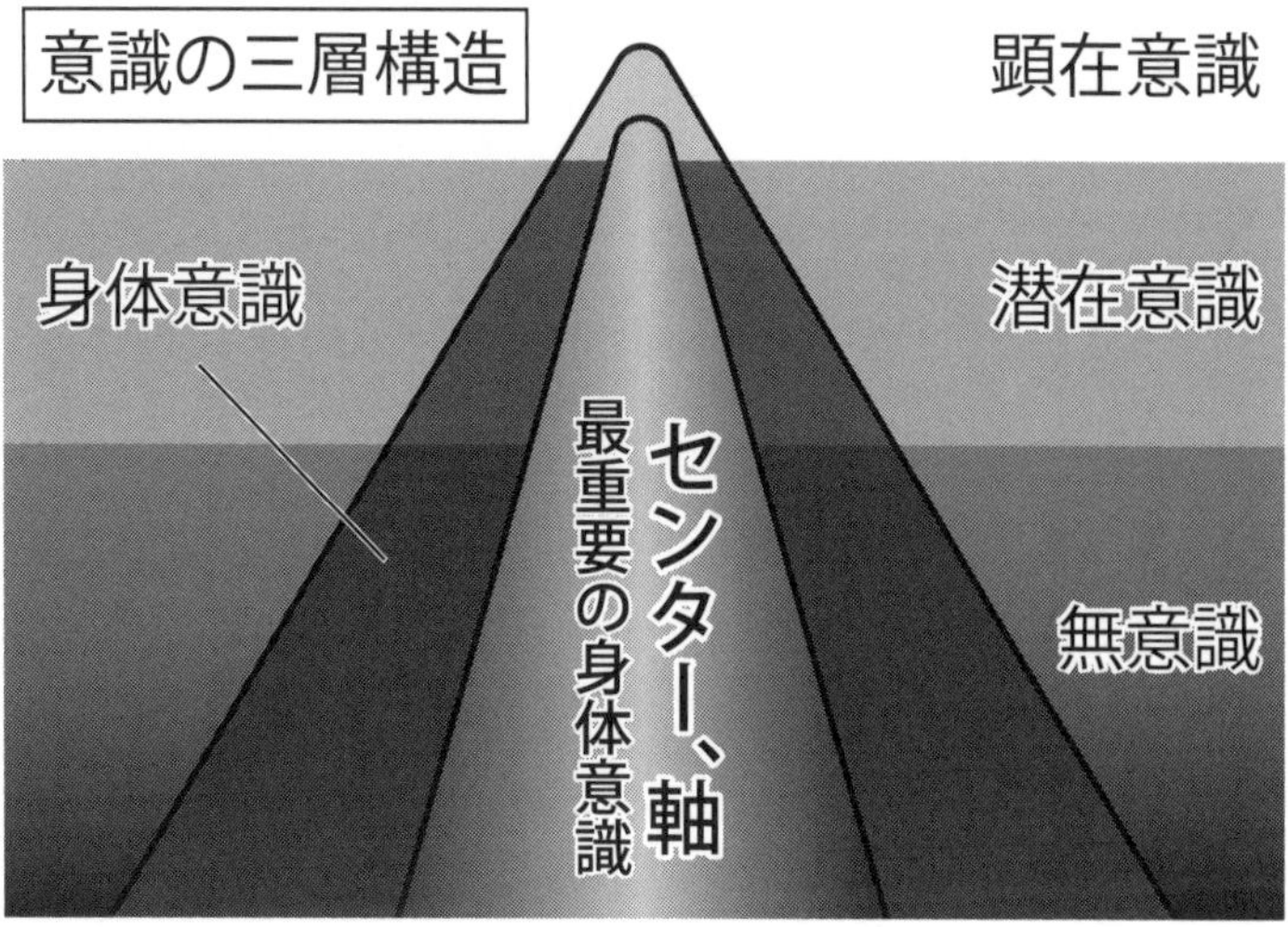

私の身体意識理論にある程度なじみのある方でしたら、身体意識がどういうものかはすでにご存じかと思います。その身体意識の中で、私がしばしば最重要のファクター、装置だと言っているものは何だかわかりますか。すぐに答えが出せる方も、そうでない方も、ここでいったん考えてみてください。

身体意識とは、身体をベースに成立する潜在下の意識です（図50）。

潜在下の意識は、時には顕在意識にかすかに上ることもありますが、基本的には顕在意識には上ってきません。しかも、その深いところは無意識の世界にまでわたっています。

その身体において空間的構造をもって成立する意識には、よく知られているものとしてセンター、軸、体軸、正中線《せいちゅうせん》などと呼ばれる身体を縦方向に通る線状の身体意識があります。また、下腹に成立する球状の身体意識として丹田《たんでん》、下丹田《げたんでん》、江戸時代を中心にした日本の言い方ですとハラ（肚）などもあります。

それ以外にもたくさんのファクターがありますが、この中でいちばん重要なのは、やはりセンター、軸です。これは圧倒的に重要です。

その理由を一言で言うと、地球上に存在するあらゆる物体には、地球という物体のたった一つの重心に向かって一瞬たりとも欠かさず重力が働いているからです。それは、岩や水のような無生物であろうと、動物や人間のような生物であろうと同じです。

潜在意識下の世界

たとえば岩には、それを支える土台、他の岩や土などに対して、岩と地球を結ぶ重心線の方向に岩の重量分の重力が働いているわけですが、その岩を支えている別の岩、もしくは地面の基底面が傾くなどして、わずかでも重心線がはずれると、その岩はガラガラと崩れ落ちます。その下に人家があったらたいへんなことになるでしょう。

さらにその岩が他の岩を巻きこみ、木や泥を巻きこんで崩れていくと土砂崩れとなっていきます。

人間や動物などの生物、あるいは植物にも常に重力が働いています。

図51　基底面から重心線がはずれると身体が傾く

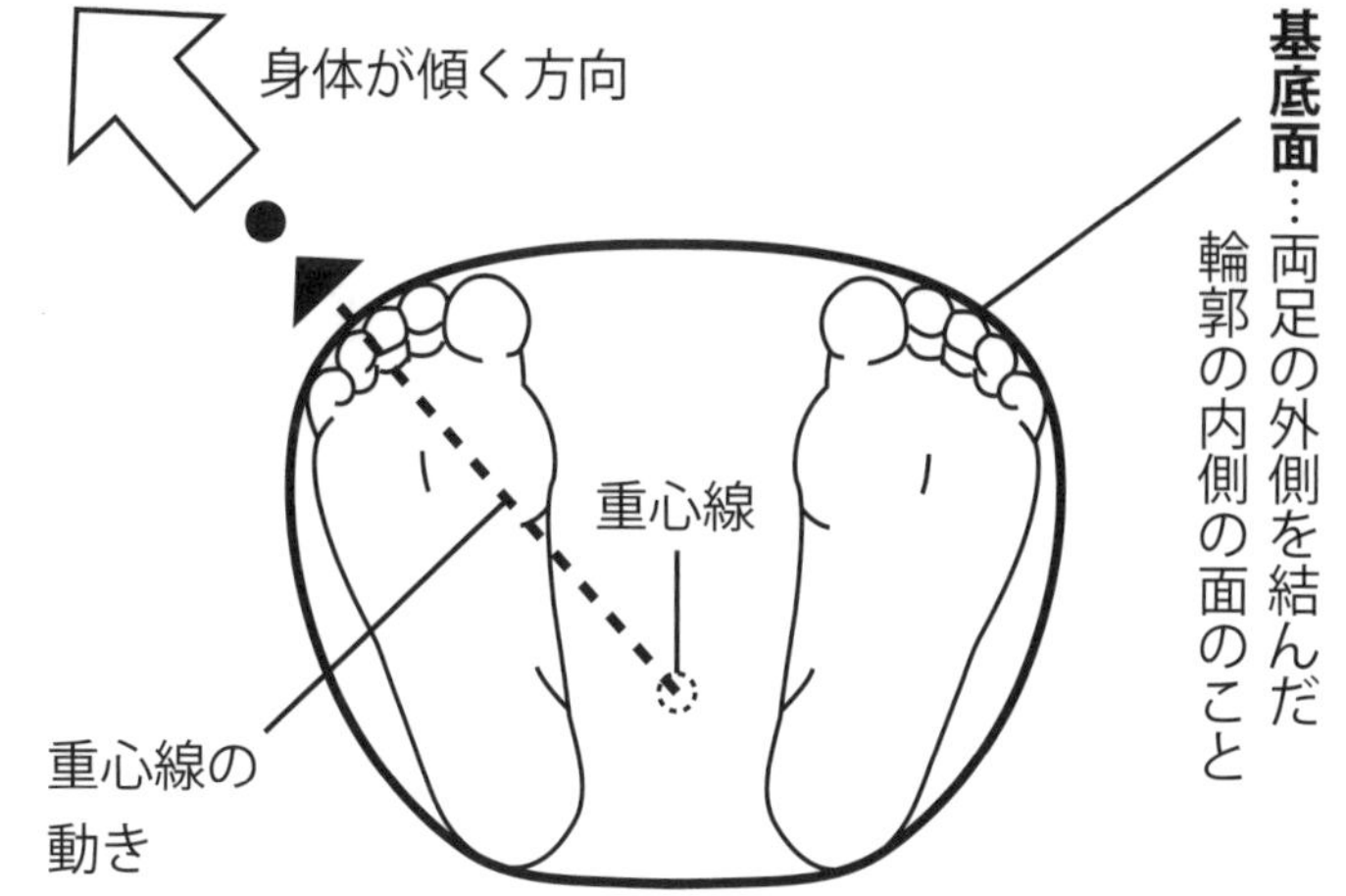

たとえば人間には、身体の重心と地球の重心を結ぶ重心線に沿って重力が働いているので、足裏でつくられている基底面が重心線からはずれると、身体が傾き倒れていきます。または、自ら傾いて重心線が基底面からはずれることもあります（図51）。

その傾きに合わせて脳が働き、傾いた方向に足を送ってやらないと転倒することになります。まったく足を送らず、手も出さなければ、たいへんな衝撃で地面に転倒します。その場所がコンクリートであったら、下手をすればそれで頭蓋骨骨折どころか脳《のう》挫傷《ざしょう》で死に至ることもあるわけです。

ですから大抵の場合、人間は理由を考える間もなく脳の潜在的な働きの中で、倒れないように足を送らせようとしたり、手をつこうとしたりします。この重心線に沿って成立するのがセンター、軸、正中線です。

くり返しますが、物体に働く重力や重心線そのものは、無生物の岩にも、そして生物である人間がそれを身体意識化しようがしまいが存在します。

人間の場合、その重心線やそこに働いている重力を有効に利用しようと重心、重心線を潜在意識下に常駐させることで、極《きわ》めて効率的に便利で、つまりは高度な身体運動も可能になってくるわけです。

高度な身体運動はさまざまに、絶妙微妙な運動に発展するものですから、目指す身体運動が高度になればなるほど、その潜在意識下の意識も、より見事に正確に強靭《きょうじん》に、応用力のあるものとして発展する必要があります。

つまり重心線や重力を利用したセンター、軸は、より高度かつ精密、精妙に成立し、機能するものでなくてはなりません。

それがセンター、軸、正中線こそが地球上に存在する物体である人間にとって、最重要の身体意識のファクター、装置だと常々申しあげている所以《ゆえん》です。

しかし、前言を翻《ひるがえ》すようですが、このセンター、軸に匹敵するほどとてつもなく重要ともいえる身体意識があります。

それが「呼吸意識」、呼吸法モーションを語るには、どうしてもなくてはならない概念です。

呼吸意識には他の身体意識に劣らず膨大《ぼうだい》な種類があり、それらが絡み合い、重なり合い、関係性を持って成立する身体意識の世界の中でも極めて特異にして膨大な内容を誇っており、また身体的構造を圧倒的に超えることもあるので、ファクター、装置というよりは領域と呼ぶにふさわしいかもしれません。

■「呼吸意識」を感じる

順を追って説明します。

人間は生きている限り呼吸をしています。まったく身動きが取れない状態の人、意識不明の人でも呼吸をしています。もし呼吸をしていなければ人工呼吸の措置が必要です。

呼吸とは、酸素と二酸化炭素のガス交換という極めて生理・生化学的な運動ですが、そのような呼吸を物体としての人間が行っている呼吸運動という意味で、運動科学では「実体呼吸」と呼びます。

それに対して意識としての呼吸を「呼吸意識」と呼びます。

くり返しますが、呼吸は人間にとって最も基本的な運動です。生命を維持するために必須不可欠な生理・生化学的な運動です。

この息を吸う、吐く、という運動は、それこそ生まれた瞬間から、まさに歩くこと以上にくり返されていますが、実は、そのことによって呼吸が身体意識化されていくのです。

つまり、生理・生化学的な運動にすぎないとされる呼吸のくり返しが、潜在意識下の世界で利用され、呼吸意識となるのです。その呼吸意識の代表が、これからご紹介する「モーション」です。

より正確には、この方法は「リード軸」と「モーション」を組み合わせたかなり難易度の高いトレーニングです。まったく感じがつかめないという方は、いまは飛ばしていただいても大丈夫です。

そのような方は、まずベースとなる姿勢軸やリード軸にしっかりと取り組んでいただき成果が実感できたところで、あらためて挑戦してみてください。

ここからは歩きという移動運動に特化して話を進めていきます。

まず皆さんおなじみの、背骨の前をスーッと通る美しいシルバーのセンターで、前方の空間にある空気を吸うようにしながら歩いてみてください。

そうすると、速く歩こうと思ってもいないのに何かの力に吸い寄せられるように、スーッと、しかもスパーッと想像以上に速《すみ》やかに歩けるでしょう。

しかも前の空間が2つに割れるような、割れないような感じで勝手に軸が割れた空間に吸いこまれていきながら、すれ違うように空間が後ろに通りすぎていく感じが生まれると思います。これが呼吸意識です。

もちろん意識ですから、体幹、胸や腹を通して実体としての空気が軸に入ってくるわけではありません。それでも、私が「センターで前の空間を吸いこむように歩いてみてください」と言ったときに、皆さんは意識しなくても実体呼吸としても息を吸っていたと思います。これは、息を吸うことと同時に起きる現象だからです。

実際には実体呼吸として息を吸うことと、前に向かって歩くための全身運動が行われています。しかも体幹だけでなく、４本の腕脚《わんきょく》がすべて、自分の顕在意識のあずかり知らぬところでコントロールされている、極めて効率的で高度な運動制御が勝手に起きています。

ですからスルッと何かの力で気持ちよく、空間がスパーッと割れていくような、いかないような、そして後ろへ抜けていくような感じで身体が動くのです。これを顕在意識で工夫してやろうとしたらたいへんなことになります。まずもってどうしたらいいかわかりません。

■「軸吸引法」「軸呼射法」

息を吸う、吐く、という呼吸運動が潜在意識下で利用され、呼吸意識化していくとお話ししたように、人は知らず知らずのうちにこれを利用しているのです。

いま私から呼吸法モーションをはじめて伝授されてただちにできたということは、すでに皆さんの中に、おぎゃあと生まれたときから無意識にくり返されてきた呼吸を通じて、身体意識としての呼吸意識ができているということなのです。

もし、いま私が指導した一連の流れで、私が申しあげた結果、成果が得られたかどうかがよく

図52　軸吸引法

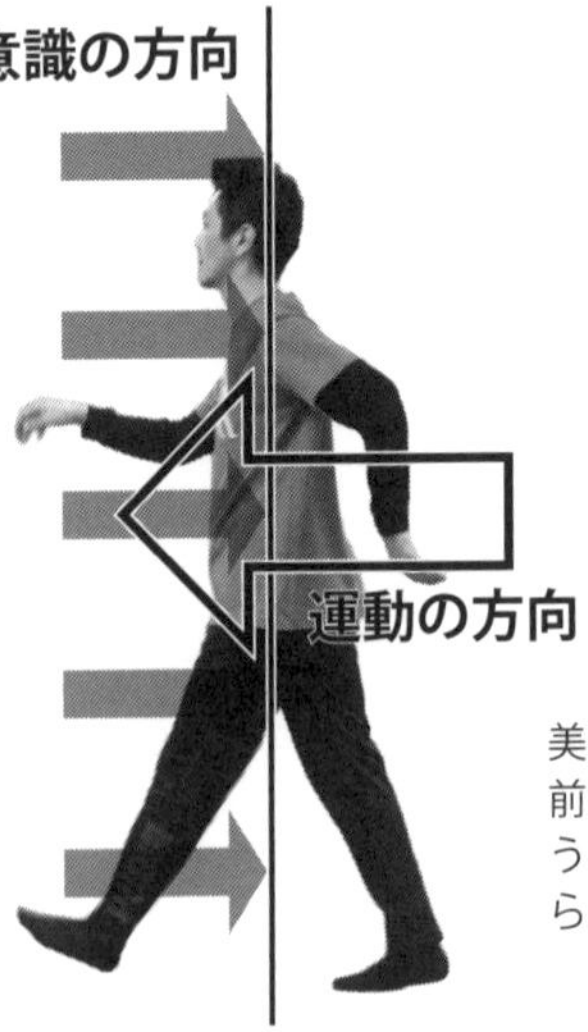

美しいシルバーのセンターで、前方の空間にある空気を吸うように歩く。何かの力に吸い寄せられるように、速やかに歩ける

わからないという人も、まったく心配はいりません。これから上達していただきますので、いまはなんとなく「そういうことなんだな」とご理解ください。

さて、移動する方向に存在する空間を吸いこんでいく、このような呼吸意識を「吸《きゅう》引《いん》」と呼びます（図52）。

皆さんはすでに「環境センター法」をはじめ、姿勢軸などでセンターを鍛えに鍛えてきましたので、いきなりかと思ったかもしれませんが、呼吸法モーションの軸で前の空間を吸いこんでいく「軸吸引法《じくきゅういんほう》」をご紹介させていただきました。

さて、呼吸は吸うばかりではありません。今度は前に向かって歩こうとするときに、後ろの空間に向かって軸から息を吐くつも

図53　軸呼射法

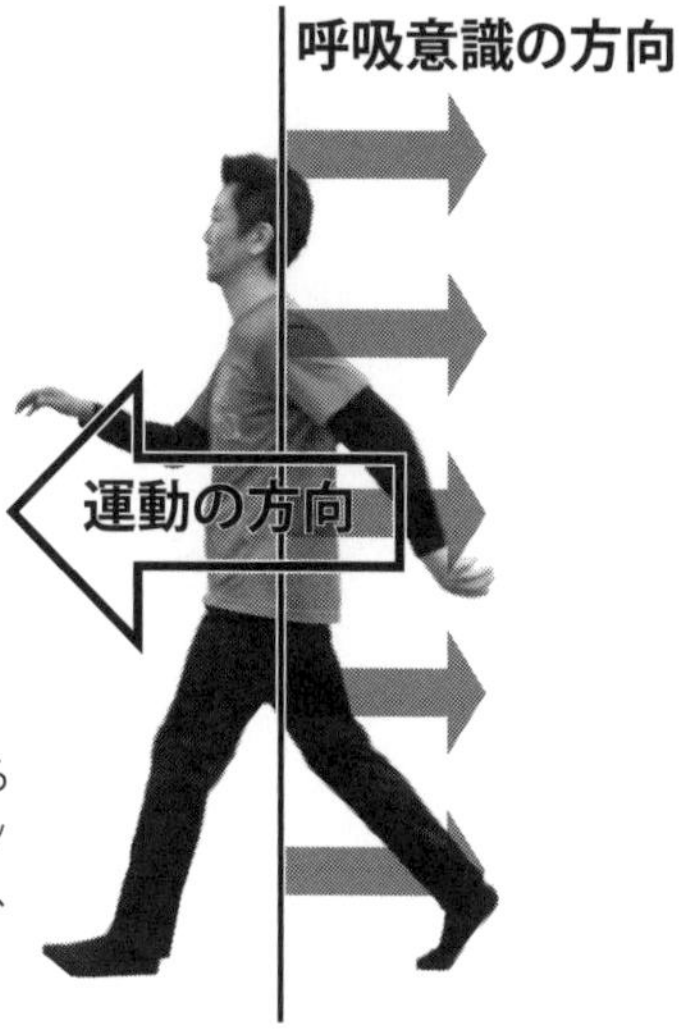

後ろの空間に向かって軸から息を吐くつもりで歩く。ジェットエンジンが噴射するように、気持ちよく前に進める

りになってください。

すぐ後ろには背骨もありますが、そんなことはおかまいなしです。軸からサーッと、フーッと、あるいはファーッという感じでもいいかもしれません。多少長めではありますが、頭の少し上から足下までの背骨の前のセンターから、ジェットエンジンが噴射するように息がブァーッと後ろに向かって吐かれていく感じです。

もちろん歩き出す前に実際に息を吸っておく必要があります。さりげなく息を吸っておいて、その場歩きをしながら後ろに向かってセンターでフーッと息を吐くつもりで歩きましょう。これもまたスーッと前に進んでいきます。

もう一度やってみてください。その場歩きをしながらさりげなく息を吸って、美しいシルバーのセンターから後ろに向かってファーッと息を吐くように歩くと、運動構造としては、前の空間を吸いこみながら行く軸吸引法とはまったく異なる運動構造でありながら、結果はけっこう似ていることがわかります。

つまり、何の力かわからないけれど気持ちよくスーッと前に進んでしまいます。やはり、極めて効率よく、速やかに、前に向かって自然に歩けてしまう自分がいます。非常に快適です。これが呼吸意識「呼射《こしゃ》」を用いた「軸呼射法《じくこしゃほう》」です（図53）。

息を吐く、すなわち呼息の「呼」と、ジェットエンジンが噴射するときの「射」、あるいは弓を射るの「射」で「呼射」です。

自分の美しいシルバーのセンターから後ろに向かって細い無限の数の矢が呼息と一緒に射られていくような意識を持つことができるとすごいことになります。

吸引も呼射も、前に向かって速やかにスーッと精妙に快適に、しかも努力感なく動けるなど、結果としては似た性質を持っています。

これはリード軸の性質と非常に相性がいいものです。リード軸そのものではありませんが、リード軸を強化するものにもなるので、高度なリード軸は、吸引や呼射といった呼吸意識をすでに併せ持っているとも言えます。

実際に歩いている人を観察してみると、リード軸のうまい人は、教わっていなくても呼吸法モーションの吸引や呼射が使えていることがあります。

さらに詳細に観察してみると、吸引はうまいけれども呼射はあまり使えていないとか、呼射はうまいのに吸引はまったく使えていないとか、もちろん吸引、呼射を同等にうまく使えている人もいます。

本書で「歩道」に取り組まれている皆さんには、当然のことながら吸引、呼射の上手な使い手になっていただきたいと考えています。リード軸を高度化していくためには呼吸法モーションの吸引、呼射が必要だからです。

軸吸引で歩く、軸呼射で歩く

「歩道」に熱心な皆さんでしたら、新しく学んだ軸吸引、軸呼射だけでなく、「環境センター法」、リード軸、そしてさりげなく姿勢軸にも取り組んでいただけていることと思います。

ではそれを前提に、その場歩きから始めてセンターで前方の空間にある空気を吸うように軸吸引で歩きます。吸った息は吐かなくてはなりませんから、次は軸呼射も加えていきましょう。

まず軸吸引で何歩か歩いたら、「回軸研磨法《かいじくけんまほう》」を行いながら向きを変えます。ここは通常の呼吸（実体呼吸）でかまいません。

向きを変えたらその場歩きから軸吸引でゆっくりと歩き、息を吸いきったところで後ろに向かってセンターでフーッと息を吐くように軸呼射に変えて歩き続けます。

向きを変える位置にたどり着いたら、その場歩きで「回軸研磨法」を行い、その場歩きを続けながら「環境センター法」を行います。ここは美しいシルバーのセンターがあると非常にうまくいくところです。美しいシルバーのセンターが持っているクオリティが、軸の精密さを高めてくれるからです。

もう一度行いましょう。その場歩きをしながら美しいシルバーのセンターを「美しいシルバー、なぞってなぞってコースコス」などと言いながらなぞります。1回くらいは「スパーッ」と言ってもよいでしょう。

そしてその場歩きから、軸吸引で歩きはじめ、続いて軸呼射に変えて歩きます。行き着いたら美しいシルバーのセンターを磨きあげるようにゆっくりと「回軸研磨法」を行います。

美しいシルバーのセンターをそのままに、さらにもう一度その場歩きから軸吸引をしながら歩き出して、軸呼射に変えていきます。たどり着いたら「回軸研磨法」です。

その場歩きをしながら「美しいシルバーのセンター、美しいシルバーのセンター、スパー（1回のみ）、なぞってなぞってコースコス」となぞりながら、ますます美しいシルバーのセンターを磨きあげてください。

美しいシルバーのセンターとモーション（軸吸引、軸呼射）は非常に折り合いがいいと感じられた方もいるでしょう。

この吸引をしているときの軸を「吸引軸」、呼射をしているときの軸を「呼射軸」と言います。呼吸意識が働いている状態でのリード軸といってもよいのですが、あくまでもリード軸そのものではありません。

ここでその場歩きをしながら「美しいシルバー、美しいシルバー」と、あらためてセンターをなぞってみてください。これまで「その場歩きしながらセンターをなぞるのは難しいんだよね」と苦労され、静止立位で行っていた方も、ますます軸がよくなり、軸と腕脚の連動が、非常にいい形になっているはずです。

吸引軸、呼射軸を使って軸吸引、軸呼射を行うことで、さらにリード軸が洗練され、強く、効率のよいものになっていきますので、美しいシルバーのセンターと腕脚の連動性もますます高まります。

ふたたびその場歩きから吸引軸を使って軸吸引で歩きましょう。続いて呼射軸を使って軸呼射です。行き着いたら「回軸研磨法」でしたね。「回軸研磨法」も楽しくなってきたのではないでしょうか。

ここで皆さんが心がけることとしては、「回軸研磨法」で向き直ったところで、あらためて美しいシルバーのセンターをなぞることはもちろんですが、180度回るあいだにセンターを無上なまでにピカピカに磨きあげることを目指したいものです。そこでさらに、その場歩きをしながらあらためて「環境センター法」を行うのです。

▨さらなる上達を求めて

上達は、このようなことの兼ね合いです。上達し続けることが「歩道」における最大の眼目《がんもく》です。「歩道」の「道」は、求道《ぐどう》の「道」であり、生涯続けるものなのです。「歩道」はなんとなく歩くわけではなく、常に上達し続けながら歩くのですから、180度回ること一つとっても上達を求めます。「回軸研磨法」の後の、その場歩きでの「環境センター法」、つまり環境センターと自分のセンターを重ね合わせながら磨きあげることにも上達が求められます。

ですから「回軸研磨法」とその場歩きをしながらの「環境センター法」の兼ね合いにおいても、どちらがより勝っているのか、もし「回軸研磨法」が勝っているようであったら、その直後の「環境センター法」は、それより勝るように磨きあげていかなくてはなりません。「回軸研磨法がうまくいったから環境センター法はほどほどにやろう」ということにしておくと、「回軸研磨法」の上達まで止まってしまいます。

では、「回軸研磨法」をもう1回（180度）行ってみましょう。「磨きあげる、磨きあげる」とつぶやいてもよいでしょう。さらにもう180度回ります「磨きあげる、磨きあげる……」。さらにもう180度回ります「磨きあげる、磨きあげる……」。

さて、「回軸研磨法」によってどこまでセンターは磨きあげられたでしょうか。クオリティも、ストラクチャーも、見事なものができてきたことを期待していますが、さらにその場歩きを続けながら「環境センター法」をやってみましょう。

「回軸研磨法」による成果を利用しながら、かつそれ以上のところを目指すのですから、けっして易しくはありません。「美しいシルバーのセンター、スパー（1回のみ）、なぞってなぞってコースコス……」。いかがでしょうか。

そこで、モーションを使って歩きます。その場歩きから、軸吸引でススーッと歩いて、今度は軸呼射でサーッとさらに進んでいってください。

そして、たどり着いたら「回軸研磨法」で180度回ります。腕脚との連動を感じながら行うのもよいでしょう。

さあ、ここで行った「回軸研磨法」（180度を1回だけ）によるセンターの出来栄《ば》えはいかがでしょう。先ほどは3回くり返しました。

そして、「環境センター法」です。さらにセンターはよくなりましたか。また、180度の「回軸研磨法」を3回行ったあとの「環境センター法」でつくられたセンターと比べていかがでしょうか。

最後が最高の一歩となるように

このように上達していく必要があります。「歩道」は求道ですから、生涯歩きという運動によって、進化し続けるのです。歩きそのものも、生涯上達し続けるのです。

たとえばいま20代の方が、このように「歩道」に1年も取り組んだら相当に歩きはうまくなっているはずですが、70年後の90代になったときのほうがはるかに歩きがうまいとしたらどうでしょう。にわかに想像がつかないかもしれませんが、そうでなければそれは「歩道」ではありません。

誰しも生涯自分の足で歩きたいと思うことでしょう。しかし晩年になると、多くの方は70歳前後あたりから、いわゆる足元がおぼつかなくなり、不如意《ふにょい》になり、歩きが衰えてきます。人によっては杖をついたり、歩行器、さらには車椅子を使ったりすることにもなります。

気をつけなくてはならないことは、若い頃にスポーツや、武術、武道などで身体を鍛えていた人でも晩年はリスクが高まるということです。

「歩道」はその逆で、最晩年に最高の歩き方になることを目指します。若いときから日々最高の上達を求め続けてなお、「棺おけに入るときに最高の歩きで最後の一歩を飾りたい」。この言葉によって「歩道」の求道性を物語ることができるのではないでしょうか。

全方向均等軸呼吸

さて、皆さんはすでに実際の歩道でリード軸を実践されていると思います（歩道で「歩道」、「歩道」on 歩道）。リード軸は体調や、時間的余裕を考慮しながら使えるので、日常の歩きそのものが実践的なトレーニングの場になります。

そこに呼吸法を加えることで、リード軸を思いきり豊かに高度化してさらに効率よく、スピード感をもって楽しむことができるとおわかりいただけるでしょう。

しかしそれだけではなく、「呼吸意識」も鍛えられるのです。皆さんの中には運動が大好きで「歩道」に興味を持たれた方、呼吸法にはそれほど興味がなかった方が当然いるかと思います。

しかし座りっぱなしの呼吸法にはなじめなかったという方も、呼吸法のモーションを「歩道」のリード軸で使っていくことで、呼吸法に目覚めることは請け合いです。呼吸法の講座では、座って静かにモーションに取り組むこともありますが、当然のことながらそれでも軸吸引、軸呼射の能力は高まります。

呼吸法としてこれらのモーションを鍛えるには、まず呼吸法のいちばんの基本である、第一教程の第1講座「基礎呼吸法（ベース）」を丁寧に行うことから始めます。総合呼吸法の特徴は、なんといってもセンター、軸です。

それは「歩道」も同じですが、さらに軸を中心とした「全《ぜん》方《ほう》向《こう》均《きん》等《とう》軸《じく》呼《こ》吸《きゅう》」というものがあります。

ここで美しいシルバーのセンターから体幹を見渡してみてください。前には胸や腹があり、裏側には背骨、背中、腰があり、横は体側（脇）、側腰があります。この、軸から見たときの身体のすべてを呼吸運動として参加させるのです。

図54　全方向均等軸呼吸のメカニズム

上から見下ろしたときの「センター、軸」の位置と呼吸運動に伴う胴体の動き

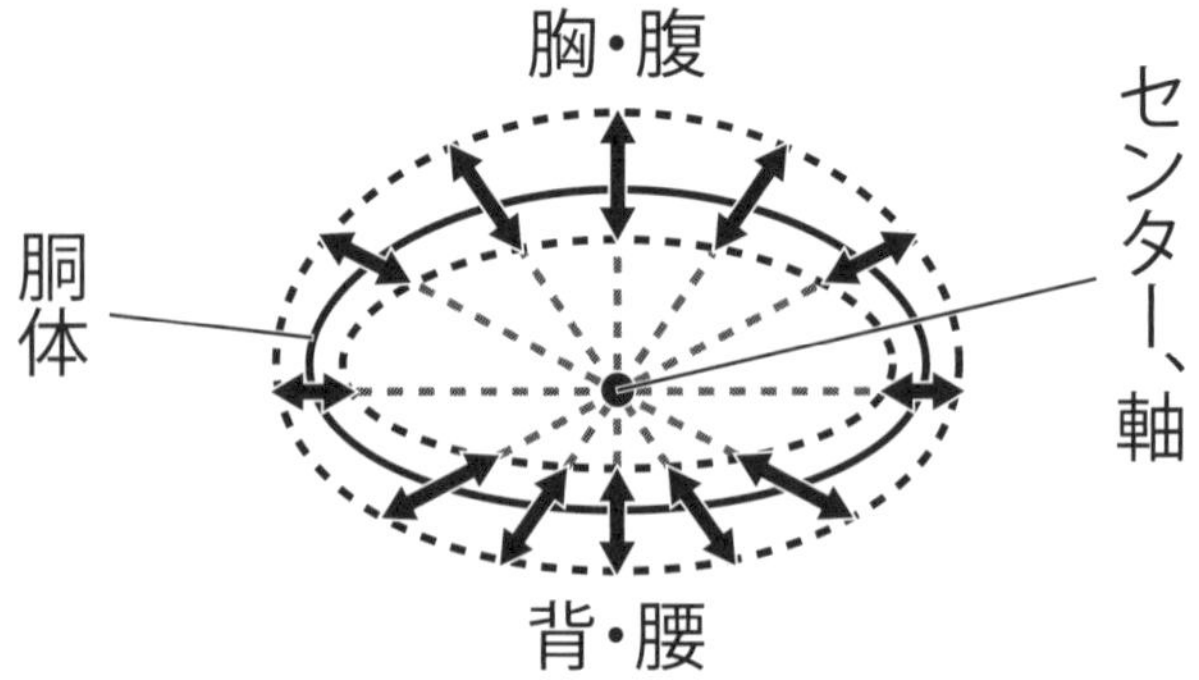

※呼吸運動で変化する身体のラインはモデルとして定性的に表現してあります

　息を吸うと身体のあらゆる部分が軸から外に向かって全方向に広がっていきます。息を吐いていくとセンター、軸に向かって体幹が吸い寄せられるように細くなっていきます。これが全方向均等軸呼吸の原理となる運動です（図54）。

　腹が動くことは、目で見ても、実感としても容易に理解できると思いますが、腰についてはどうでしょう。普段、腰は体幹が前に倒れようとするのを腰背部の筋肉で支えていますので、放っておけば常に力が入りっぱなしです。そういった状態が当たり前になっている人にとっては、腰が動くということが理解できないかもしれません。

　では、どういうことなのでしょうか。全方向均等軸呼吸では、息を吸うとセンター、軸に対して腰は後ろに向かって広がりながら離れていきます。息を吐くと広がった腰は集まりながらセンターに向かって戻ってきます。

ここで、腹のように腰をふくらませようとして体幹を丸めたり、凹《へこ》ませるつもりで反《そ》らせたりしては、軸そのものがあおり運動を起こしてしまいます。首尾よく腰が広がったつもりでも、そのときにはおなかが凹み、反ったときには腹が出てしまいます。これでは本末転倒です。

軸はまっすぐ垂直のままでありながら息を吸うことで、腹と腰は広がりながら軸から離れていき、息を吐くことで戻ってくるのです。

背骨の前にあるセンター、軸は身体を横から見たときに、真ん中よりやや後ろを通ります。また身体の構造上、腹より腰のほうが、広がる割合は少ないことは確かです。

しかし大事なことなので覚えておいていただきたいのですが、息を吸っていったときに、腰が軸に対して後ろに向かって広がるということは、仙腸関節《せんちょうかんせつ》が広がるということです。

また、腰椎の5番は完全に腸骨のあいだに埋まっています。4番は半分だけ埋まっています。その腰椎5番、4番からも腸骨が離れていくことになります。つまり仙骨《せんこつ》と腰椎《ようつい》5番、4番、腸骨が、後ろに向かって移動しながら離れていくのです。そうでなくてはそこに息が入るための運動は生まれず、全方向均等軸呼吸にはなりません。

呼吸法ベースでは、このようにトレーニングを進めていきます。いきなりすごい話をしたと思われるかもしれませんが、総合呼吸法の第一教程の基礎呼吸法を学ぶ場合には、このような視点で取り組まれるとよいと思います。

総合呼吸法に関心がおありの方は、拙著『高岡英夫の「総合呼吸法」呼吸五輪書』（ＢＡＢジャパン）をご参照いただければ幸いです。

くり返しますが、あおり運動は禁物です。正しい全方向均等軸呼吸のためには何が大事かというと、徹底したゆる、緩解法《かんかいほう》、ルースニングです。

総合呼吸法の最大の特徴の一つは、センター、軸、それによる全方向均等軸呼吸、そしてそれを可能にするためのゆる（ルースニング）ということになります。

「腰」という字はにくづきに要《かなめ》と書くように、要であるがゆえに最も拘束が強い部分です。

さらに背中、背骨周り、腕脚、股関節《こかんせつ》周り、肩甲骨《けんこうこつ》と肋骨《ろっこつ》のあいだ、肩周りから肋骨、肋骨のあいだにわたるすべてを徹底的にゆるめていくことが、基礎呼吸法ベースを上達させることであると同時に「歩道」を根本から深め、高め、広大で豊かな世界を築きあげるために必須不可欠な方法でもあるのです。

第7章

華麗なフットワークを身につける「フォアフット軸」

■「フォアフット軸」とは

最後の第7章で取りあげるのは「フォアフット軸」です。

この軸を中心装置とする「フォアフット軸ウォーク」は、チーターやカモシカのような華麗なフットワークを身につける役割を担う軸ウォークです。

フォアフット軸が発達すると、ウサイン・ボルトやエリウド・キプチョゲのような超一流のランナーに見られる「プレランディング」という運動構造を最大限に活用でき、精度の高いフォアフット走法・歩法ができるようになります。

フォアフット走法は、アフリカのマラソン選手の走りがヒントになったと言われていますが、実は江戸時代の飛脚《ひきゃく》や駕籠《かご》かき（駕籠を担いで人を運ぶのを職業とする人）など走ることを専門にしていた職業の人たちは、皆フォアフット走法の達人でした。また、彼らのような走りの専門職だけでなく、その時代の武士や農民もフォアフットが当たり前に使えていたのです。

フォアフット軸を身につければ、私たちも江戸時代の日本人のように軽やかで華麗なフットワークが可能となり、羽が生えたように自由自在、快適に飛びまわれるような歩きが可能となります。

本章では、軸呼吸を使った歩きの話から一転して足について話をします。

皆さんは「フォアフット（forefoot)」という概念をご存じでしょうか。２０２１年に出版さ

図55　踵推進・フォアフット・ヒールストライクの関係

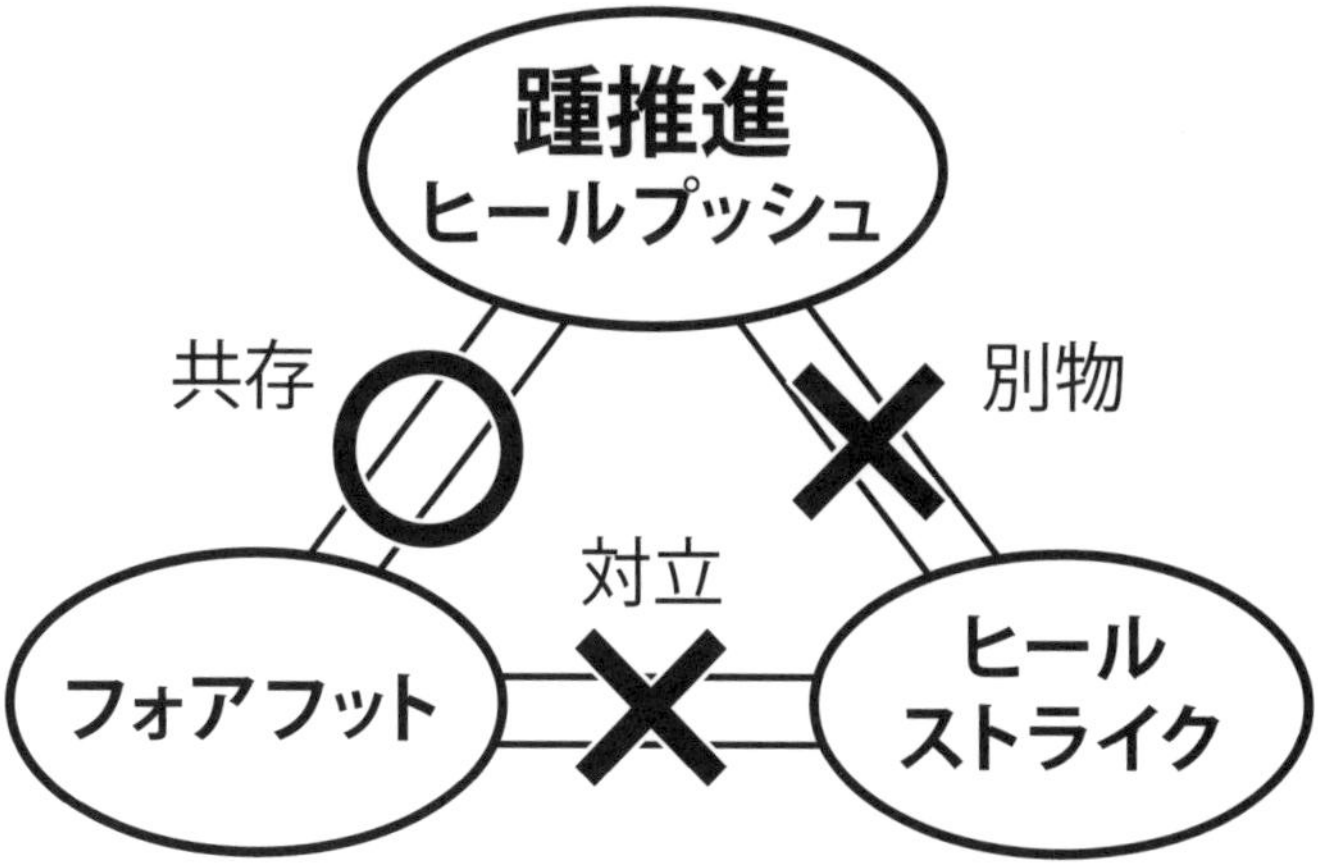

れた拙著『スーパーウォーク歩道――スポーツパフォーマンスが爆発的に向上する』（ベースボール・マガジン社）でも、私はフォアフットについていろいろ語っています。

「歩道」においては、フォアフット軸を鍛えていくという観点から、フォアフットを非常に重要な技法として位置づけています。

ここでは、フォアフットあるいはフォアフット軸が、歩行や走行といった移動運動においてどういう意味を持つかという話をしたいと思います。

皆さんは、これまで紹介してきたトレーニングの総復習と、実際の歩きで「歩道」を活用することに努めてください。

「フォアフット」と聞いて、「ヒールストライク」、あるいは私が提唱している「踵《かかと》推進《すいしん》」という概念をすでにご存じの方は、それらがどのような関係にあるのかが気になったのではないでしょうか（図55）。

フォアフットは、バイオメカニクス、身体の運動構造という点において、ヒールストライクとは対極をなすものです。

そう申しあげるとすぐに、どちらが優れているのかという議論をしたくなるかと思いますが、それには理由が二つあります。

歩きにせよ、走りにせよ、両者は同時に使うことができない運動構造ですから、どちらかを選ぶしかありません。したがって、選ぶにあたってどちらが優れているか、劣っているか、という話になるのはもっともな考え方です。

さらにもう一つの理由として、ここ十数年くらいのあいだの陸上競技、中でも長距離系を中心にした「フォアフット走法」の台頭が挙げられます。フォアフット走法が注目され、普及していく過程の中で、「踵を使った走り方はまずい」という風潮が生まれ、それに対して「ヒールストライク」という概念まで注目されるようになったのです。

踵ではだめなのか？

いままでのマラソンを中心とした長距離走では、走る運動量を踵で受け止めてから、足裏全体を重心が乗る面として利用し、最終的に重心落下点がつま先へ通り抜けていくような使われ方が

図56　ヒールストライク走法とは

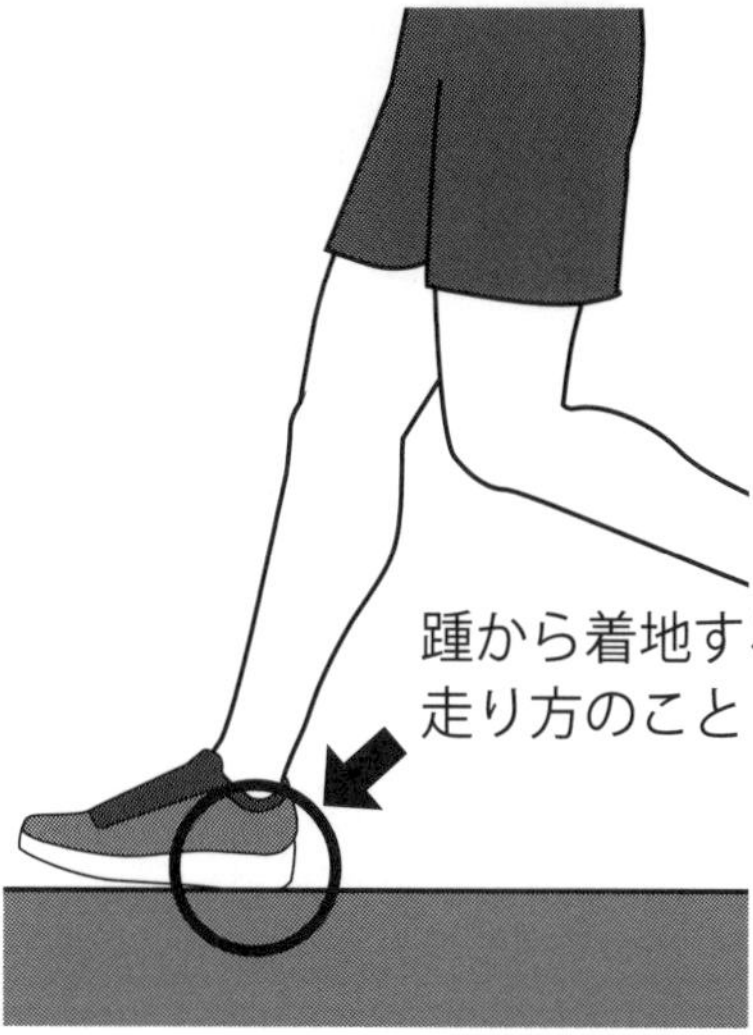

一般的でした。

全身の体重がかかった運動量を踵で受け、衝撃を吸収しながら足裏からつま先に向かって重心落下点が抜けていくように使うので「ヒールストライク」と呼ばれるわけです（図56）。

そうなると、長距離走においてヒールストライクにどういうプラスとマイナスがあるかということが重要となってきます。ヒールストライクのほうが速く走れるのであれば、それでまったく構わないわけです。

フォアフット走法では、中足底からつま先にかけての前足部で運動量を受け止めつつ前へ重心落下点が移動していく場合、足裏を重心落下点が通過する距離が非常に短くなります。

フォアフット走法は、この短さが走りの

図57　フォアフット走法とは

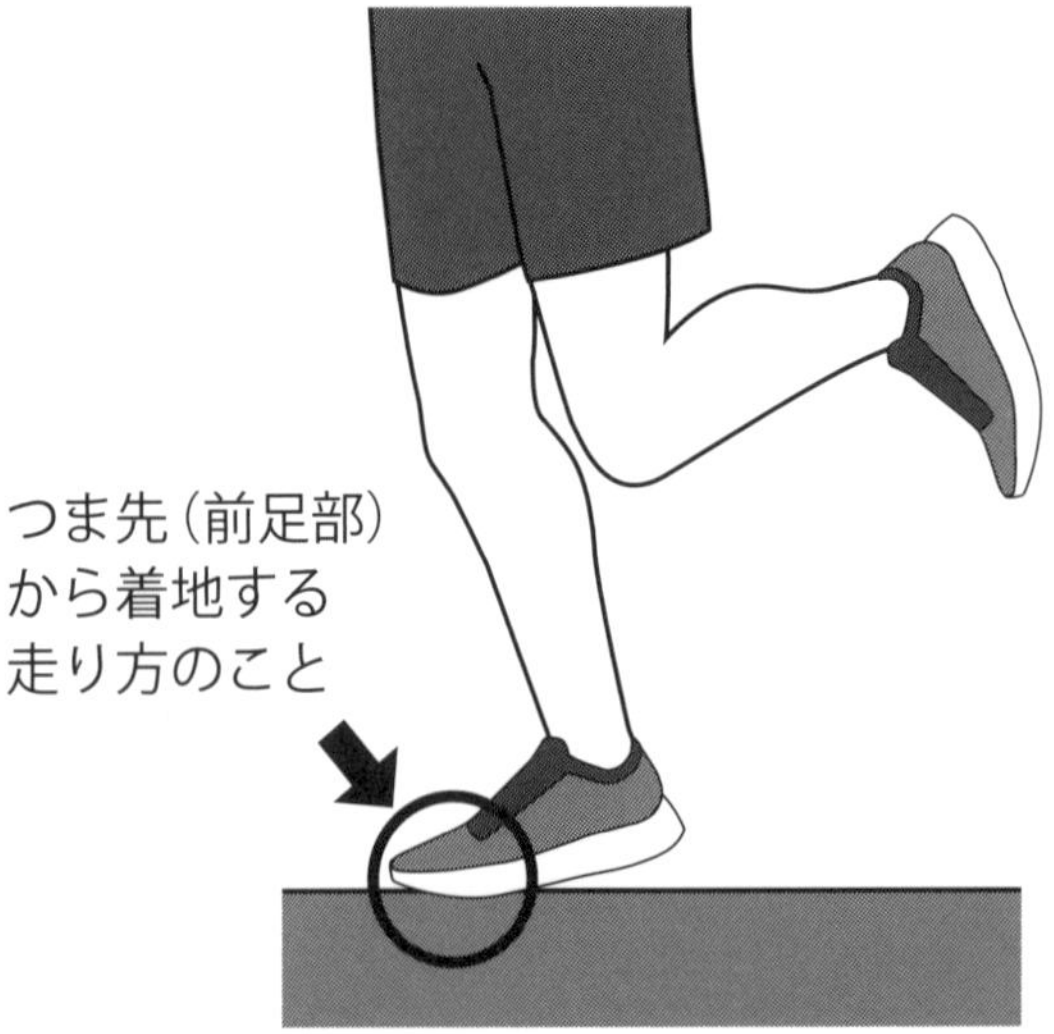

速さにプラスとなる、という考え方なのです（図57）。

フォアフット走法はアメリカを中心として研究開発が進み、日本人でも取り入れる選手が増えてきました。そして同じ選手が使った場合、フォアフット走法のほうがヒールストライクよりタイムがよくなる傾向があるということもわかってきました。

こうした流れの中で、踵推進をよくご存じの皆さんは、どのような考えを持たれたでしょうか。ここには極《きわ》めて重要な話がさらに二つ関わってきます。

そのうちの一つが、ヒールストライクが走法としてマイナスに働くある要因に多くの人が気づいていないという問題です。

単刀直入に申しあげると、ヒールスト

図58 プレランディングとは

プレランディングとは、あたかも現実のランディング（接地）の前に空中のある位置（プレランディングプレート）に一度仮のランディングをしてから、その一瞬後に足を踏みこみ、現実のランディングをすること

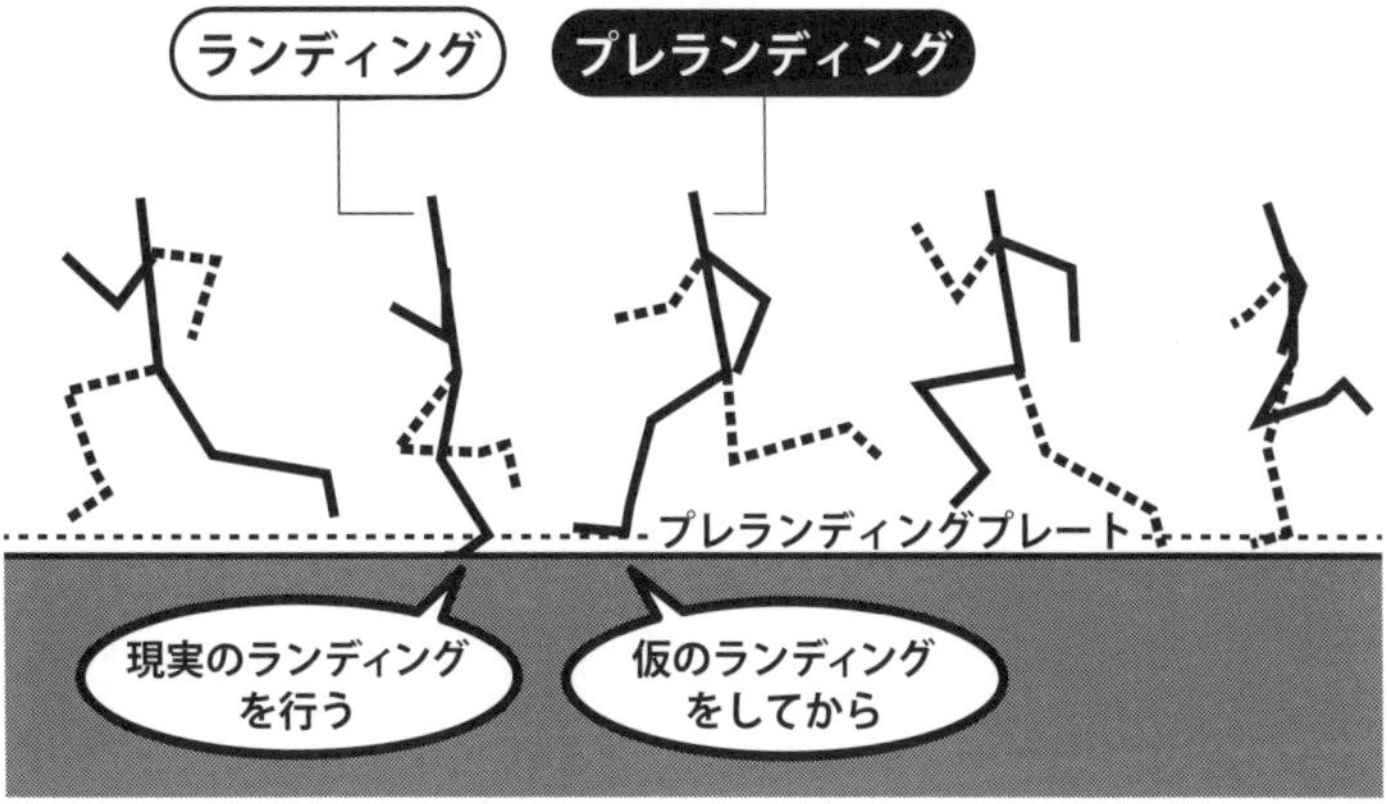

ライクがマイナスに働くのは、「プレランディング」ができていないからです。

プレランディングとは、いまからおよそ30年も前、カール・ルイスが絶頂期の頃に私が発表した理論です（図58）。

超一流のランナーになると、走るときに「プレランディングプレート」というものができます。このプレートの高さは、能力の高い選手ほど高くなります。

たとえば、そこそこの能力の選手のプレランディングプレートが3センチから4センチくらいだとすると、絶頂期のカール・ルイスの場合、その高さは10センチ以上にもなりました。

走っているときの体重と運動量は、接地の際に地面が受け止めてくれるわけですが、選手のほうではその体重＋運動量を地面に

受け止めてもらうために、足を前に運んで接地しようとします。

このときに、優れた選手であればあるほど実際の地面より何センチか高いところ、つまり空中に潜在意識としての地面が形成されるのです。

カール・ルイスで言うと、最高時には地面から10センチ以上の高さのところにあたかも実際の地面があるかのごとく足が使われていたのです。

そこで実際の10センチの差はどうなってしまうのか、ということについてご説明します。まず、プレランディングプレートには踵ヒールないし足底から入っていきます。皆さんも階段を踏みはずした経験があるかと思います。特に下りで踏みはずしたりするとヒヤッとしますね。足を着こうとしていた位置が実際の段より前にある場合、空振りをさせられた足は、もう1段、時には2、3段も下の段に着かなくてはなりません。

階段を踏みはずすのはほとんどの場合不注意によるものですが、その点を別にすれば、バイオメカニクス的にはこれがかなりプレランディングの運動構造に似通っています。そこに潜在意識としての地面があるとして足を着こうとしながら、実際にはそれより10センチ下の実際の地面に足を着いていく構造です。

階段を踏みはずすと、多かれ少なかれ人はパニックを起こして動きを止めようとしますが、ここはパニックを起こさず、動きを止めず、勢いに任せていったらどうなるのだろうかと想像してみてください。

これは本当に想像するだけにとどめていただきたいのですが、とんでもない勢いで身体が前に放り出されていくことでしょう。踏みはずしたのが最後の1段のところだったらまだしも、下りはじめたところやまだ残りが5段も6段もあるところだったらたいへんです。

対応能力が低ければ、そのまま転倒して大怪我、さらには死ぬ可能性すらありますが、対応能力が高ければ、仮に7、8段手前で踏みはずしても、そのまま8段飛ばしで10センチどころか数メートル先に着地して、なおも勢いが止まらずとんでもないスピードで進んでいってしまうこともあり得ます。

私はこの階段を踏みはずす現象と、カール・ルイスのような超一流のランナーの走りに共通する潜在的な運動構造があることを見出したのです。

実は同じような現象を、走りについての研究よりも前に、武術・武道系の達人技の中にも見出していました。

たとえば非常に優れた空手家の突きには、目標の手前に走りにおけるプレランディングプレートのような、意識としての打撃ポイントがあります。これはもちろん優れたボクサーや剣術家にも当てはまります。

このように階段で足を踏みはずす現象と、超トップランナーたちのランディングに共通性があることを見抜いた私は、人間の能力を、階段を踏みはずしてしまうレベルにとどめてしまうわけ

図59　プレランディングプレートが矛盾を解決する

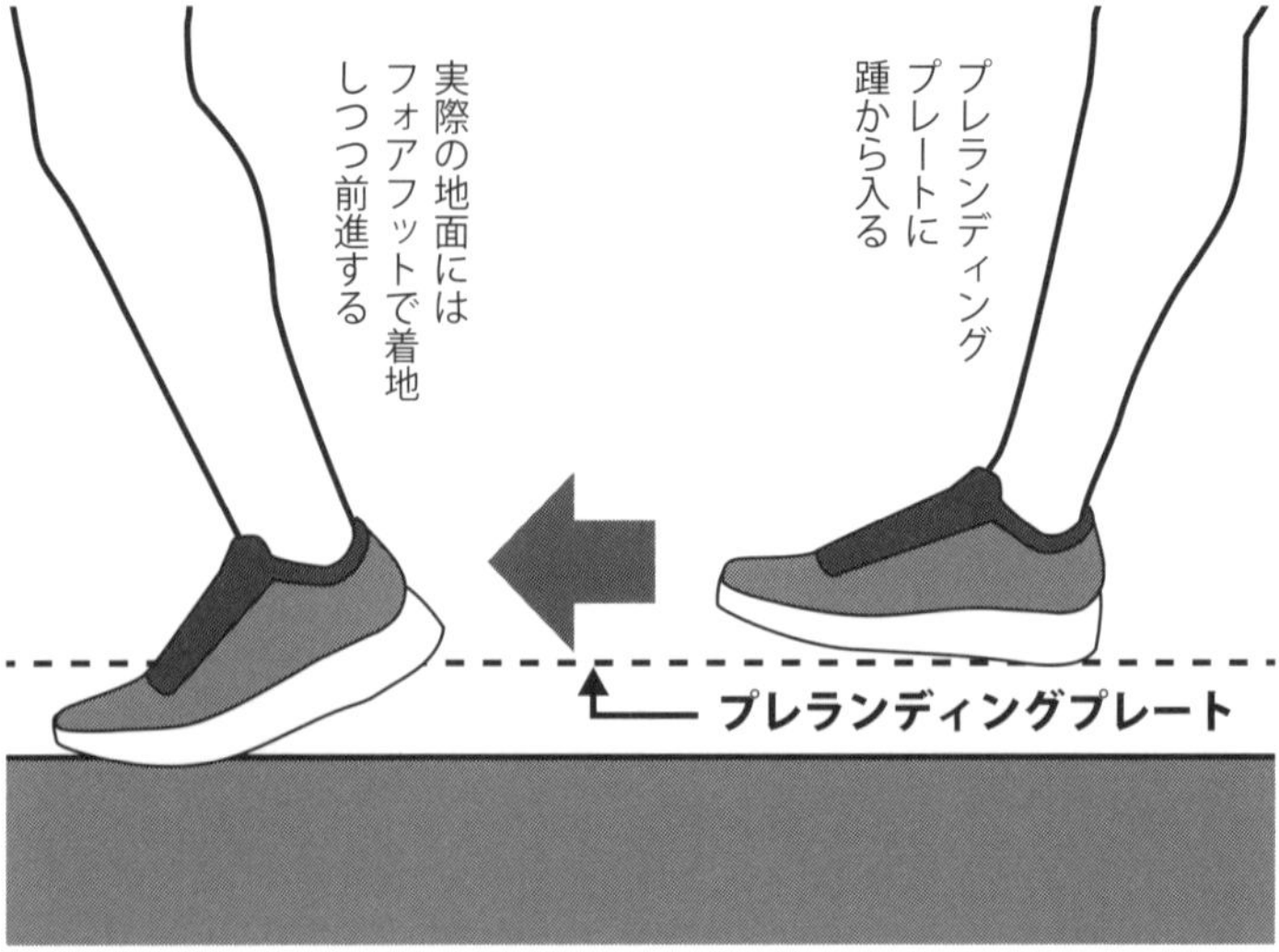
プレランディングプレートに踵から入る
実際の地面にはフォアフットで着地しつつ前進する
プレランディングプレート

にはいかないという考えもあり、プレランディングプレートという身体意識の専門概念をつくったのです。

くり返しますが、ヒールストライクがよくないとされるのは、プレランディングプレートの存在に気づいていないからなのです。

つまり問題なのは、ただ踵をリアルな地面に着けてしまっているところにあるわけです。

しかし十分に高いプレランディングプレートがあれば、そこに踵を着こうと思ってもすっぽ抜けるので、実際の地面にはフォアフットで接地することになります。

想像もしないところにフォアフット走法とヒールストライクの矛盾《むじゅん》を解決する身体意

識の構造が存在することが、ご理解いただけたでしょうか（図59）。

身体意識の構造は身体運動に成立するものなので、バイオメカニクスにもきちんと反映されます。

したがって短距離であれ長距離であれ、そもそもヒールストライクによるマイナスが少ない走りをしてきた優れたトップランナーたちは、フォアフット走法を行うにあたっても、バイオメカニックな身体の運動として有効な、高いプレランディングプレートが形成されるので、ごく自然に優れたフォアフット走法が体現できるのです。

つまり厳密な話をすれば、中足底からつま先のフォアフットで接地するというだけでは優れたフォアフット走法にはならない、ということです。フォアフット走法を試みても成功しない選手がいるのは、足裏のどこで接地するかということだけが問題ではないことを示しています。

踵推進はヒールストライクにあらず

踵推進に関するもう一つ重要な話とは、踵推進はヒールストライクではない、まったくの別物であるということです。踵推進は、フォアフットと矛盾しないどころか、一人の人間の中に共存し得るものなのです（図60）。

歩きや走りにおいて、踵推進とフォアフットが使われる局面は、異なります。具体的には、出だしからわずか数歩くらい、最多でも10歩くらいまでが踵推進の使われるべき局面であり、それ

図60　踵推進のメカニズム

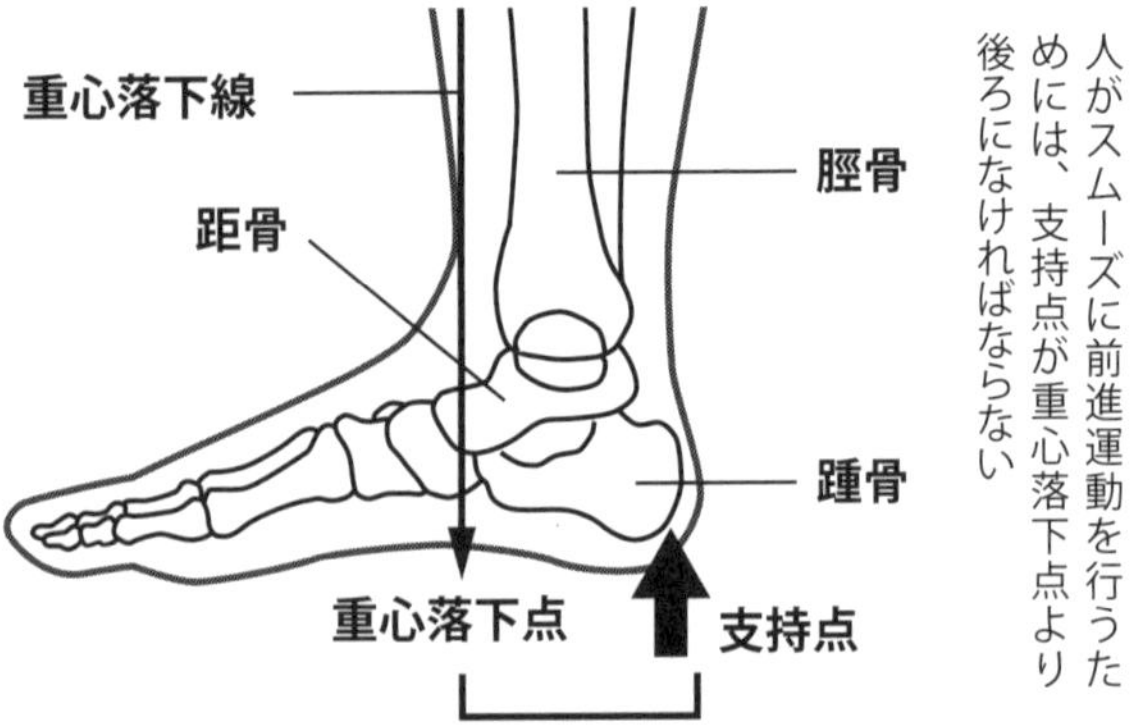

人がスムーズに前進運動を行うためには、支持点が重心落下点より後ろになければならない

踵推進とは、踵を支持点にして始動する身体の使い方のこと。足裏でいちばん大きな踵骨で地面を強くプッシュすることで、初期動作としては最大の前進力を得ることができる

以上の距離を移動するにはフォアフットが有効です。

たとえばメジャーリーグ史上における盗塁の天才選手リッキー・ヘンダーソンは、出だしの4歩まで踵推進を使うことができました。強大な力で踵を使って地面を押すことで、静止状態から瞬間的に大きな停止慣性力に打ち克って、極めて俊敏に大きい身体質量を大きな運動量に変換させ、5歩目からはつま先を使ったフォアフット走法に移行していきました。

イチローも大リーグで盗塁王になったほど盗塁の名手でもあるわけですが、私が確認した限りでは、彼の場合、はじめの3歩まで踵推進を使い、そこからフォアフット走法に移行していました。

フォアフット走法ができて、かつ踵推進もできるという選手は、それほど多くはありません。フォアフット走法しかできない選手は、どんなに足が速くてもスタートが遅くなります。ちなみに踵推進が使える選手でいい盗塁選手にならなかった例は、いまのところ見ていません。つまり、踵推進のほうが難しいとも言えるわけです。

したがって、そもそもフォアフット走法ができる足の速い選手で、踵推進まで使えた人というのは類《たぐい》まれな天才だったと考えることができるでしょう。いまなら大谷翔平《おおたにしょうへい》がその代表例です。

さて、２０２２年に『宮本武蔵は、なぜ強かったのか？――『五輪書』に隠された究極の奥義「水」』（講談社）の改訂版である『発見！　武蔵の極意――五輪書は物理学の天才が書いた！』（さくら舎）を刊行しました。大幅な加筆修正を施したため、テーマ、結論として語るべきことが、旧作品とは異なるものにまでなってしまいました。

その宮本武蔵は典型的な踵推進の超名人であり、フォアフット走法の超名人でもあるのですが、そのことが、彼の『五輪書』を詳細に科学的に読解するとわかってきます。

すでに旧作をお読みくださった方も、そして本書ではじめて踵推進に興味を持たれた方も、ぜひ『発見！　武蔵の極意』を手に取り、一緒に謎解きを楽しんでいただければうれしく思います。

■プレランディングプレート現象

フォアフットとヒールストライクという、一見矛盾しているように見える問題を解決するプレランディングプレートと、踵推進についてお話ししてきましたが、このプレランディングプレートをさらによく理解していただくには大きく分けて二つの論理が必要となります。

一つはすでに少しだけ触れましたが、このプレランディングプレートに代表される身体意識が、人間あるいは動物といった運動体と他者が、物理学的・力学的な関係を結ぶプロセスの問題であるということです。

人間や動物が物理学的現象を持った存在であったり、また生理学的現象を持った存在であったりすることは、人間である読者の皆さんなら直感的におわかりいただけると思います。

特に物理学的な現象が起きるときには、他者との関係性が重要な要素を占めてきます。

ちなみにこの〝他者〟は、自分自身の中にもつくることができます。

たとえば空中に浮いているとします。そんなことは普通ではありえないというのでしたら、足が床に届かないように両脚を体幹に引きつけて椅子に座っているとしてもよいでしょう。その状態でじっとしていても、ここでの物理学的現象は、まったくのゼロではありません。

しかし、軸を中心に両腕を思いきり左へ振り回して身体の向きを変えようとすると、両脚は腕とは反対に右へ動こうとします。つまり内的運動量の一致が起きて、上半身と下半身のあいだに力学的関係が生まれます（図61）。

このような意味で上半身と下半身を別の二つの物体と疑似的に考えると、物理学的・力学的現象は二つの物体のあいだに起きることが理解できると思います。

図61　上半身と下半身のあいだに生まれる物理学的・力学的関係

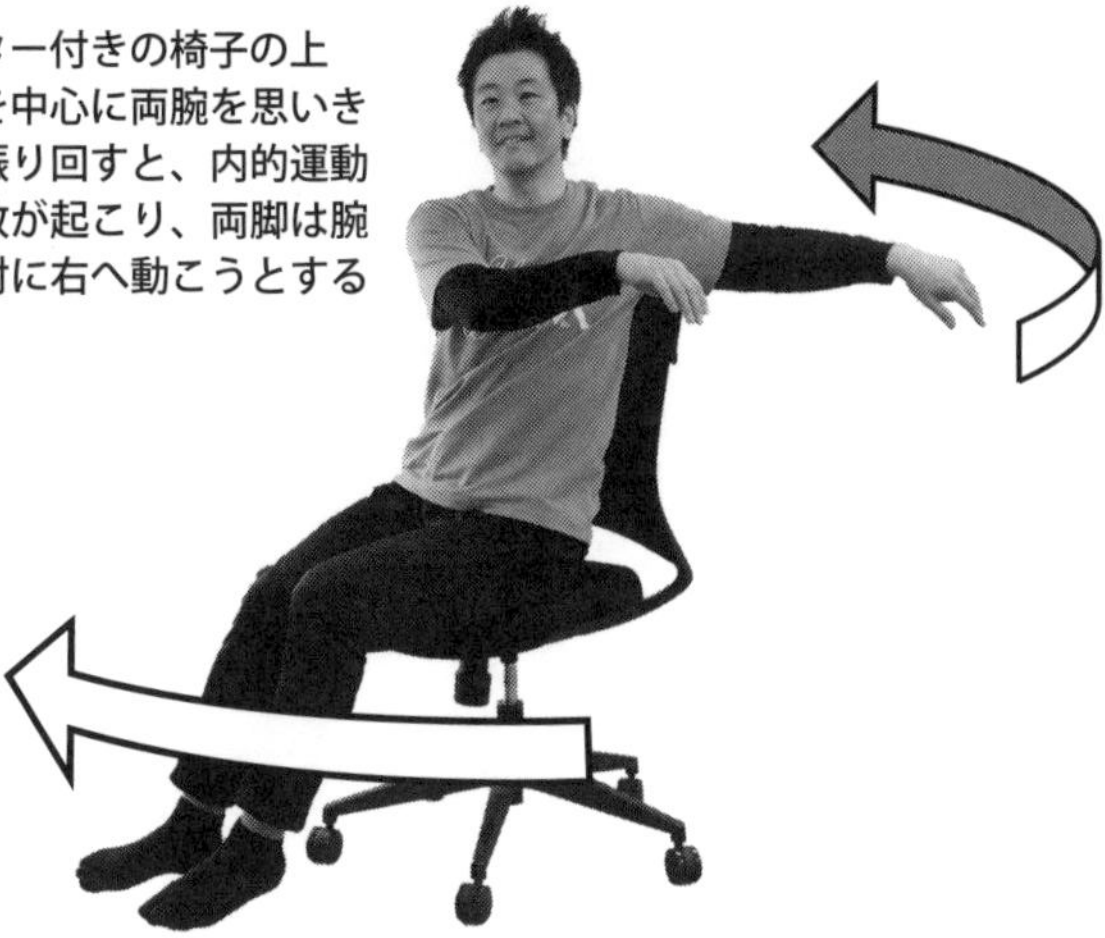
キャスター付きの椅子の上で、軸を中心に両腕を思いきり左に振り回すと、内的運動量の一致が起こり、両脚は腕とは反対に右へ動こうとする

一方で生理学的現象は、身体が空中に浮いていてもいなくても、また意図的に働きかけをしなくても常に起きています。わざわざ一つの身体を二つの物体と捉える必要もありません。呼吸や睡眠などは生理学的現象の最たるものです（最も意図的に呼吸法を行う場合の呼吸運動は、物理学的現象と言えなくもありません）。

身体に生じる物理学的現象の中で、最もありふれたもの、身近なものと言えるのが、空中に浮いていたものが落下して地面に衝突的に接触する瞬間に起きることです。

つまり、私たちが歩いたり、走ったりするときに起きている現象です。片足が地面に接触する瞬間は、物理学的つまり力学的現象が、生理学的現象に比べて急激に高い割合を占めることになります。

　歩きでは必ずどちらかの足が接地していますが、走りでは両脚とも空中に浮いている局面が必ずあります。したがって、ほんのわずかとはいえ、浮いているあいだは物理学的現象が占める割合が少なくなります。

　ですから走る人は、しょっちゅう空中に浮いているので相対的に生理学的現象の占める割合が大きくなるのです。

　また突拍子もない想像で申しわけありませんが、目の前に敵が現れたと仮定します。相手が刀で自分を狙ってくるので左に身体をかわそうとします。ここでも物理学的現象が起きています。

　もし空中にいたら、上半身を左に傾けるためには身体の他の部分で内的運動量の一致を起こさなくてはなりませんが、そういう意味では物理学的現象は起き得ます。

　しかし、もう少し現実的に、地に足が着いた状態で、身を左にかわしながら右手で相手の顎《あご》を下から突きあげることにしましょう。手が相手の顎に触れるまでの物理学的現象は、空中にいるときよりはずっと多くなりますが、顎に触れた瞬間、その割合は極度に高くなります。

　このようにプレランディングプレートは、身体が他者と力学的な関係を取り結ぶ瞬間より少し手前で起こる現象を指します。優れた身体運動能力を備えた人ほど、他者との力学的関係が生じる前に独特の身体意識を成立させることができるのです。

それが陸上競技におけるプレランディングプレートや、突き動作やボクシングのパンチやキック、野球のバッティング、テニスのサーブなどでプレヒッティングポイントとして形成されるものなのです。

このように他者との関係が取り結ばれる瞬前に成立する身体意識、他者と接触し運動量を伝えたり反作用を受けたりといった一連の力学的運動の瞬前に成立する現象が、プレランディングプレートの論理の一つなのです。

プレランディングプレートのもう一つの論理は、実はそれとはまったく別の意味でこの現象を内に包含《ほうがん》する形で存在しています。

それが「水平面」です。

プレランディングプレートが、歩く、走るといった歩走《ほそう》運動において、空中を運動していた足が着地する瞬前に成立するのは〝プレ（前の）ランディング（着地）〟という言葉に示される通りです。しかしそれが「プレート」であるということはまったく別の論理です。

つまり、ここから導き出されるもう一つの論理とは、「平面」の中でも「水平面」という論理なのです。

■「水平面」という身体意識

プレランディングプレートは、人間や動物にとって、本質的な能力としての「平面」という身体意識の中でも特に「水平面」が備わっていないと生まれてこない現象です。

プレランディングプレートの存在は実際にすでに確認されているので、ここでは、これが人間や動物にとって普遍的なものなのかを科学的に検証していきたいと思います。

そのためにはここで「センター、軸」とは何かをあらためて考えてみる必要があります。ここでいう軸の根拠とは、地球の重心と地球に存在する物体の重心とのあいだに成立する重力線のことで、地球に存在する物体には必ず存在します（図62）。

これを身体意識化したものがセンター、軸であり、きわめて物理学的現象に即した身体意識であり、本書でお話ししてきたセンター、軸の中でも「直立軸」と言われるものです。これが「水平面」という身体意識を解明する鍵になります。

「水平面」が成立するには、地球の重心と地球上（正確には地球内も含む）に存在するあらゆる物体との間に働く重力の存在が必要です。それが地球上で如実に現れているのが水面です。

液体は、地球上では水平面化します。水のそれぞれの分子に均等に重力が働く結果、水の表面は平らになります。

では、水より粘性の高いドロッとした液体はどうなのでしょう。瓶や缶に入ったドロッとした物体を垂らしてみた経験がおありかと思いますが、最初は丸く盛りあがっていたものが、流れるようにだんだん平らになっていきます。

たとえその下に凹凸《おうとつ》があっても、十分な量のドロドロした液体があれば、表面はその凹凸を丸ごと包み隠して平らにならされていきます。

それは、地球がドロドロの液体から冷えて表面が固まっていく過程で、地球上のあらゆる部分で起きたことと同じです。重力が存在する限り、実体としての水平面化の可能性は至るところに存在します。

では、地球上に存在する私たち人間や動物はどうなのかというと、水平面化する力が常に働いている状態で、単細胞生物として誕生し、多細胞化し、陸に上がってきたと考えられます。魚類も、両生類や爬虫類《はちゅうるい》も、見た目は固体状をなしていますから完全に真っ平らになることはありませんが、人間や動物に限らずどんな物体にも、あらゆる部分に垂直方向への力が例外なく働き続けています。

図62
「センター、軸」は身体意識化された重力線

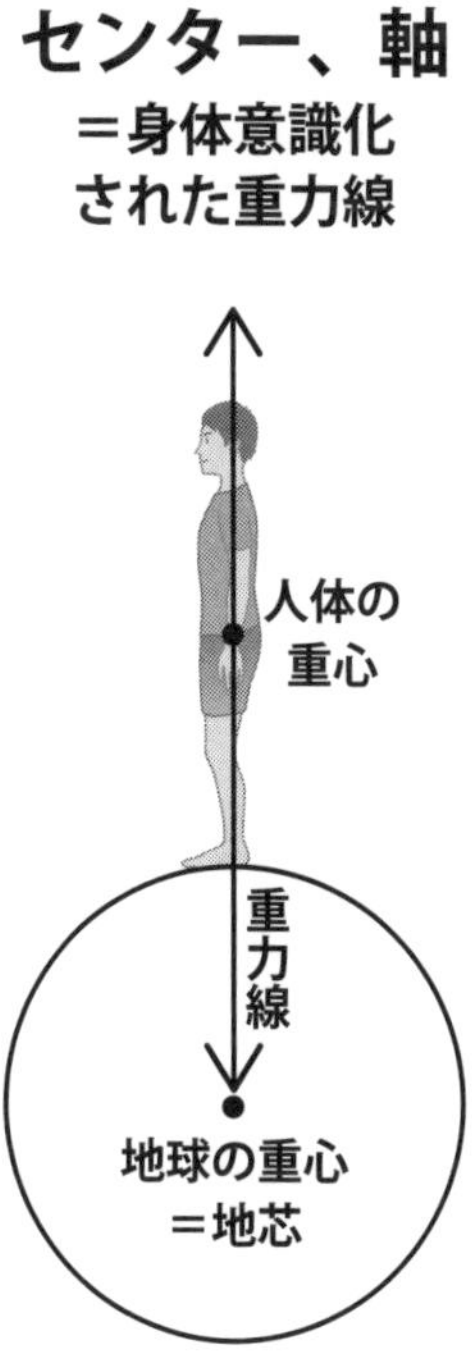

豆腐を容器から出してまな板の上に置いたままにしておくと、豆腐はだんだんペターッと薄く広がっていきますが、そういう力が人間だけでなく動物の身体のあらゆる部分においても働いているわけです。

ここで二つのことが言えます。

一つは人間が地球上に存在し、重力の影響を受けている限りは、常に水平面化しようとする力が働いているということです。

もう一つは、人間は重力線を感じとる能力だけでなく、「水平面」を感じとる能力もまた応用発展させながら進化してきたということです。

しかし、自然界の陸地に完全な「水平面」というものは、そう多くは見られません。アフリカの広大な平原などは、遠くから見ると水平に見えることもありますが、近くで見れば、それなりに凹凸があります。つまり人間がつくり出した体育館の床やビル内の床や駐車場のような「水平面」を、自然界ではなかなか見ることはできないのです。

そのような自然環境の中で、野生動物は「水平面」を自分の潜在意識下で捉えることができるのでしょうか。これは「捉えられる」という答えになります。

たとえばライオンが群れの中で休んでいるのを見ていると、他の条件が同じであれば必ずより水平に近い地面を選んで寝転がっているのがわかります。

皆さんのお住まいは基本的に床が水平であるはずですから、ライオンに比べると、休むときに水平な場所を〝選ぶ〟という意識は薄いかもしれません。

またこれは余談ですが、ライオンは獲物を狩るための闘争運動をして、食事を済ませると、数十分くらい「ゆる体操」をします。身体をクネクネ、モゾモゾ動かして、いわゆる揺動緩解運動《ようどうかんかい》を行います。

ただこのときには、木の根っこが出ている場所などをあえて利用することが多いのです。そして平面だけではなく、その凹凸も上手に利用しながら揺動緩解運動からさらに突擦緩解運動《とっさつかんかい》へと発展させていきます。もちろん私がライオンに「ゆる体操」を指導したわけではありません。

もともとはこうした野生動物の疲労回復法や身体の調整運動や人間の活動を克明に観察して得た成果を加え「ゆる体操」をつくったので、ここでの余談には若干のユーモアが込められているとご理解ください。

話を元に戻すと、つまり潜在的にライオンも「水平面」がわかっているということです。

また山岳地帯に棲《す》む山羊の生活を想像してみてください。垂直に近い切り立った岩山を行動圏とする彼らがどういうところに足を着いて、見事な跳躍力で移動しているかというと、やはり、どんなに狭く小さな面でもより水平に近い面を瞬時に選んでいます。自分のテリトリーであれば、習慣としてどこにそれがあるかを脳と身体にインプットして行動していることもわかります。

つまりデコボコの大地に生きていながら、野生動物たちは常に自分の「水平面」を潜在意識下で捉えながら、同時に自分の周囲に存在する斜面を微視的に見たり、巨視的に見たりして、周囲の面構造をさまざまに捉えているのです。

面には、「水平面」だけではなく斜平面や、曲面もあるわけですから、そういったものを自分の中の「水平面」の身体意識で整理しつつ捉えているのです。

▒プレランディングプレートから猛獣腕振へ

運動進化論的に考えれば、当然ながら人類にもこの能力が備わっているはずです。

そして実際に、人類に「水平面」の身体意識が強力に備わっていたからこそ、人は文明化の過程で至るところで「水平面」を人工的につくり出してきたのです。

それは、私たちが当たり前に生活している空間のベースになっていますが、当たり前すぎて、自然界の陸地に人工物のような完全な「水平面」がほとんどないことにさえ気づかないほどです。

一方、人工的につくられた垂直線としては、私が「環境センター」と名づけたように、柱や壁、壁の角などが至るところに存在します。

人間がつくり出した建造物は、基本的に水平・垂直な面と線でつくられています。これは、私たちが「センター、軸」や「水平面」といった身体意識を動物だった時代から強力に発達させつつ、受け継いできたからです。

次にプレランディングプレートに必須の「水平面」を鍛えるトレーニングを通じて、プレランディングプレートだけでなく、「姿勢軸」で取り組んできた猛獣腕振《もうじゅうわんしん》（四足動物のメカニズムを人間の歩行動作で再現した腕振り）の能力を飛躍的に向上させていきたいと思います。

これまでの話で、プレランディングプレートが生まれるためには「水平面」という身体意識の能力が必要であり、それは本質的に人間や動物が持っている能力であることがおわかりいただけたと思います。

しかし誰にでも備わっている能力であるとはいえ、実際にどれだけその能力が発揮されているかは個人差があります。かく言う私はこの身体意識が小さい頃から強力に発達していたようです（だからプレランディングプレートの存在を発見し、こうして皆さんにもお伝えすることができるわけです）。

子どもの頃、大工さんの仕事を飽きもせずに眺めていたときに、大工さん全員が水平で間違いないと言っているけれども、どうしても気になるところがあったので、大工さんに頼んで水平器（水準器）で測ってもらったところ、大工さんに「きみはまるで人間水平器だね」と感心されたことを覚えています。

陸上選手に的を絞って話をすると、プレランディングプレートを非常に高く維持できる選手と、あっても高さが十分でないとか、水平になっていない選手がいます。

実際にプレランディンググプレートをご覧になりたいと思ったら、オリンピックのマラソン競技がいいでしょう。１００メートル走に比べ、たっぷりと長い時間、何百、何千、何万歩と走ってくれますので、じっくりと観察することができます。オリンピックでは4年に一度しか見られないではないかとおっしゃる人がいるかもしれませんが、オリンピック級の選手がしのぎを削り合うようなレベルの高い試合が理想的です。

また、「水平面」が発達している人ほどプレランディンググプレートを見る能力もあるので、皆さん自身の「水平面」が育ってくれれば、私がカール・ルイスのプレランディンググプレートを見たように、１００メートル走でもプレランディンググプレートを観察することは十分に可能となってくるはずです。

せんだっての東京２０２０オリンピックの男子マラソンの最後の10キロくらいで見たプレランディンググプレートは、手だけでなく〝足〟にも汗を握りたくなるほど見事なものでした。

まず、先頭集団の中で2人の選手がトップを争うように走っていましたが、その時点では、集団をリードしていた選手のほうが、プレランディンググプレートが9センチと高く、しっかりと正確な平面になっていて、それに比べると後を追う現世界記録保持者のエリウド・キプチョゲ選手のほうは2、3ミリと低めでした。

しかしこのキプチョゲ選手のプレランディンググプレートが次第に9、10、11センチと高く、強力に、正確になっていき、それがトップを走っていた選手のプレランディンググプレートを越すまでになったときに、それと呼応するかのように、リードしていた選手のプレランディングプレートが最高時に比べて3ミリ、5ミリと下がってきて、走るフォームまでも変わっていったのです。

この大会では、プレランディングに支持されたフォアフット走法がより強力に働いた結果、順位が逆転するという典型的な展開を見ることができたわけですが、それほどプレランディングプレートは、陸上競技のパフォーマンスに決定的な影響を与える働きをするのです。

■「水平面」を開発する

このプレランディングプレートを強化するにはどうしたらよいのか。話としては非常に簡単です。

「環境センター法」などでセンター、軸のトレーニングを行うように、トレーニングを通じて「水平面」を開発すればよいのです。

トレーニングの発想法は大きく二つに分けられます。

一つはかなり直球的な方法で、まさに足をじかに使います。比較的導入が易しくて効果も期待できる方法が、「ゆる体操」の中には用意されています。これからその「足パタ」をご紹介します（図63）。

まず、片手に粉を持って、「サーッ」と言いながら床に粉を撒《ま》くつもりになりましょう。もちろん体操ですから右手、左手で行います。できるだけ粉が床に均等（水平）に広がるようにして

図63　水平面を開発するトレーニング①足パタ

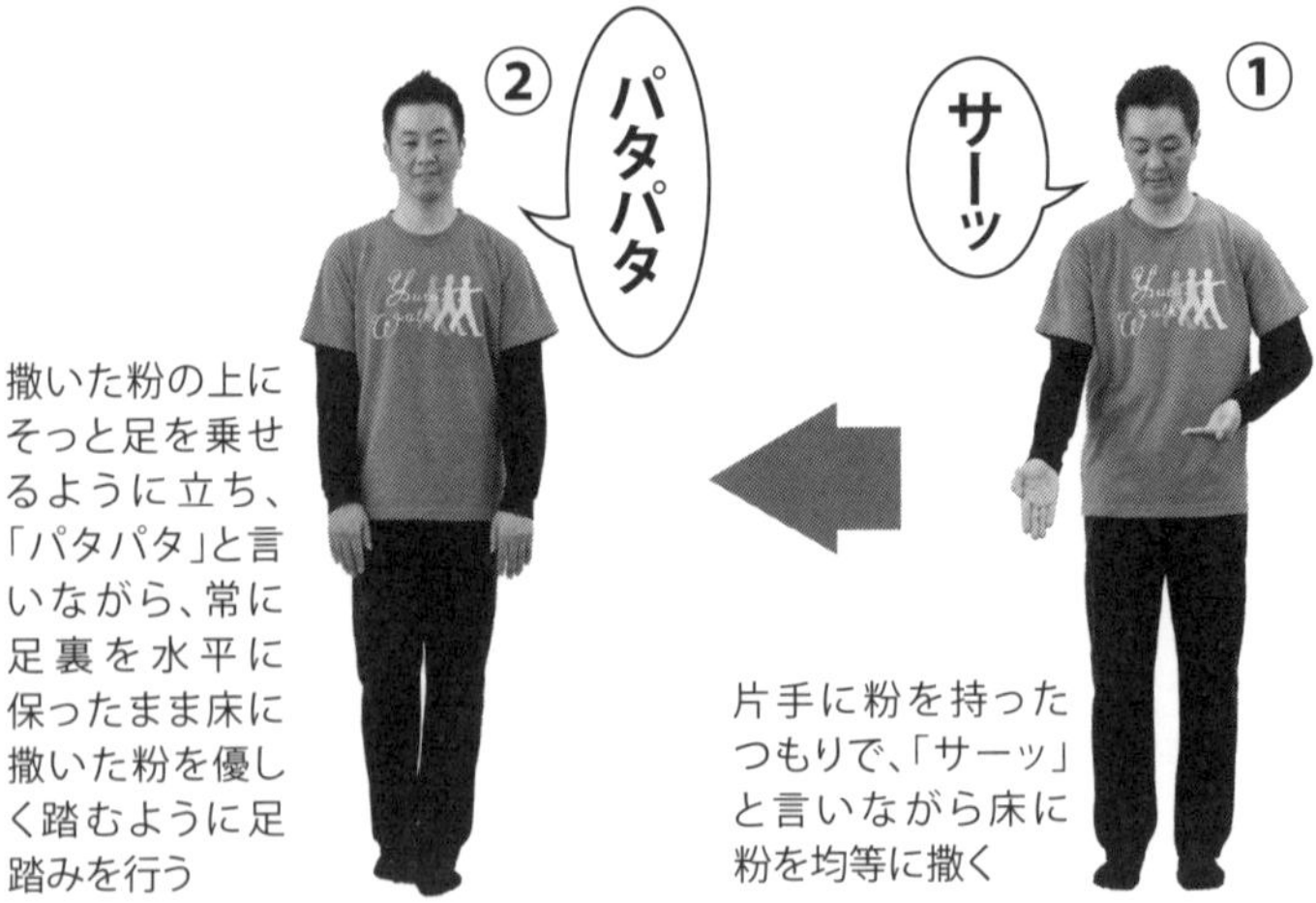

片手に粉を持ったつもりで、「サーッ」と言いながら床に粉を均等に撒く

撒いた粉の上にそっと足を乗せるように立ち、「パタパタ」と言いながら、常に足裏を水平に保ったまま床に撒いた粉を優しく踏むように足踏みを行う

ください。

うまくできたら「まあ、こんな（粉）かな」と軽く冗談を言って、撒いた粉の上にそっと足を乗せるように立ちます。

そして、全身を脱力させつつ「パタパタ」と言いながら、床に撒いた粉をやさしくはたくように足踏みを行いながら床面から水平面を学び取ります。支持脚は膝をわずかに屈曲《くっきょく》した状態（自然屈曲）で楽に伸ばし、操作脚は支持脚より少し深く膝を屈曲しつつ脚全体を股関節《こかんせつ》からまっすぐに引き上げるように行ってください。

ここで大事なことは、足裏が床から離れても水平を保ち続けることです。

この「足パタ」によって「水平面」が鍛えられるだけでなく、軸とハムストリングスや大腰筋《だいようきん》が強化され、裏転子《うらてんし》の形成が促

図64　水平面を開発するトレーニング②ご一面様（環境一面法）

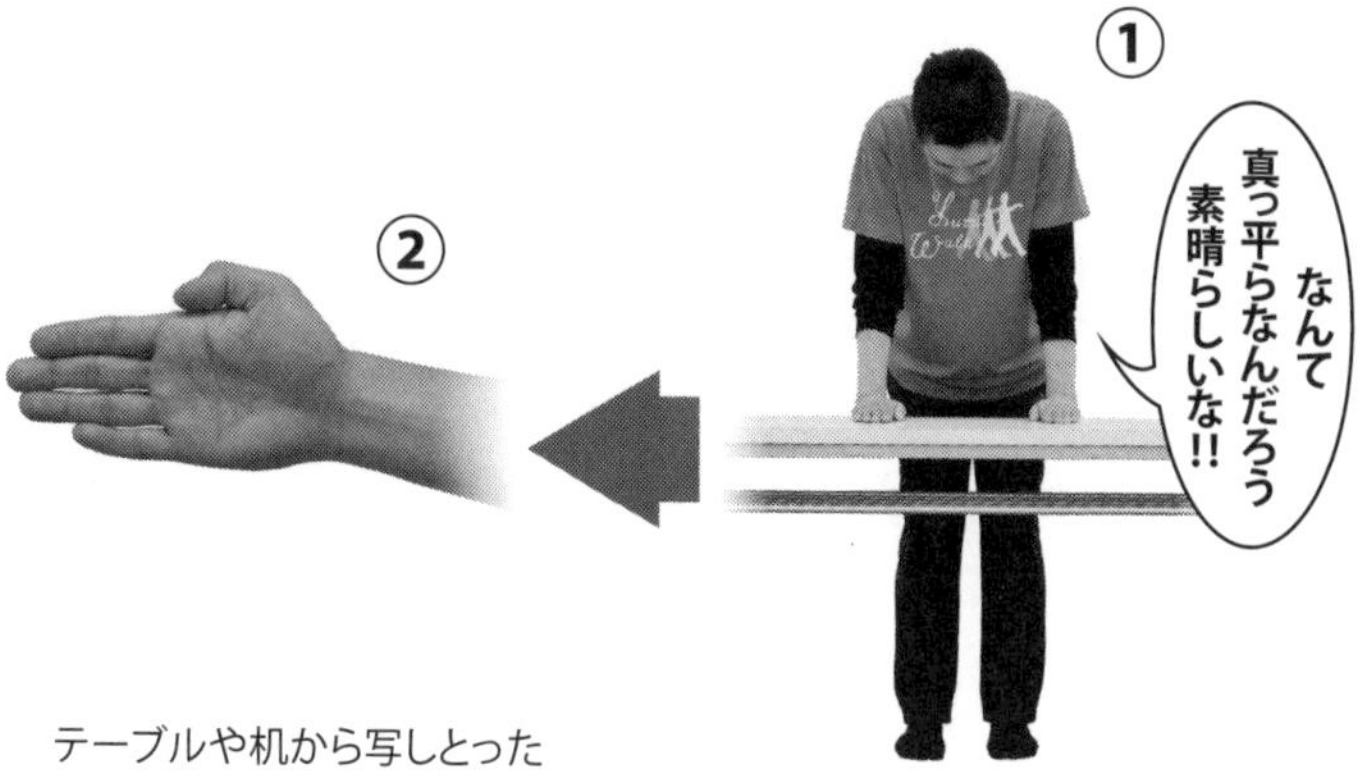
①
なんて
真っ平らなんだろう
素晴らしいな!!
②

テーブルや机に手を何度もペタペタと置いてみる

テーブルや机から写しとった一面性を利用して、一面手をつくる

されるので、第5章のドライブ軸のトレーニングにも非常に役に立ちます。

また、これまで「回軸研磨《かいじくけんま》法《ほう》」は、その場歩きで行ってきましたが、「足パタ」を使って「回軸研磨法」を行うことも可能である以上に、魅力的な効果を得られることも覚えておいてください。

もう一つの方法は、意外にも手を使います。「四《し》肢《し》同調性《どうちょうせい》」という概念をすでにご存じの方でしたら意外ではないかもしれませんが、実際にこの〝手法〟でトレーニングをすると、「足パタ」以上に効果が出ることに驚かれるはずです。

それはすでにご紹介した「一面手《いちめんしゅ》法《ほう》」をつくるトレーニングです（78ページ参照）。

この一面手（法）をつくる基本となる

メソッドに「ご一面様《いちめんさま》」があります（図64）。

これは「環境一面法《かんきょういちめんほう》」の愛称なのですが、一面性に敬意と親しみを込めて「ご一面様」と言ったほうが、はるかに効果が高まります。

環境センターを「なんてまっすぐなんだろう」と感動をもってなぞるのと同じことですが、そんなふざけた名前はまかりならぬという方は「環境一面法」と呼んでくださって構いません。

では、身の周りにある平面を探します。水平性も同時に学習するには、壁よりはテーブルや机のほうがよいでしょう。そこに手をペタペタと、何度も置いてみてください。「なんて真っ平らなんだろう」と感動を持ちながら行うと、さらに効果的です。

姿勢軸でしばしば登場する腕振りは、この平面の能力と密接な関係があります。

四足動物のメカニズムを人間の歩行動作で再現するための腕振り（猛獣腕振）をつくりあげるにあたっては、「ご一面様」を何度もくり返すことによって、姿勢軸【A2】の能力がどのくらい向上するかという実験を行いました。

まず「ご一面様」をまったく行わずに姿勢軸【A2】をやってもらい、そのデータを取ったうえで、次に「ご一面様」をたっぷりと行ってから姿勢軸【A2】にアタックすると、如実に猛獣腕振の能力が向上するという結果が出ました。

つまり、腕振りの角度の精度が増すだけではなく、緩解《かんかい》・脱力が進み、動きがなめらかになり、それが脚や全身へも影響を及ぼし、軸がより通るようになり、全身の連動がより深いところから起きるようになったのです。

■猛獣腕振：姿勢軸【A1】【A2】

では、皆さんにもあらためて姿勢軸【A1】【A2】にアタックしていただきます。

まず「環境センター法」からです。いい「環境センター法」を行うには、いい一面手（法）が必要です。さらにいい一面手（法）をつくるには、「ご一面様」はもとより「ゆる体操」の「手スリ」や「手首プラ」（54ページ参照）をしたいところなのですが、ここでは省略します。

CPSで立ち、右の一面手（法）で環境センターを「なんてまっすぐなんだろう、素晴らしいな」と感動をもってなぞります。

そして「私も欲しいな」と言いながら、一面手（法）を背骨の前に持ってきて、背骨の前にセンターを写しとります。

まず「美しいシルバー、美しいシルバー」と言いながら、頭の少し上の高さから床の少し下までセンターをさすります。「スパー」と言うのは1回だけという原則は変わりません。それに加えて「なぞってなぞってコースコス」と、ちょっと笑うような感じでなぞります。

これも体操ですから左の一面手（法）でも行ってください。

では姿勢軸【A1】です。

その場歩きをして、頭をゆるめながらニュートラルなポジションに整えます。同様に首、肩・

肩周り、胸・背中、胴周り、下腹・腰、股関節をゆるめながらニュートラルなポジションに整えていきます。

太腿《ふともも》は、脱力した状態で垂直なセンターに対して30度になるように上げます。膝から下はよく脱力して垂れるようにします。

この下腿《かたい》脱力下垂は、腕の後ろ振り、肘《ひじ》から下（前腕・手）と同調する関係となりますので大事にしてください。

続いて姿勢軸【A2】です。

まず静止立位でふたたび「環境センター法」を行います。そして美しいシルバーのセンターと、可能な方は肩支点をさりげなく意識しながらその場歩きを行います。

このときの腕の前振りは、上腕が垂直に対して45度、前腕は水平に対して25度です。「水平面」は、目の前あるいは足元に広がっている床面を潜在意識下でさりげなく利用します。

ここも人間の基本的な能力で、使い方の上手な人とそうでない人に分かれるところです。もちろん、利用の仕方のうまい人のほうが能力が高いわけですが、かといって床や地面を凝視してもその能力は高くなりません。あくまでもさりげなく、「ああ、水平面って役立つんだな」くらいのつもりで行ってください。この〝さりげなく〟の意識が大切なのです。

手首から先は脱力してプラプラな状態で、頂点となった手首が脇の下の高さに来ます。手首の回軸度は、垂直に対して70度、水平に対しては20度です。ここでも「水平面」をさりげなく役立てましょう。

後ろ振りは、上腕が垂直に対して30度、肘から下の前腕は、下腿で説明したように、脱力して振られた結果として垂直に垂れます。

後ろ振りでの手首の回軸度は、垂直に対して30度から45度のあいだで、ご自身の肩周りの柔軟度に合わせて決めた角度を狙います。

これを、その場歩きで10歩から20歩を1セットとして何セットかくり返してみてください。

【A2】がある程度安定してできるようになったら、一度その場歩きをやめて、自分のみぞおちくらいの高さに〝面〟を想像してみてください。テーブルに比べるとちょっと高めですが、そこに環境平面があると思ってくり返し右手、左手、あるいは両手を同時に置いてみます（図65）。「ペタッ、ペタッ」あるいは「ピタッ、ピタッ」とつぶやきながら、両手、左右交互、あるいは右手だけを数回、左手だけを数回などと、2、3秒手を置いては持ちあげることをくり返します。ここでは、たとえちょうどよい高さのテーブルや台があっても絶対に使ってはいけません。

なんとなく自分の手が脱力、緩解してピタッと平面になじんで広がるような感じ、さらに肘から上腕、肩周りも実際のテーブルに手を置いたときのように楽な感じがしてきたら、「水平面」の能力が潜在意識の中に入りこんできた証拠です。

図65　水平面をつくる

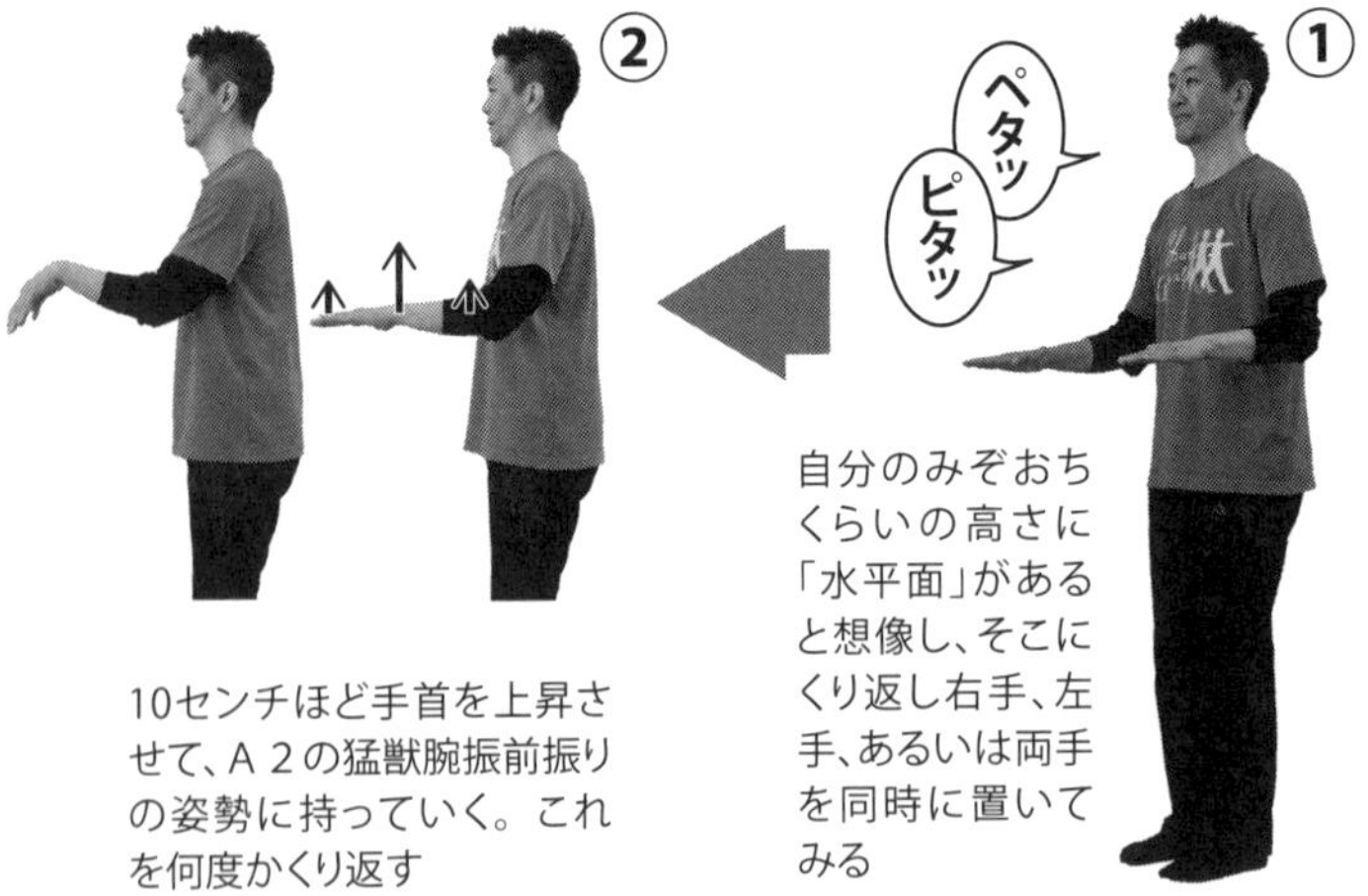

自分のみぞおちくらいの高さに「水平面」があると想像し、そこにくり返し右手、左手、あるいは両手を同時に置いてみる

10センチほど手首を上昇させて、A２の猛獣腕振前振りの姿勢に持っていく。これを何度かくり返す

そこから10センチほど手をスーッと上昇させるようにして、【A2】の前振りの姿勢に持っていきます。これを何度かくり返してください。

　みぞおちの高さに自分でつくった水平面に手をピタッとおいてはスーッと持ちあげます。片手ずつ、1回ごとにゆっくり2、3秒かけて何度かくり返していくうちに、だんだんやりやすくなっていくのがわかると思います。

　いまはその場歩きではなく、静止立位で行っていますので、足は気にせず、腕の前振りに集中して、前腕の角度が水平に対して25度、手首の回軸度が水平に対して20度になるようにくり返します。

　仮の平面にピタッと手を置いてなじんだらスーッと【A2】の前振りの角度まで引

きあげてその場でタラーンと脱力します。慣れてきたら「ピタッ、スーッ、タラーン、ピタッ、スーッ、タラーン」と言いながらリズミカルに練習してみてください。

猛獣腕振《もうじゅうわんしん》における手、腕の使い方については、これまでもうるさく言ってきましたが、単に約束事や記号ではないということ、自分の脳の深いところに潜在的な能力として備わっていたものであることが、なんとなくでも実感できるようになってきたらしめたものです。

■フォアフット歩法・走法の要

これまで見てきたように、正しいフォアフット歩法、あるいはフォアフット走法ができるためには、身体意識としての「水平面」が必要です。

また「水平面」が発達している人は、必然的に地球の中心を潜在意識下で捉える能力や、地球の中心と自分の重心とのあいだに成立する重心線を捉える能力も高いことがおわかりいただけたと思います。

つまり、身体意識としての地芯、センター、軸がなければ「水平面」は育ちません。

ここにフォアフット歩法・走法に取り組んでいる人がいるとします。フォアフット歩法・走法が思うようにうまくできないために、走りながらフォアフットを一生懸命意識してみたり、歩きではできるだけなめらかに踵からフォアフットへ重心移動を行い（フォアフット歩法では、踵で受けることは必須です）、フォアフットで蹴ろうと意識的な努力を試みたりするかもしれません。

しかし残念ながら、足裏の特定の部分を地面との関係で意図的に操作するだけでフォアフット歩法・走法が正しく成立することはまずありません。

もし、このような方法でフォアフットを正しく体現できる人がいるとすれば、そもそも潜在的にフォアフット歩法・走法のセンスがあり、負の努力によっても潰《つぶ》されない資質を持った個人に限られると言えるくらい、こうした取り組み方はたいへん非効率な方法です。

それを学問的に明らかにしたのが、これまで私がお届けしてきたことです。

フォアフット歩法・走法には、運動科学が解明し概念化したフォアフット軸が必要です。

フォアフット軸は、単なる足の使い方だけで成立するものではなく、身体意識としての「地芯」、重心線に沿った「センター、軸」そして「水平面」がなければ成立しません。

「水平面」は「地芯」、「センター、軸」との三者関係の中でお互いに影響し合いながら成立するものだからです。

「把由足〝軸〟転子回解法」に進化させる

フォアフット軸の攻略は一筋縄でいくものではありませんが、鉄則ともいえる方法があります。

それは、皆さんがすでにご存じの「把由足転子回解法《はゆうそくてんしかいかいほう》」（94ページ参照）を〝軸錬成の方法〟として極めることです。

その極め方がたいへんに重要かつ困難事なのですが、一言で表すと、それが「把由足〝軸〟転子回解法」に進化させることなのです（図66）。

つまり、いままで行っていた「把由足転子回解法」を、さらに圧倒的に多様な連動性を持つ高度で強力で正確な軸トレーニングに発展させることです。

「把由足転子回解法」を「把由足〝軸〟転子回解法」に進化させていくため、基本は当然同じでもこれまでの方法と観点、取り組みの深さと精度がまったく異なります。

なお、このあとにご紹介する方法は、かなり高度な課題が要求されます。難しく感じられる方は、決して無理はせず、より基本となる姿勢軸【Ａ１】【Ａ２】などのトレーニングが進んでから、あらためて取り組んでいただくことをおすすめします。

今回は、左を軸として、右足から行うこととします。

美しいシルバーの地芯上空６０００キロに立ち、ＮＰＳから左足のつま先を20～30度開き、右足は左足に対して90度かそれより少し浅めの角度を取ります。

右足は正面に対しては60～70度ということになりますが、両足の内法《うちのり》のなす角度が90度弱と覚えたほうがわかりやすいでしょう。

この角度を維持したまま、右足を半足長（足の長さの半分）ほど前に移動させます。そしてふたたび美しいシルバーの地芯上空６０００キロに立ちます。

この点は相当に意識していただきたいので何度もくり返しますが、具体的に取り組むべきことがたいへん多いので、そちらに取り組むときにはさりげなく意識するようにします。

図66　把由足軸転子回解法

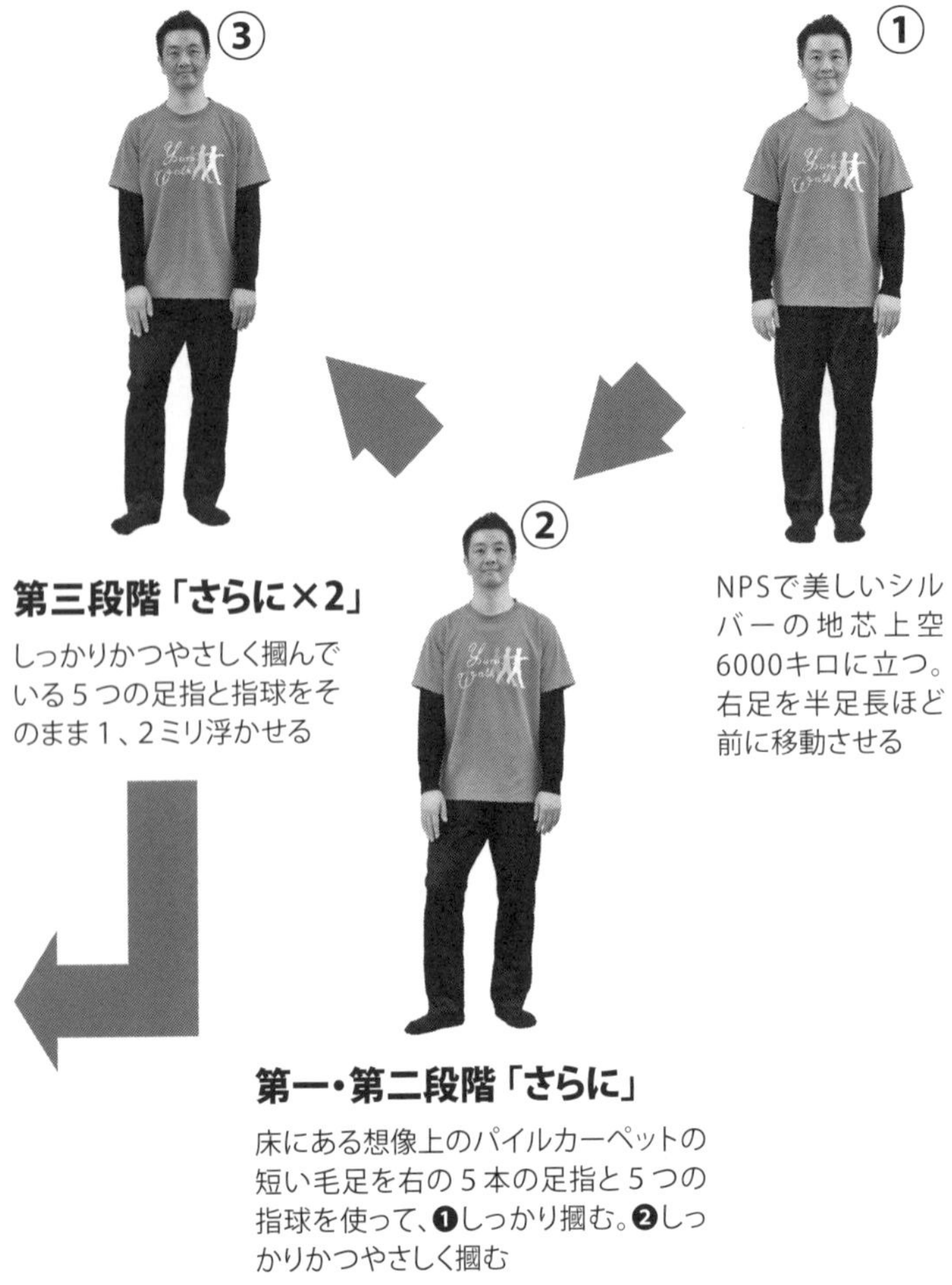
①
NPSで美しいシルバーの地芯上空6000キロに立つ。右足を半足長ほど前に移動させる
②
第一・第二段階「さらに」
床にある想像上のパイルカーペットの短い毛足を右の5本の足指と5つの指球を使って、❶しっかり摑む。❷しっかりかつやさしく摑む
③
第三段階「さらに×2」
しっかりかつやさしく摑んでいる5つの足指と指球をそのまま1、2ミリ浮かせる

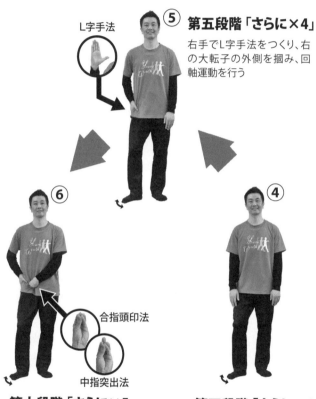

第五段階「さらに×4」

右手でL字手法をつくり、右の大転子の外側を摑み、回軸運動を行う

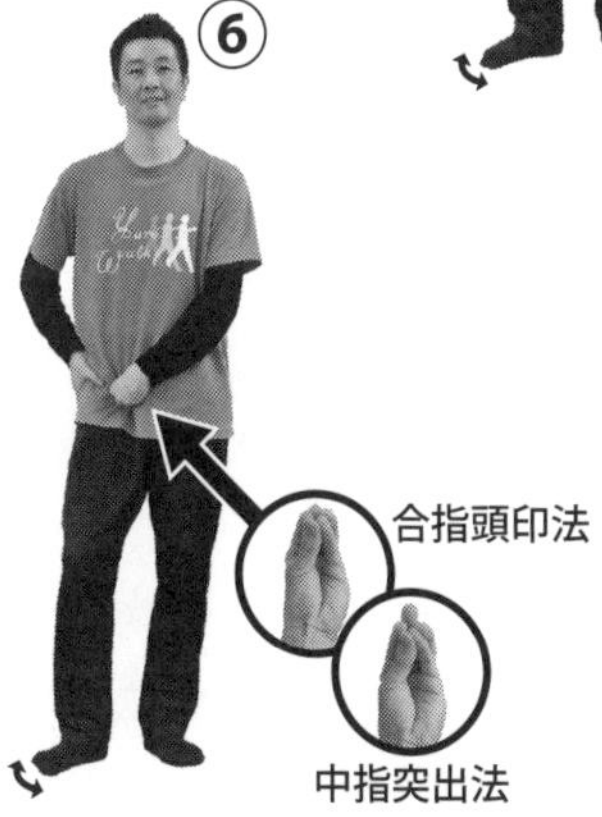

第六段階「さらに×5」

左手で合指頭印法か中指突出法をつくり、右の転子の前に当て、回軸運動を行う。反対の脚も同様に行う

第四段階「さらに×3」

右の踵と転子を結ぶ直線を回転軸とした回軸運動を行う

さらに全身のパーツをパラパラに組織分化してダラーッとします。これ自体も簡単なことではありませんが、これもさりげなく意識します。

それができたら、床にパイルカーペットが敷かれていると想像します。カーペットには短い毛足があります。オフィスなどに敷かれているパイルカーペットの毛足は意外にもフニャフニャではなくしっかりしています。そのパイルカーペットの短い毛足を5本の足指と5つの指球（フォアフット）を使って、まずはしっかり摑みます。

この目的は極めて明確で、股関節の中心をハッキリクッキリと転子化することです。しつこいようですが、よほど心を徹してその気にならないとできることではありません。もう一度、しっかりと摑むようにしてみましょう。

パイルカーペットの短い毛足をしっかり摑むようにして股関節の中心がハッキリクッキリと転子化した状態が第一段の把由足です。そしてしっかり摑んだままやさしく摑むようにして、さらに股関節の中心の転子化を進めます。

しっかり摑んで股関節の中心がハッキリクッキリしたところで、さらに深くハッキリクッキリするようにやさしく摑むのは至難の業《わざ》ですが、やさしく摑むことによって股関節の中心がさらに深くハッキリクッキリすることを明確に第二段階の目的にするのです。

しっかりかつやさしく摑むことで、股関節の中心がさらに転子化している脚を含む身体全体（本当のことを言うと、さらに地芯から全身を通貫するセンターを含む全体）こそが、本当の意味での把由足です。

というわけで本当の把由足は、足の前部というだけのフォアフットの無限大倍ほど大きな概念ですが、時に同じ意味として使うこともあります。

ここまでの「一、しっかり摑む。二、しっかりかつやさしく摑む」の二段階をもう一度やってみましょう。

パイルカーペットの短い毛足をしっかり摑むような感じで股関節の中心を転子化して、さらに転子化が進むようにしっかりかつやさしく摑むようにします。転子はさらにハッキリクッキリするようできたでしょうか。

第三段階はさらに極めつきに難しくなります。しっかりかつやさしく摑んでいる5つの足指と指球をそのまま1、2ミリ浮かせます。もちろん股関節の中心、転子がさらにさらに深く豊穣にハッキリクッキリすることが明確に第三段階の目的です。とにかく至難の業なので、できるようになるまで何度もくり返してください。

そろそろ身体が固くなってきている方もいるでしょうから、美しいシルバーの地芯に立っていること、そして全身ダラーを思い出してください。さりげなくとは言っていますが、全身ダラーも漫然としていたのではできません。

そして気を取り直してもう一度、第三段階を攻めます。

パイルカーペットの短い毛足をしっかりかつやさしく摑んで、5つの足指と指球を1、2ミリ浮かせます。1、2ミリ浮かせることで転子がさらにさらにハッキリクッキリするように何度も工夫します。

これを成功させるために、美しいシルバーの地芯上空6000キロで、全身のパーツが徹底してくまなく余すことなくパラパラになるようにダラーッと深く深く脱力することが必要だとおわかりいただけたでしょうか。

たった1、2ミリ浮かせようとするだけで、多くの人は固まり出します。その事実に気づかない人があまりにも多いのですが、それでは本当の把由足には決してなりませんから、心して何度も挑戦してください。

どうしてもうまくいかなかったら、このポジションのまま、あるいはNPSで「モゾモゾ」「クネクネ」「トロトロ」などと言いながら、体幹をゆるめる動きを事細かに入れてもよいでしょう。

「把由足軸転子回解法」では、全身のパーツをゆるめ解きほぐす専門的なトレーニングをしていない人には無理と思われることを要求しているとご理解ください。

くり返しますが、それなくしてできる人がいれば、相当にセンス、才能のある人で、かなりのフォアフット軸をすでに身につけているかもしれないということです。

第四段階です。

1、2ミリ浮かせて股関節の転子化がさらにさらに進んだ段階に到達したとします。その状態で、右の踵と転子を結んだ直線をシャフトとした回軸運動を行います。

その目的は明確におわかりですね。さらにさらに、そしてさらに股関節の中心の転子化を進めることです。

このプロセスは、徹底して行う必要があります。なんとなくくり返していても「把由足軸転子回解法」にはなりませんし、これが「把由足軸転子回解法」にならなければ優れたフォアフット軸はできません。

第五段階です。

身体の正面で真っ平らな両手をピターッと合わせ「一面手法接合法」をしてから、右手で「L字手法」をつくります。

「一面手法」から親指と人差し指のあいだをほぼ直角に開くと「L字手法」ができます。この「L字手法」で右の大転子の外側を摑み、大転子周りのたくさんの組織（骨や筋肉）を巻きこみながら、さらにさらにさらに、そしてさらに転子がハッキリクッキリすることを明確な目的として回軸運動を続けます。

第六段階では、左手で5本の指先をまとめてつくった「合指頭印法」、または「合指頭印法」から中指だけを突出させた「中指突出法」を右の転子の前に当てて、さらにさらにさらに、そしてさらに転子がハッキリクッキリすることを目的として回軸運動を続けます。

最後に両手を離して、美しいシルバーの地芯上空6000キロで、NPSで立ちます。いままでの運動によって生まれた膨大《ぼうだい》な刺激に脳と身を任せます。

スーッと吸い寄せられるように、右へ重心が移動し、右のウナ、転子に体重が乗るようだったら、そしてフッと気がつくと地芯が深く感じられ、重心が高くセンターがさりげなくスーッと気持ちよく立ちあがり、目線も高く視野も広く明るくクッキリしているようですと、たいへんうまくいっていることになります。

ここで習慣的に重心を移動させることは意味がないどころかまったくのマイナスです。

完全に無心に身を任せて、スーッと吸い寄せられるような重心移動が起きないとしたら、以下の三点について振り返る必要があります。

一つ目は、美しいシルバーの地芯をさりげなく使えていたか。さりげなくいい状態で使えていないと、地芯に乗ることによる支援は得られません。

二つ目は、全身ダラーがさりげなくも徹底されていたか。

三つ目は、「把由足」です。転子をハッキリクッキリさせることを目的とする、パイルカーペットの短い毛足をしっかり、そしてやさしく摑むような操作感が、まさに摑めていたかどうかです。

全身の深い脱力が「把由足軸転子回解法」をしながらでは難しいという方は、これまでに紹介したゆる体操で、普段から体幹や下腿をゆるめておく徹底トレーニングが必要です（図67）。

右を軸として、左足も同じように行ってください。そして左右行ったところで、刺激に身を任せる作業を行い、そのうえで「環境センター法」を行い、姿勢軸【Ａ１】【Ａ２】【Ａ３】にアタックです。

図67　体幹や下腿をゆるめる体操

①背腰モゾ

（壁もたれバージョン）

背中から腰までが壁に寄りかかるように立つ。足は腰幅くらいに開き、踵を壁から少し離して立つ。「モゾモゾ」と言いながら左右の膝を交互に軽く曲げ伸ばし、背中や腰を壁に軽くこすりつけるようにしてほぐす。ほぐす場所（背中、腰）に応じて壁と踵の距離を調整する。腰をほぐす場合は背中を壁から離してわずかにお辞儀をするように行うとよい

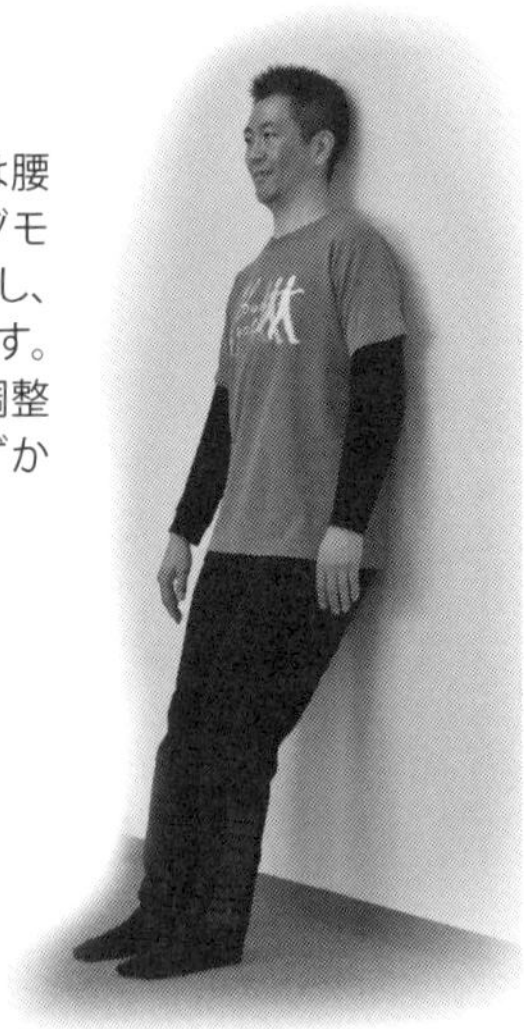

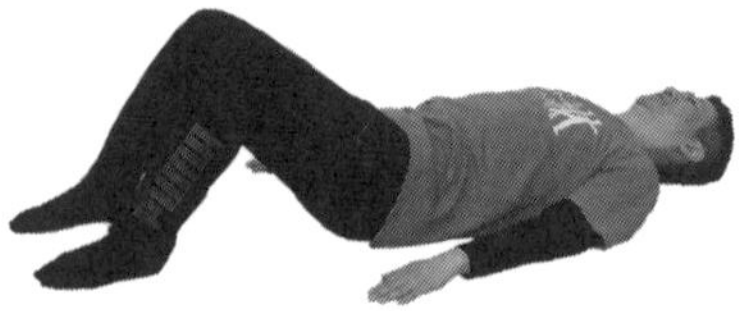

（寝ゆるバージョン）
仰向けになり、脚は腰幅程度に軽く開いて膝を立て、両手を脇に置く。「モゾモゾ」と言いながら腰、背中を軽く床にこすりつけるように左右に動かし、腰や背中を解きほぐす

②すねプラ

仰臥位で全身を脱力させ、両膝を立てる。右脚を左膝にかけ、右すね・足首を脱力して垂らした状態で「プラプラ」と言いながら上下にゆらし腓骨周りをほぐす（左脚も同様に行う）

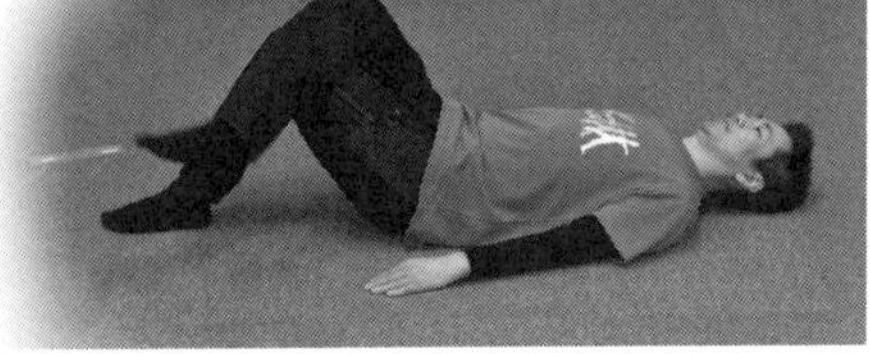

③膝コゾ

仰臥位で全身を脱力させ、右のふくらはぎを左膝の上に乗せる。「コゾコゾ」と言いながら、痛気持ちよいところを探して、ふくらはぎが解きほぐれるように右脚を前後（軸方向）にゆったりと動かす。少しずつ位置をずらしながら行う（左脚も同様に行う）

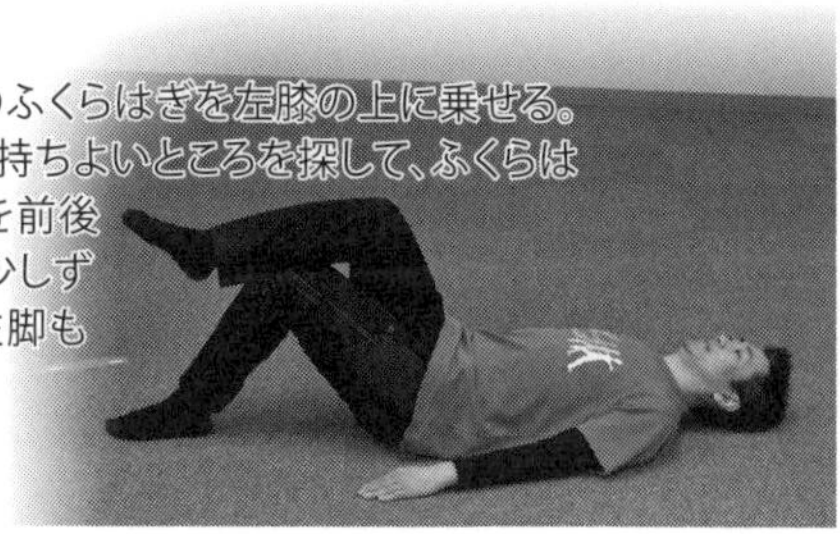

④足首クロス

長座腕支えの姿勢を取る。全身をダラーッとしながら、足首が絡み合うように右脚を左脚に乗せ、足首でクロスさせる。「気持ちよく」と言いながら右足首で左足首をさするように上脚（右）を動かす（左脚を上にして同様に行う）

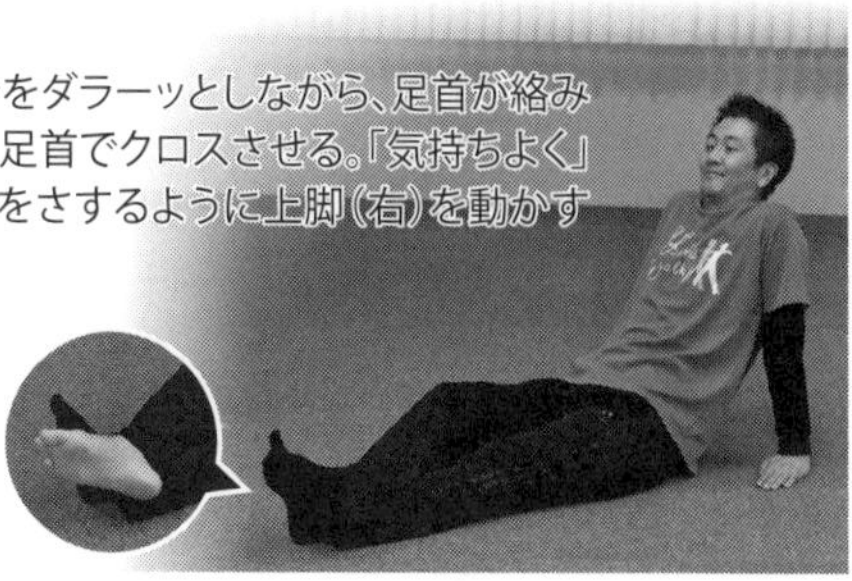

⑤足スリ

「足首クロス」と同様に長座腕支えの姿勢を取り、全身をダラーッとしながら、左足の甲に右の足裏を乗せる。「気持ちよく」「スリ、スリ」と言いながら足裏で足の甲をさする。足の甲で足裏をさすっているとも言える（反対側でも同様に行う）

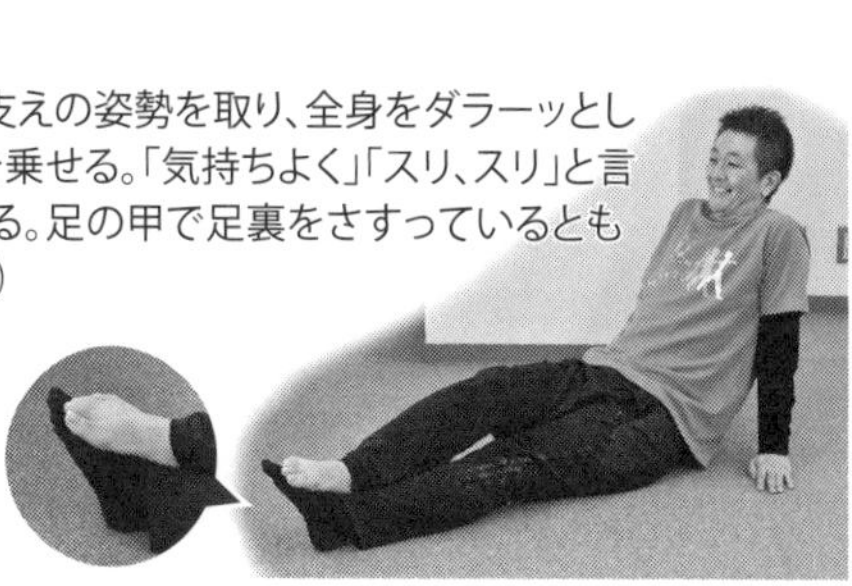

■フォアフット軸に挑戦

姿勢軸でその場歩きを（交互足で）しながら、片足ずつフォアフット軸を鍛えるトレーニングに入っていきます（**図68――図では実際に歩いて行っているところ**）。

なお、これから行う方法も非常に高い課題が要求されますので、難しいと感じられた方は、より基本となる「環境センター法」や姿勢軸【A1】【A2】【A3】にしっかりと取り組み、成果が感じられてから行うようにしてください。

はじめは右足から行います。

右のフォアフットが床から離れる瞬前（寸前ではなく）に「フ」と発します。「フォアフット」の最初の「フ」です。「ォ」は言いません。ほぼ子音だけで「フ」っと（foot）いう感じです。

次に、足が床から離れたところで「ォア」と言います。

そして、太腿が30度まで上がり、ふたたび降りていく過程で「フッ（ト）」です。「ト」は陰音です。「ト」を言ってしまうと、どうしてもヒールストライクの脳が働き出してしまいますので気をつけてください。

右足が離地して空中期を経て、ふたたび降りてくるプロセスに合わせて「フ・ォア・フッ（ト）、フ・ォア・フッ（ト）」と言いながらその場歩きをします。左足はさりげなく放っておきます。

これを5回程度行ったら、今度は左足についても同様に行います。

図68　フォアフット軸を鍛える

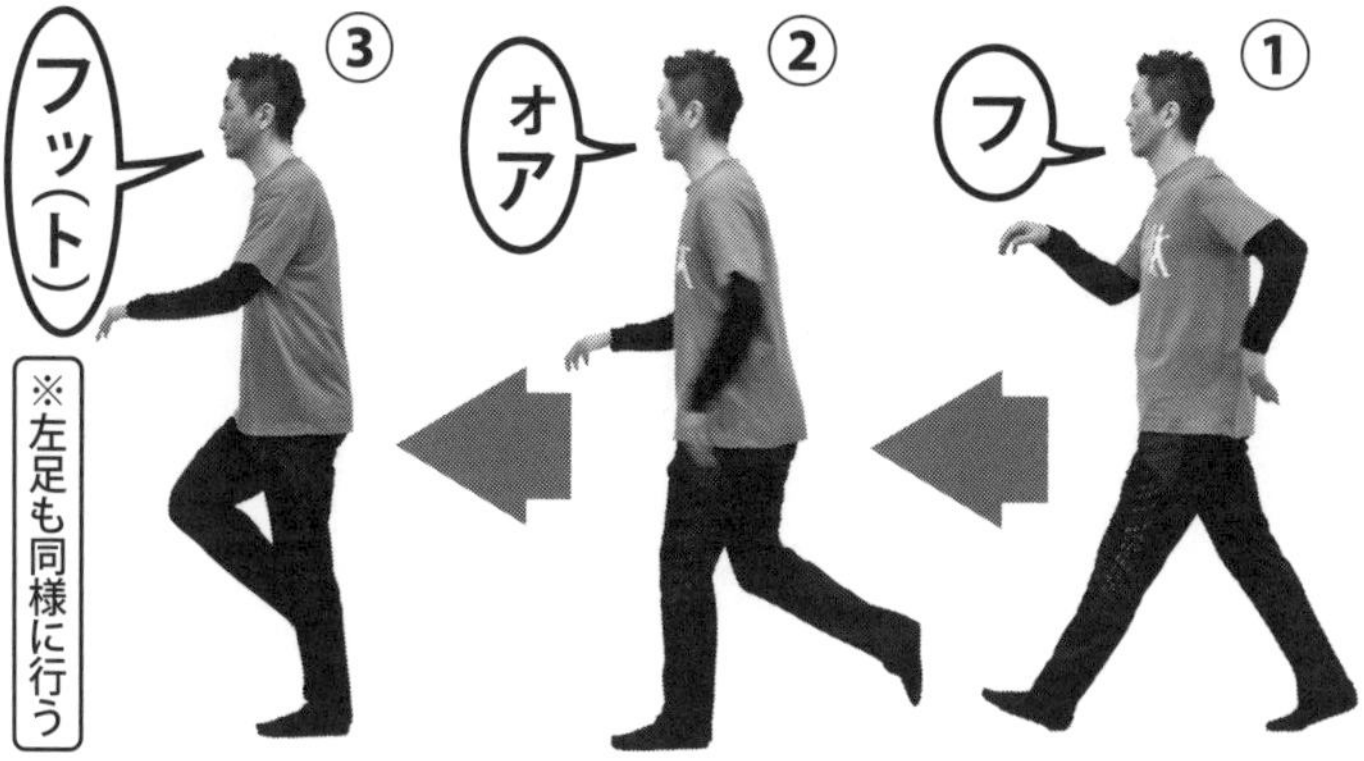

右のフォアフットが床から離れる瞬前に「フ」と発する

右足が床から離れたところで「ォア」と言う

右足がふたたび降りていく過程で「フッ(ト)」と言う。「ト」は陰音

先ほどの「把由足軸転子回解法」ではかなり厳しい要求をしましたが、それよって、そのあとの「環境センター法」、姿勢軸・フォアフット軸のトレーニングで「把由足軸」が潜在的に形成されつつあったはずです。

環境センターや、姿勢軸・フォアフット軸によるその場歩きのあいだは、「把由足軸転子回解法」そのものは行っていませんでしたが、そのあいだにも把由足の軸化は進んでいます。

数分前に行っていたトレーニングの出来栄《ば》えがいいほど、それによって得られたプラスの刺激がその後のトレーニングの中で醸成、熟成され、さらに効果が引き出されます。

言い換えると、トレーニングというもの

は、このように行うことではじめて上達の連鎖が生まれるということです。

それが今回の「把由足軸転子回解法」で私が強調した厳しさであることを、身をもってご理解ください。

ではフォアフット軸を使って3、4歩、歩いてみます。

行き着いたら、やはりフォアフット軸でその場歩きをしながら「回軸研磨法」で向きを変え、何歩かその場歩きをしてから3、4歩進んで戻ってきます。右足、左足についてそれぞれ3、4往復くり返します。

その場歩きでも、移動するときでも、「回軸研磨法」でも、先ほどのタイミングで常に「フ・ォア・フッ（ト）、フ・ォア・フッ（ト）」です。

タイミングだけでなく、母音、子音、陰音の用法も十分に練習したうえで臨《のぞ》んでください。

「把由足軸転子回解法」に対してだいぶ厳しい要求をしてきましたが、その厳しさは、あとに続く「環境センター法」、姿勢軸【A1】【A2】【A3】の過程の中でも効果が醸成、熟成、進行していくためのものであることがおわかりいただけたでしょうか。

もしそうでなければ、わかるまで、わかるようにトレーニングを行わなくては、その「把由足軸転子回解法」は、本格的なフォアフット軸の開発基盤としては極めて脆弱《ぜいじゃく》なものとなるとご理解ください。

ここからはさらにこの「把由足軸転子回解法」とフォアフット軸のトレーニングを徹底的に連関させていきます。

フォアフット軸のトレーニングではリズム感や音使いが極めて大事ですので、その点についてもさらに踏みこんでいきます。

徹底した「把由足軸転子回解法」で、ある程度芽生えてきている軸（把由足軸）をさらに助けるように、美しいシルバーの地芯上空6000キロで、CPSで立ち、「一面手法」を使って「環境センター法」を丁寧に行ってください。

「一面手法」で背骨の前に美しいシルバーのセンターをよく通し、特に下のほうをなぞるときには6000キロ下の地芯をさりげなく突き通すようにするとよいでしょう。

「環境センター法」を右手、左手で1回ずつ行ったら、姿勢軸を軽く使いながらその場歩きで「回軸研磨法」を行います。この「回軸研磨法」がいい効果を上げるには、どうしてもある程度の正しい姿勢軸を使うことが必要です。

ここで「フ・ォア・フッ（ト）」と言っても構いませんが、いまここで心がけることは、まず美しいシルバーの地芯上空6000キロにさりげなく乗り、美しいシルバーのセンターがさりげなく通っているという意識を持ち、そしてさりげなく姿勢軸を意識しながら美しいシルバーのセンターを磨きあげることです。

この「回軸研磨法」を、右足、左足について左右に90度程度行ったり来たり、それを何回かくり返します。

■ふたたび把由足軸転子回解法を

ではここで、先ほど徹底して行った「把由足軸転子回解法」（第一～六段階）をふたたび行います。くれぐれも全身の脱力や、美しいシルバーの地芯に乗ることを忘れないようにしてください。「環境センター法」、姿勢軸を意識しながら「回軸研磨法」を行ったことによってセンター、軸がよく刺激されたところで、第一段階の「しっかり摑む」、そして第二段階の「やさしく摑む」をくり返したときに、この二つの違いが明確に感じられるようになったでしょうか。

「しっかり」「やさしく」の目的は、股関節の中心をハッキリクッキリと転子化することですが、第一段階の「しっかり」で股関節の中心をハッキリクッキリさせて、「しっかり」摑んだ感じを残しながら第二段階の「やさしく」摑むときには、何かが抜けていく必要があります。単なる足し算ではありません。

「しっかり」だけでは転子化が足りず、股関節の中心に力みが残っているので、「やさしく」摑もうとすることによって、足先では5つの指球がしっかり捉えているにもかかわらず、股関節の中心の力みが「さらに」抜けるという状態をつくります。その力みは股関節の中心の転子化を進めることによってしか抜けてくることはありませんので、「しっかり」が完全に失われてしまっては意味がありません。

さらに、股関節の中心の力みがうまく抜けるようにするときに、背骨の美しいシルバーのセンターが働こうとするのが感じられるでしょうか。ここで美しいシルバーのセンターが働いてくれると、転子は「さらに」ハッキリクッキリしてきます。その瞬間に「しっかりかつやさしく」という、矛盾するような操作感がフッと（foot）摑めるわけです。

第一段階、第二段階は把由足で最初に遭遇する難所ですが、そこでセンター、軸が活躍し、支えになり、互いに影響し合いながらこのあとのフォアフット軸との連関が高まる足がかりになっていきます。この絶妙なところがいま行っているトレーニングの最初の山場ですから、ぜひ何度も工夫しつつ味わうようにくり返してください。

そして第三段階です。

この1、2ミリ浮かせるのが最難関と言えるかもしれませんが、この難しさは転子化を「さらにさらに」進めるための強力な足がかりです。そのときに支えになってくれるセンター、軸もさらにさらにハッキリクッキリして働き、お互いに影響し合うところを感じとってください。

このように続けていくと、あっという間に脳疲労を起こします。気合いも入っていますから、身体が固まってきます。

それに気づいたら、パラパラに組織分化した全身のパーツがダラーッとするように、脱力に意識を方向転換します。このときは足裏の操作や、転子はさりげなく意識するようにして、そして美しいシルバーの地芯上空6000キロで、全身にゆるをかけます。

無事に第三段階までたどり着き、脳疲労も乗り越えることができたら、上昇気流に乗って第四、第五、第六段階まで「さらに×5」の転子化を進めていけるはずです。

このように段取りを組んで多くのことに取り組んでいきますが、この段取りができないとフォアフット軸が本物としては育っていきません。実際の歩法・走法の中でフォアフット軸を鍛えることとは難しさの意味がまったく異なるからです。

「把由足軸転子回解法」の難しさは、一流の料理人が多くの素材・調味料と調理法の癖や特性をよく理解し、詳細で論理的な段取りを組みながら調理、一品の料理へと統合させていくようなものです。

ある運動においても、一流の料理人が調理するように、自分の身体の科学的な機能構造やパーツと身体意識の状態を詳細に理解・観察し、段取りよく操作することが必要です。「把由足軸転子回解法」ではそれが可能であり、この方法は難易度を自在に操作し、フォアフット軸を合理的に鍛えることができる、考え抜かれた方法なのです。

一方、実際の歩法・走法で行っていることは、すべてにわたる詳細かつ論理的な段取りを伴わず、いきなり料理をつくるようなものであり、それこそ天才的な直感とセンスに頼ることとなります。歩法・走法では身体の4つの大きなパーツ（四肢）を統合させて一斉に動かす能力と、移動するための筋出力も必要です。

また、歩法には地面に片足だけしかついていない半空中期があり、さらに走法では両足が空中に浮く完全空中期が加わります。

このように、歩法や走法では、さまざまな身体的、脳能力的な負荷が一勢に加わりますので、高度な料理を論理的に行うような難しさをつくり出すことができないのです。

これが、実際の歩法・走法でフォアフットを鍛えようとすることがいかに非効率であるかとお話しした理由です。

■さらに進んだフォアフット軸のトレーニング

次は、さらに進んだフォアフット軸のトレーニングです。

「把由足軸転子回解法」を左右それぞれ1、2分（長くても3分）で十分な効果が得られるくらいまでになったら、「回軸研磨法」をしながらフォアフット軸を行います（図69）。

この「回軸研磨法」には姿勢軸がさりげなく含まれていますが、ここでの主たる目的はフォアフット軸ですから、今度は堂々と「フ・ォア・フッ（ト）、フ・ォア・フッ（ト）」と言いながら行ってください。

先ほどと同じように、右足、左足について左右に90度程度行ったり来たり、それを何回かくり返したらふたたび「把由足軸転子回解法」を行います。今度は先ほどの3分の2くらいの時間で構いませんが、適当になってはいけません。むしろ時間を短縮しても同等以上の効果が出るよう

図69　把由足軸転子回解法＋回軸研磨法によるフォアフット軸

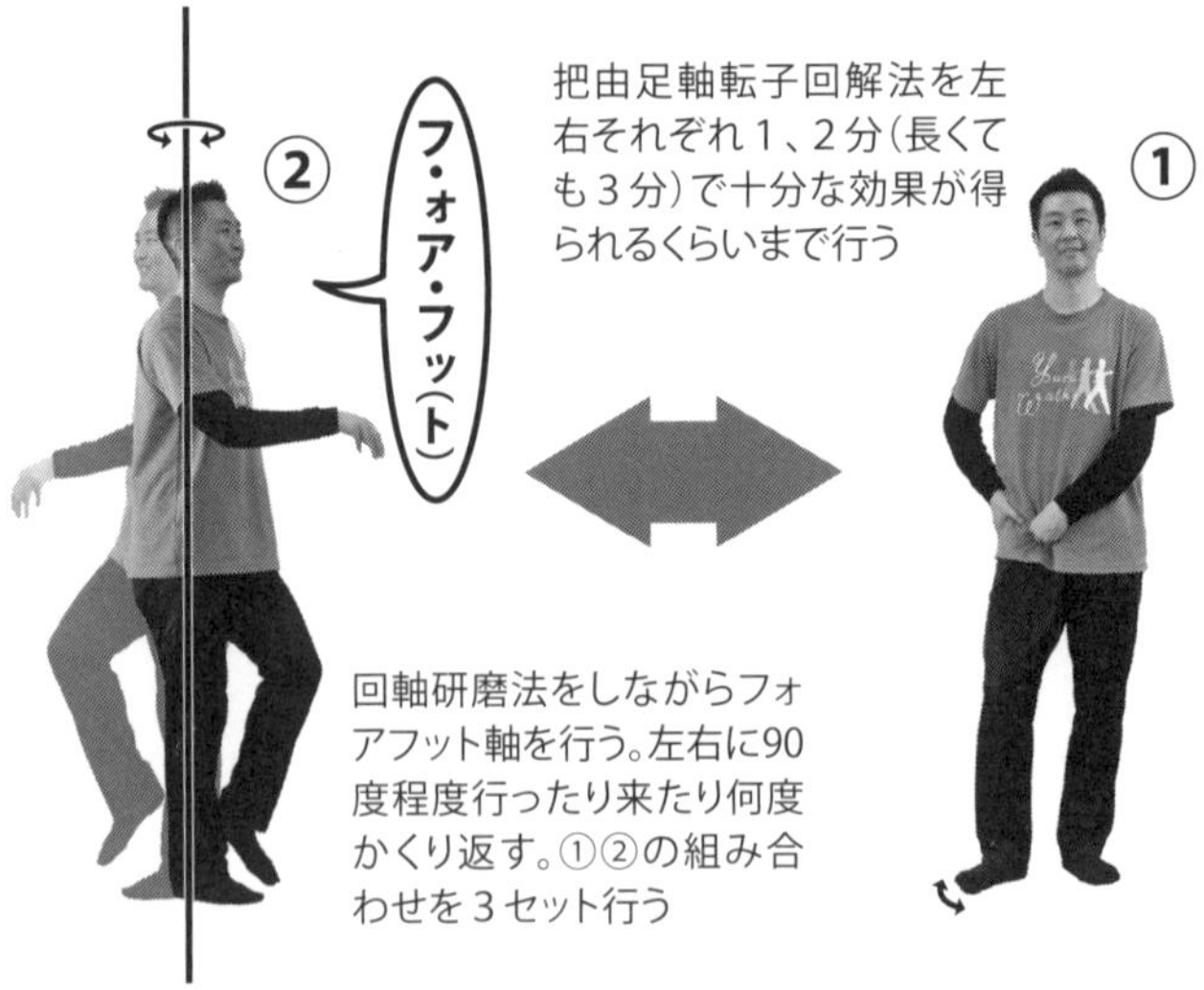
②
フ・ォア・フッ(ト)
把由足軸転子回解法を左右それぞれ1、2分（長くても3分）で十分な効果が得られるくらいまで行う
①
回軸研磨法をしながらフォアフット軸を行う。左右に90度程度行ったり来たり何度かくり返す。①②の組み合わせを3セット行う

に取り組んでください。

そして、また「回軸研磨法」を行いながらフォアフット軸のトレーニングを行います。

この「把由足軸転子回解法」と「回軸研磨法」によるフォアフット軸の組み合わせを3セット行います。これが「把由足軸転子回解法」の力によって、フォアフット軸を形成していく中心的なトレーニングです。

これにリズム感と音使いのトレーニングを加えます。タイミングについては前述の通りですが、そこへ音程の操作が加わります。

ここでは「回軸研磨法」ではなく、その場歩きでフォアフット軸を行い、離地瞬前に発する「フ」に対して離地で発する「オア」の音程を上げ、空中脚が最高点を上昇下降しつつ通過する過程で発する「フッ（ト）」でさらに音程を上げます。

「フッ（ト）」でいちばん音程が高くなりますが、足は上昇から下降局面に入りますから、人によっては音程が下がってしまいかねません。そこで力んで音程を上げようとすると、タイミングやリズム感まで崩れることがありますので、右足でも左足でも正しいタイミングで楽に音程が上げられるようになるまで練習してください。

音程を上げていくことには意味があります。これまでに、さりげなく離地の「瞬前」という表現を使ってきました。これは運動科学の用語で、総合呼吸法でご存じの方もいるかもしれませんが、直前とか寸前という意味だろうとなんとなく理解されていた方もいるでしょう。

実は、一般に直前あるいは寸前といわれる感覚のままでは、フォアフット軸の形成としては不十分なのです。

最初の「フ」を発するタイミングをT3、離地の瞬間をT2、空中期をT1とします。フォアフット軸のトレーニングをしているにもかかわらず、フォアフット軸が発達しないのは、「フ」を発するT3のタイミングがT2よりだいぶ手前、つまり直前や寸前にあって、時間がだぶついてしまうからです。

そこでT3とT2のあいだを、半分、3分の1、4分の1……と、可能な限り縮めていく必要が生じるのですが、それには「フ・ォア・フッ（ト）」を2段階で音程を上げていくことがたい

図70　フォアフット軸の離地の瞬前化

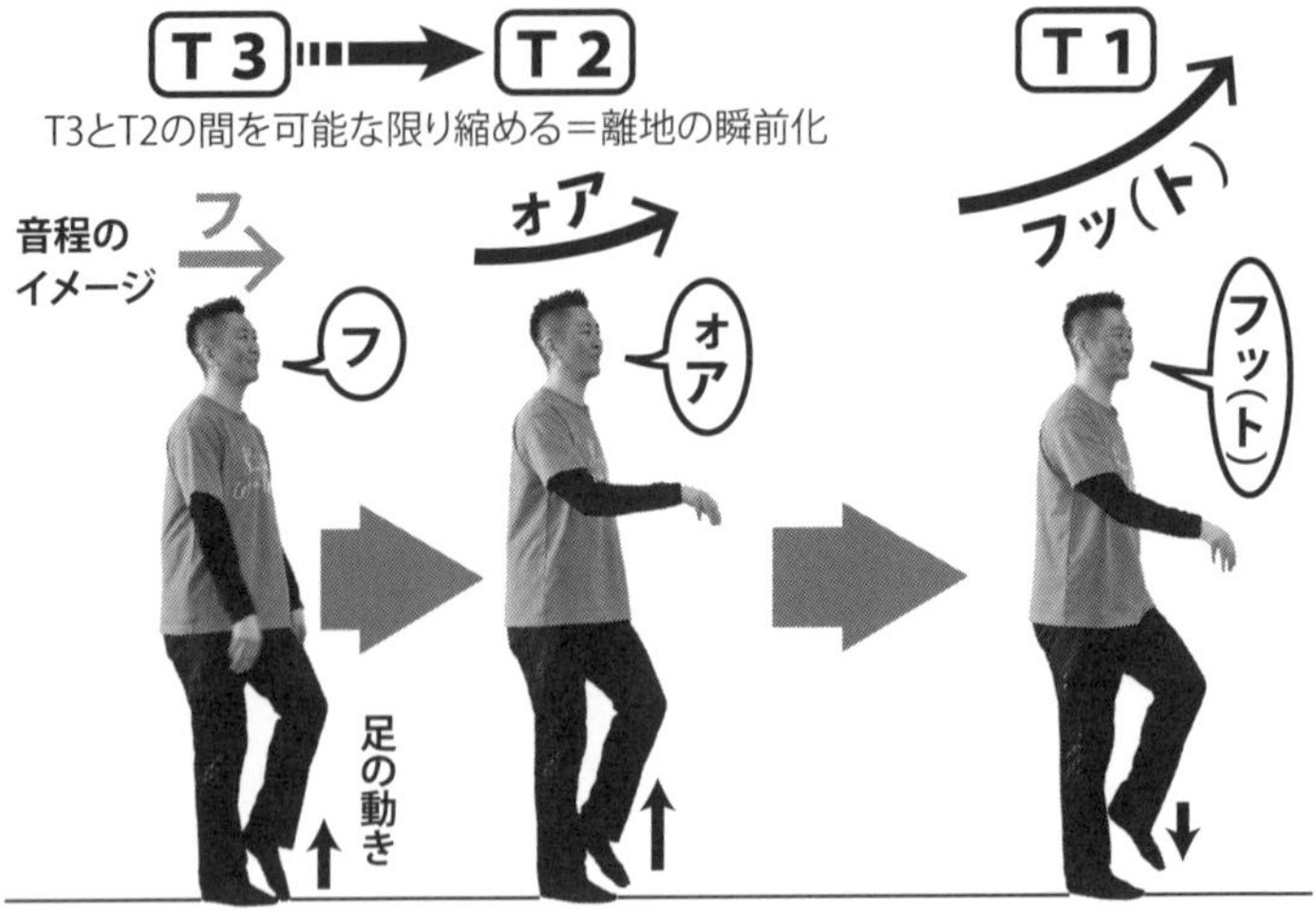

へん役に立ちます。

このように「フ」のタイミング（T3）を離地の瞬間（T2）に近づけていくことを「瞬前化」と言います（図70）。

また、すでに取り組んできたように、最初の「フ」は子音だけで発することにも心がけてください。そのあとの「オア」ではすでに足が離地していますが、そこで音程を上げ、さらに「フッ（ト）」と足が「フ」で最高点から「ッ（ト）」で下降局面に移ってくるにもかかわらず音を上げるのです。

これがうまくできるようになると、巡り巡って最初の「フ」が本当に子音だけになり、「直前・寸前」が離地の瞬間に肉薄して「瞬前」になってきます。

この瞬前化はたいへん気持ちのよいもの

です。運動能力の中でも非常に重要な要素であり、これが達成できると素晴らしい成果につながりますので、ぜひ面白がって取り組んでください。

■手のフォアフット、足の猛獣腕振

実は、この過程でも軸がものをいいます。あくまで「把由足軸転子回解法」が正しくできていることが前提ですが、それによって形成された軸がここで働きます。

本当の把由足は、足の前部という意味でのフォアフットを包括する大きな概念であると先ほど申しあげましたが、同様にフォアフット軸と、「把由足軸転子回解法」の軸は、別のものでありながらも同じ部分を共有し、互いに共鳴し合うものなのです。

最後に251ページの図64を参考に、手で「水平面」を鍛えてから猛獣腕振で姿勢軸【A1】【A2】【A3】を前振りだけでなく、後ろ振りも存分に行ってください。

こうしてみると、猛獣腕振とフォアフットは、きわめて連動・連関性が高いことがおわかりいただけると思います。

フォアフットは足・脚で起きる現象ですが、四足動物時代は前足（手・腕）にもフォアフットが存在したわけです。

猛獣腕振は手のフォアフットであり、フォアフットは足の猛獣腕振でもあると言えます。

▒「歩道」を生きる

運動科学が解明し概念化したフォアフット軸で本書を締めくくるべく、実践を交えながらフォアフット軸の論理を展開してきました。

「歩き」とは、人間にとって、ほぼすべての全身運動の原型であり、生きていく中で最も多くくり返す全身運動であり、生きるために必須不可欠の移動法です。よい歩きをすることは、よりよく生きることにつながります。

本書で、今後の皆さんの人生をますます豊かにするものとして、余りあるほどの要素をお伝えできたと自負しています。

人生の最晩年の歩きが人生最高の歩きになるまさに「求道」として、今後も「歩道」を実践、追究していただければ幸いです。

著者略歴

運動科学者、高度能力学者、「ゆる」開発者。運動科学総合研究所所長、NPO法人日本ゆる協会理事長。東京大学卒業後、同大学院教育学研究科を修了。東大大学院時代に西洋科学と東洋哲学を統合した「運動科学」を創始し、人間の高度能力と身体意識の研究にたずさわる。オリンピック選手、企業経営者、芸術家などを指導しながら、年齢・性別を問わず幅広い人々の身体・脳機能を高める「ルースニング（ゆる体操等）」「スーパーウォーク歩道」をはじめ「身体意識開発法」「総合呼吸法」「身体能力開発法」など多くの「高度運動科学トレーニング」を開発。多くの人々に支持されている。東日本大震災後は復興支援のため、ゆる体操プロジェクトを指揮し、自らも被災地で指導に取り組む。

著書は『高岡英夫の「総合呼吸法」呼吸五輪書』（BABジャパン）、『究極の身体』『「ゆる体操」で一生介護いらずになろう！』（以上、講談社）、『脳と体の疲れを取って健康になる 決定版 ゆる体操』（PHP研究所）、『無限の力 ビジネス呼吸法』『完全版「本物の自分」に出会うゆる身体論』『発見！ 武蔵の極意』（以上、さくら舎）など一〇〇冊を超える。

また「高度運動科学トレーニング動画サイト」（https://douga.undoukagakusouken.co.jp/）を主宰、自ら実演指導を行っている。

脳《のう》と身体《からだ》を歩《ある》きで鍛《きた》える
――毎日《まいにち》をコンプリートに楽《たの》しむマルチウォーク「歩道《ほどう》」入門《にゅうもん》

二〇二三年 八 月一〇日 第一刷発行
二〇二三年一〇月二三日 第四刷発行

著者 高岡英夫《たかおかひでお》
発行者 古屋信吾
発行所 株式会社さくら舎 http://www.sakurasha.com
東京都千代田区富士見一-二-一一 〒一〇二-〇〇七一
電話 営業 〇三-五二一一-六五三三 FAX 〇三-五二一一-六四八一
編集 〇三-五二一一-六四八〇 振替 〇〇一九〇-八-四〇二〇六〇

装丁 村橋雅之
写真 アフロ 運動科学総合研究所
編集・図版協力 谷田部尊将
本文写真モデル 大久保貴弘
本文図版制作 森崎達也 望月彩加（株式会社ウエイド）
本文DTP 土屋裕子 田村浩子（株式会社ウエイド）
印刷・製本 中央精版印刷株式会社

ISBN978-4-86581-397-5

「歩道」の実践的な取り組み方について

※「歩道」の日頃の取り組みは大きく4つに分けて考えるとよい！！！

（1）レッスン

専用の時間枠をつくり、本書のページに沿って主に室内か狭いエリアで、定止歩行（その場歩き）と短距離歩行を使い「歩道」の各方法を正確ていねいに学習トレーニングし、その技術に磨きをかける。「歩道」に役立つ各種補助技法をトレーニングに加えると、さらに数段理解も上達も加速する。

（2）プラクティスA

仕事、勉強、交渉、趣味などに歩いて向かう時に、これからやる活動の種類や内容に役立つ「軸ウォーク」をチョイスし、その「軸ウォーク」に磨きをかけながら楽しく歩いて目的の場所まで行く。チョイスと磨き方が適切なら、驚くほど脳も身体も心もいい具合にウォームアップされ、目的となる活動に最適な状態で入ることができる。

（3）プラクティスB（スポーツ・武術・ダンスなどの身体運動向き）

通常の練習時間の一部（ウォームアップ、クールダウン、基本・応用・対人・チーム練習や試合・演武会・発表会などの前後・合間など）にさまざまな目的、狙いで「歩道」の技法を差し込ませ、実利（実際の効果）を上げる。

（4）ルーティン

毎日の通勤、通学、買い物などで同一のルートを歩く場合、ルートをいくつかのプロセスに分け、各プロセスごとに適切な「軸ウォーク」を決めておき、毎日そのメニューに従って各々の軸ウォークが上達するように歩く。このメニューを一週間ごと、一ヶ月ごとなどのペースで、狙いや目的をいろいろと考えて変えていくとよい。（１）レッスンの長距離トレーニング版と位置づける。